Professional Dentistry

プロフェッショナルデンティストリー
患者から信頼される歯科医療とは

監修　木原 敏裕

STEP 1

Data Gathering
―患者の状態を確実に把握するために必要なエッセンス―

著　木原 敏裕／中野 稔也／山崎 正子

クインテッセンス出版株式会社　2013

Tokyo, Berlin, Chicago, London, Paris, Barcelona, Istanbul, Milano, São Paulo, Moscow, Prague, Warsaw, Delhi, Bucharest, and Singapore

Preface

Professional Dentistry シリーズ発刊によせて

　本書を手にとったあなたは、『Professional Dentistry』というタイトルをみて、どのように思われたであろうか？　「本書を読めば、今までできなかったようなテクニックや考えもつかなかった診断ができるようになる」と思われたかもしれない。しかし、残念ながら本シリーズはそういった特別なことをできるようになるためのものではなく、『歯科医師としてごく当たりまえにやらなくてはいけないことを、日常的に臨床に導入できるようになる』ことを目指して編纂したものである。ここで野球を想像してほしい。打者がボールを芯でとらえ、左中間に飛んでいった打球をセンターがダイビングキャッチをしたとき、得てして「ファインプレーだ！」と感嘆の声を上げるだろう。しかし本当のファインプレーとは、難しいボールにいち早く追いついて正面で簡単に捕ることである。これこそがプロフェッショナルの仕事であり、本シリーズが目指すものである。

　筆者は臨床にたずさわり30年が過ぎた。若いころは、『いかに難しいテクニックを上手にできるようになるか』ということを考えて日々臨床に臨んでいたが、数多くの患者をみて、また数多くの歯科治療をするにつれて、ふと気づいたことがあった。それは、『すべての歯科の仕事は基本の上に成り立つ』ということである。おそらくこれはどんな仕事でも同じであろう。基本が身についていない状態では、いくら高度なテクニックを習得しようとしても、それは単に『絵に描いた餅』になってしまう。確実に結果を出し、安定した状態でメインテナンスを行うには、『基本的な事柄をしっかりと習得し、その基本に対して忠実にステップを踏んでいく』ということがもっとも重要なのである。

　そういった意味を込めて本シリーズは、臨床のなかで確実に踏まなければならないステップを第1巻から第5巻までに順序立てて示し、経験の浅い歯科医師がプロフェッショナルに向けて一歩ずつ確実にステップを駆け上がっていけるよう構成した。

　　第1巻　患者の状態を確実に把握するために必要なエッセンス（Data Gathering）
　　第2巻　1歯の治療が確実にできるようになるための基本手技（Basic Treatment）
　　第3巻　欠損修復に対するコンセプト（Bridge & Implant）
　　第4巻　審美と機能を両立させた全顎的治療（Full Mouth Reconstruction）
　　第5巻　歯科医療が目指すこれからの方向性（Optimal Treatment for Patients）

これらは、1冊ずつでも参考になることはもちろん、各巻がリンクすることで、より具体的に日常臨床に役立てることができるだろう。

　プロフェッショナルとは、
- 結果がすべて
- 結果に報酬がついてくる
- 言い訳をしない
- 感動を与える

という4項目がそろってはじめて言えると考える。日本の歯科医師が、本当の意味でプロフェッショナルとして社会に貢献できるようになることを、筆者は願っている。

木原敏裕

はじめに

　歯科治療は、科学に基づいた芸術である。知識だけで治療ができるものではなく、テクニックだけで生体の安定が図れるものでもない。そこには『頭で考えたことを手に表現し、結果を出さなければ、治療後の安定は得られない』という難しさとおもしろさが存在する。また歯科治療は、経験や勘だけで行うものではなく、的確な診断と適切な治療計画のもとに行われなければ、治療結果が不確実なものとなってしまう。これもまた、歯科治療が科学に基づいている所以であろう。しかし、歯科医師になって数多くの治療を経験してくると、なんとなく「この症例はこうすればいいだろう」という感覚で毎日の臨床を行っていることが多いのではないだろうか。

　歯科治療をはじめる際にもっとも重要なこと——それは初診時の患者の状態を知るために、必要な資料をしっかり採得することである。歯科の教科書の冒頭には必ず「資料をしっかりと採りましょう」と書かれているが、これは資料に基づいて『どこに問題点があるのか』そして『その問題点を解決するためには何に気をつけなければいけないのか』をしっかり考えることが歯科治療の第一歩だからである。とはいえ、本当に適切な資料を採っている歯科医師は少なく、また資料を臨床に活用している歯科医師もまた少ないのが現実である。事実、30年以上歯科臨床に携わった筆者は後輩から症例相談を受けることがしばしばあるが、「その症例に対する資料があまりにも少なすぎる」といつも感じざるを得ない。これは、現在の多くの歯科医師が『どのような資料が必要なのか』そして『その資料をどのようにみればいいのか』というトレーニングを受けていない問題を写し出す鏡なのかもしれないと筆者は考えている。

　そこで第1巻では、歯科治療の本質をどのように考えるのか、治療を行っていく際に必要な資料とはどのようなものか、その資料を具体的にどのように読んでいけばいいのかということを解説することにした。これらを理解しなければ、たとえどんなに経験を積んだとしても、「なんとなく治療を始めてしまう」「経験の延長線上で仕事をしてしまう」といった不確実な歯科治療から脱却することはできないからである。

　これから臨床に入る若い歯科医師にとって、この第1巻が歯科医師としての最初の愛読書として使ってもらえれば幸いである。

木原敏裕

CONTENTS

Chapter 1
現在の歯科治療に必要な基本コンセプト　　9
木原敏裕

Chapter 1-1　現在の歯科治療に欠かせない3つの治療術式　　10
1. 矯正治療が必要不可欠な理由　　10
2. インプラント治療が必要不可欠な理由　　12
3. 審美修復治療が必要不可欠な理由　　14

Chapter 1-2　Esthetics, Function, Structure, Biology を軸とする歯科治療　　16
1. Esthetics ── 天然歯と変わらない治療結果とは　　18
2. Function ── 静的・動的に安定した治療結果とは　　20
3. Structure ── 維持や力に抵抗力を備えた治療結果とは　　22
4. Biology ── 健康を保つことができる治療結果とは　　24

Chapter 2
歯科治療の組み立てかた　　27
木原敏裕

Chapter 2-1　患者の来院時にまず考えること　　28
1. 「何が必要なのか」を見極めているか？　　28
2. 「何が必要なのか」を患者に説明しているか？　　30
3. 「安定した状態」を構築するために、二の足を踏んでいないか？　　30

Chapter 2-2　治療の成功に欠かせない4要素　　32
1. 診断──歯科治療における最重要項目　　33
2. 治療ゴール──目指すところが決まらなければ始まらない　　34
3. 治療計画──仕事を進めるための『工程表』　　35
4. 技術──仕事をする上で、できて当たり前のこと　　36

Chapter 2-3　治療範囲の考えかた　　37
1. 1歯だけで治療が成立する症例とは　　38
2. 隣在歯も治療が必要な症例とは　　39
3. 対合歯も治療が必要な症例とは　　40
4. 咬合平面を変更すべき症例とは　　41
5. 咬合高径を変更すべき症例とは　　42
6. 骨格を変える必要がある症例とは　　43

CONTENTS

Chapter 3
診断に必要な資料 ……………………………………………………………… 45
中野稔也

Chapter 3-1 資料採得が、なぜ歯科臨床において必要不可欠なのか ……… 46
1．資料採得の重要性 …………………………………………………… 46
2．資料採得の意義 ……………………………………………………… 46
　1）患者の治療記録として …………………………………………… 46
　2）インフォームドコンセントを円滑に行う手段として ………… 47

Chapter 3-2 資料の種類 ……………………………………………………… 48
1．基礎資料（basic data） ……………………………………………… 48
2．詳細資料（detailed data, optional data） ………………………… 49
3．顎関節関連資料（TMJ data） ……………………………………… 50
4．基礎資料・詳細資料・顎関節関連資料の位置づけ ……………… 51

Chapter 3-3 基礎資料採得マニュアル ……………………………………… 52
1．問診 …………………………………………………………………… 53
2．顔貌写真（2枚） …………………………………………………… 54
3．口腔内写真（6枚） ………………………………………………… 55
4．エックス線写真 ……………………………………………………… 60
5．歯周組織検査、プラークコントロールレコード ………………… 62
6．スタディモデル ……………………………………………………… 64

Chapter 3-4 詳細資料採得マニュアル ……………………………………… 66
1．詳細顔貌写真（11枚） ……………………………………………… 67
2．詳細口腔内写真（12枚） …………………………………………… 73
3．セファロエックス線写真、セファロ分析 ………………………… 76
4．中心位（CR）採得 …………………………………………………… 77
5．詳細スタディモデル ………………………………………………… 79
6．診断用ワックスアップ／セットアップモデル …………………… 80
7．歯周病関連細菌検査 ………………………………………………… 82
8．CT ……………………………………………………………………… 82
9．患者の過去の写真（顔貌写真、エックス線写真） ……………… 83

Chapter 3-5 顎関節関連資料採得マニュアル ……………………………… 84
1．開・閉口路口腔内写真 ……………………………………………… 85
2．開口量 ………………………………………………………………… 86
3．筋肉診査 ……………………………………………………………… 86
4．顎関節聴診 …………………………………………………………… 87
5．Schuller法エックス線写真 ………………………………………… 87
6．顎関節断層写真（4分割パノラマ撮影） …………………………… 88
7．CT ……………………………………………………………………… 88

Chapter 4
資料を読む際の基本コンセプト ……… 89
木原敏裕

Chapter 4-1　資料の読み込みかた・1 ── 口腔内の現状を把握する ……… 90
Chapter 4-2　資料の読み込みかた・2 ── 現状の原因を知る ……… 96
Chapter 4-3　資料の読み込みかた・3 ── 将来を予測する ……… 97

Chapter 5
診査・診断に活かす
パノラマエックス線写真と口腔内写真の読み込みかた ……… 99
山崎正子

Chapter 5-1　問診における"歯科的既往歴"を読み解く ……… 100
　1）主訴と歯科的既往歴を総合的に判断するとみえる"患者像" ……… 102
　2）この患者に必要な資料は何か？ ……… 102

Chapter 5-2　パノラマエックス線写真の5つのチェックポイント ……… 103
　1．骨の状態 ……… 104
　2．下顎頭の状態 ……… 106
　3．咬合平面および上下顎咬合平面が作る空隙幅 ……… 108
　4．上下顎歯列の正中 ……… 110
　5．個々の歯の状態 ……… 114
　　1）う蝕の有無 ……… 114
　　2）根管充填の状態 ……… 114
　　3）補綴物の適合状態 ……… 114
　　4）歯と歯根の形態 ……… 115
　　5）ホープレス歯の有無 ……… 115

Chapter 5-3　パノラマエックス線写真ではわからないこと ……… 116

Chapter 5-4　症例検討　パノラマエックス線写真を読む ……… 121

Chapter 5-5　顔貌写真を読む ……… 125
　1．顔貌の正貌写真における基準線 ……… 125
　　1）水平線 ……… 125
　　2）正中線 ……… 125
　　3）顔貌の垂直的比率 ……… 125
　2．顔貌の側貌写真における評価基準 ……… 128
　　1）鼻唇角 ……… 128
　　2）E-Line ……… 128
　　3）顔面角 ……… 129
　3．顔貌の不調和 ……… 130

CONTENTS

Chapter 5-6　口腔内写真を読む ……………………………………………… 131
1．正面観の口腔内写真を読むための4つのチェックポイント ……………… 132
　　1）上下顎歯列の正中(midline)と各基準線との調和 …………………… 132
　　2）切縁(incisal edge)と各基準線との調和 ……………………………… 135
　　3）咬合平面(occlusal plane)と各基準線の調和 ………………………… 136
　　4）歯肉レベル(gingival levels)と各基準線の調和 ……………………… 137
2．スマイルラインのチェックポイント ……………………………………… 138
3．咬合面の口腔内写真のチェックポイント ………………………………… 140
　　1）歯列弓(アーチ)形態 …………………………………………………… 140
　　2）歯列の正中と上顎の口蓋縫線、上唇小帯、下顎の舌小帯、下唇小帯の位置関係 … 141
　　3）骨隆起の有無 …………………………………………………………… 142
　　4）咬合面の状態 …………………………………………………………… 142
4．側方面観と側方運動時の口腔内写真のチェックポイント ……………… 146
　　1）上下顎犬歯の対咬関係と犬歯ガイドの有無(ディスクルージョン量) … 146
　　2）下顎の前後的位置関係 ………………………………………………… 148
5．わずかな開口位の口腔内写真のチェックポイント ……………………… 150

Chapter 5-7　症例検討　総合的に資料を読み込む …………………… 152

Chapter 6

臨床を行う際の指標とすべき分類　163

中野稔也

Chapter 6-1　咬合に関する資料・分類 …………………………………… 164
1．咬合の生理的ステージ ……………………………………………………… 164
2．Lytle ＆ Skurow の分類 …………………………………………………… 166
3．『咬合の生理的ステージ』と治療法の関係 ……………………………… 167
4．Angle の分類 ………………………………………………………………… 168
5．上下顎犬歯関係の分類 ……………………………………………………… 169
6．Eichner の分類 ……………………………………………………………… 170
7．宮地の咬合三角 ……………………………………………………………… 171

Chapter 6-2　歯周組織に関する資料・分類 ……………………………… 173
1．biologic width(生物学的幅径) …………………………………………… 173
2．gingival biotype …………………………………………………………… 174
3．Maynard の歯肉退縮分類 ………………………………………………… 175
4．Kois の分類 ………………………………………………………………… 176
5．Miller の歯肉退縮分類 …………………………………………………… 177

参考文献 ………………………………………………………………………… 178
索引 ……………………………………………………………………………… 181
監修および執筆者紹介 ………………………………………………………… 183

Chapter 1
現在の歯科治療に必要な基本コンセプト

　歯科治療を成功させるためには何が重要だろうか？　診断、治療計画、テクニックなど、治療に関わるすべてのことが重要であることは言うまでもない。しかし現実には、それぞれがバラバラに考えられていることが多い。結果、何らかの問題をかかえて来院した患者の主訴の部分だけにとらわれてしまい、重要な問題点を見逃していることが多く、本当にやらなければならないことを避けて通り、場当たり的な治療に終始してしまうことが日常的によく見受けられる。場当たり的な治療は後々大きな問題を引き起こし、より大がかりな治療が必要となってしまうことをわれわれは認識しなければならないだろう。

　歯科医療は、『頭で考えながらテクニックを駆使して結果を出す』ことを最初から最後まで実践できる、類まれな仕事である。しかし多くの歯科医師は、『歯を削り、印象を採って、補綴物を装着する』という『手を動かすこと』を優先してしまい、もっとも大事な『頭を使うこと』を忘れているように思える。頭を使うこと──それは、必要な資料を採取し、その資料から問題点をみつけ出し、『病的な原因がどこにあるのか』『それを解決するためには何が必要なのか』『治療後に安定した状態を保つためには何をすればいいのか』を考えぬくことである。これらを術前に理解することで、無駄な時間を費やすことなく正確な治療ゴールを迎えることができる。つまり歯科医療とは、『う蝕があれば削る、詰める、被せる、歯が揺れていれば抜く、ブリッジを装着する、インプラントを埋入する』というような単純なものではなく、原因の究明を行い、それを解決するためには何が適応症となるのかを見極めた上で正確な技術を発揮しなければ成立しないのである。

　Chapter 1では、歯科治療を成立させるために必要な基本コンセプトについて解説する。プロフェッショナルとして、基本に忠実に、頭とテクニックを駆使しながら確実な結果を出すことがわれわれ歯科医師の仕事であることを再認識していただきたい。

木原　敏裕

Chapter 1-1
現在の歯科治療に欠かせない3つの治療術式

　20世紀までの歯科治療では、ある程度の咀嚼、ある程度の審美で、患者も術者も満足していたところがあった。しかしインプラントが登場してからは、従来考えていたよりも、もっと精度の高い状態を作り出すことが可能となった。その結果、矯正治療、インプラント治療、審美修復治療という3つの術式は、もはや避けて通ることのできないものとなった。つまり、矯正治療により歯列のバランスを図り、インプラント治療により強固な支台歯を作り、審美修復治療によってより天然歯に近づけるという概念──つまり骨格のバランスや歯列の安定、支持組織の健康など、機能と審美を一体のものとして考えることが、現在の歯科治療には欠かせない。

　現在の日本における保険制度には、この3つの術式は導入されていない。ゆえに術後に安定したメインテナンスを行おうとしても、現実には問題点を残したままのメインテナンスとなってしまう。本当の意味で治療を成立させようとするならば、矯正治療・インプラント治療・審美修復治療の必要性は、自ずと認識できるであろう。

矯正治療が必要不可欠な理由

　日常的に歯科医院で多くの患者をみていると、高齢者で口腔内の健康状態を保っている人は歯列がきれいであり、矯正治療でいうAngleの分類Ⅰ級関係を持っていることに気づかされる。これは、このような条件が整えば、すべての人の将来において大きな問題が回避できる可能性があることを示唆している。ゆえに矯正治療の最大の目的は、『環境の改善』ということができる。審美的な要素や機能的な要素などその目的はさまざまであろうが、予防・治療・メインテナンスなど歯科治療全般において、矯正治療は大きな役割を果たすこととなる。

　歯科治療が必要となる原因は、う蝕、歯周病、顎関節症などさまざまであるが、その大部分が歯列不正から起因している場合が多い。日本における歯科治療は、『問題が発生してから処置に入る』という保険制度が基盤となっているために、『病気を起こさないためにはどうするか』という観点がほとんど考えられていなかったように思われる。特に矯正治療は、一般的にはいまだに「単に審美的に歯並びをきれいにする」と捉えられている感がある。「来院するほとんどの患者の問題は、歯列に原因が

Case 1-1　矯正治療により環境改善した症例①

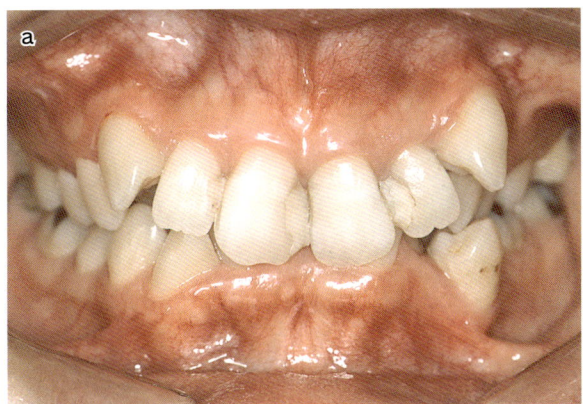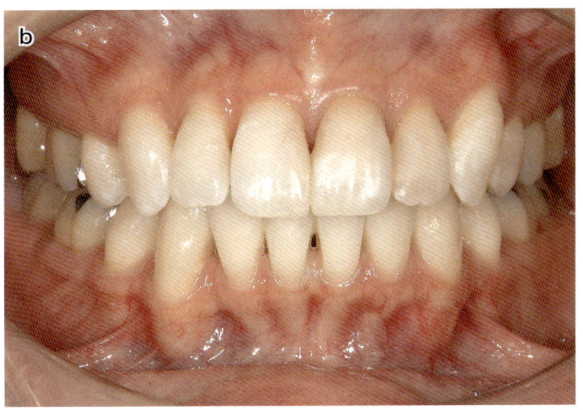

Case 1-1a、b　25歳・女性。う蝕の原因が歯列不正であることは明白である。矯正治療による環境改善を行えば、修復治療はシンプルなものとなる。

Case 1-2　矯正治療により環境改善した症例②

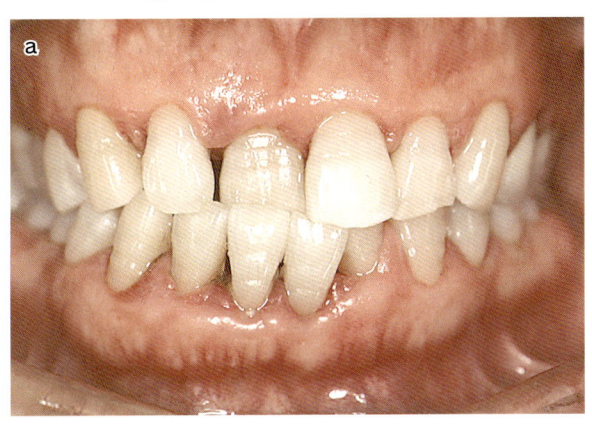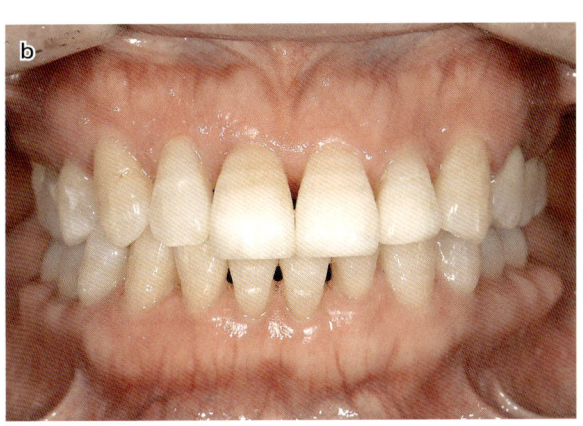

Case 1-2a、b　56歳・女性。初診時の歯列のままでは上下顎前歯は抜歯になるであろう。矯正治療を行うことにより歯の寿命を延ばすことが可能となる。

ある」ということを理解せずに歯を削ってしまうのは、歯科医師自身が原因究明に際し『歯ばかりをみて歯列をみていない』というところに起因しているのであろう。

　天然歯がきれいな年代では、適切な歯列を確立しておけば、それ以降に求められるものはう蝕のコントロールと基本的なプラークコントロールだけになる。つまり、乳歯列から永久歯列が確立する成長発育の段階で矯正治療を取り入れることにより、将来の予防的環境を作り出すことができる。また、何らかの問題を起こしている成人患者においては、過去に装着された補綴物や無髄歯、欠損だけに目を奪われるのではなく、「もう成長しない」ということを考慮にいれて対応すべきである。たとえ患者が高年齢であっても、根本的な原因除去を行おうとするならば、歯列の問題を解決せざるを得ないこともよくあるだろう。つまり、まずは口腔内環境を整えることを目的として、歯列の安定を図ってから修復治療に入る姿勢が必要不可欠である（**Case 1-1、1-2**）。矯正治療のメリットとデメリットの正確な判断が、今求められているのである。

インプラント治療が必要不可欠な理由

　インプラントを用いる最大の目的は、単に『欠損を補う』ということではなく、インプラントを用いることによって『残存歯を保護する』ということである。欠損の原因はう蝕や歯周病、事故などさまざまであるが、インプラントを用いることによって『本当に将来に渡って残存歯を保護することに役立つのか』を考えて適応すべきである。またもう1つの目的として、多数歯に渡る欠損による咀嚼不全という機能障害に対する『機能回復』が挙げられる(***Case 1-3***)。

　日本でインプラントが臨床に用いられるようになって30年あまりが経過した。当初は『ブリッジとインプラント、どちらがよいのか』という議論も多かったが、現在ではそのようなことも聞かなくなってしまった。それは、ブリッジとインプラントは比較するものではなく、まったく違ったコンセプトで考えるべきものだからである。そのポイントは、

- 残存歯を犠牲にしてブリッジの支台歯にするのか
- 残存歯を傷つけることなく処置ができるのか

の2つに集約される。特に Minimal Intervention (MI) のコンセプトで考えると、インプラントを用いることは歯科治療におけるもっとも大きな MI ということになり、将来の予後に対して大きな役割を担うこととなる。だからこそ、口腔内にはじめてインプラントを用いる際には、その部位だけの診断ではなく、残存歯が今後どのように変化していくのかを見極めることがもっとも重要な課題となる。

　近年、インプラント治療を行う歯科医師が増えたことによって、さまざまな問題が露呈してきている。インプラントは人工物であり、強固なオッセオインテグレーションが獲得できるからこそ天然歯以上の注意が必要であること、そして治療後にはメインテンスが必要であることを、われわれは忘れてはいけない。

Case 1-3　機能回復を目的にインプラントを用いた症例

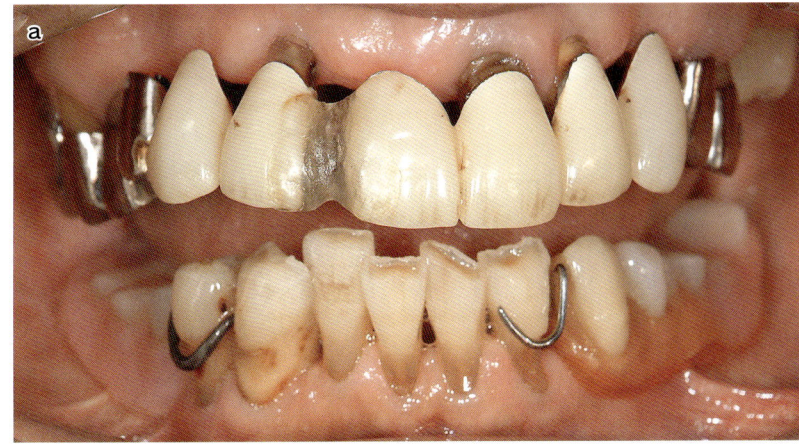

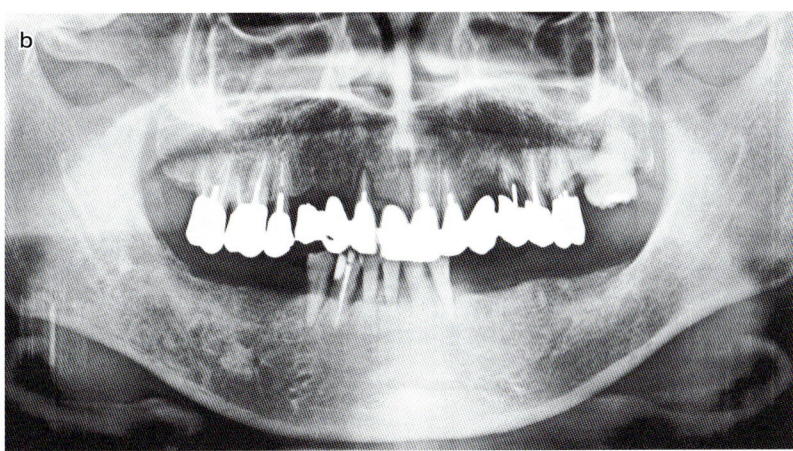

Case 1-3a、b　70歳・男性。重度の歯周病と下顎両側欠損により咀嚼機能が失われている。

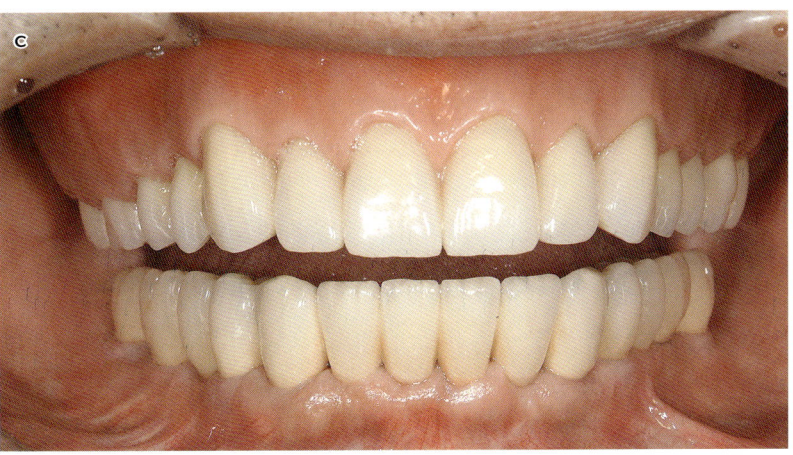

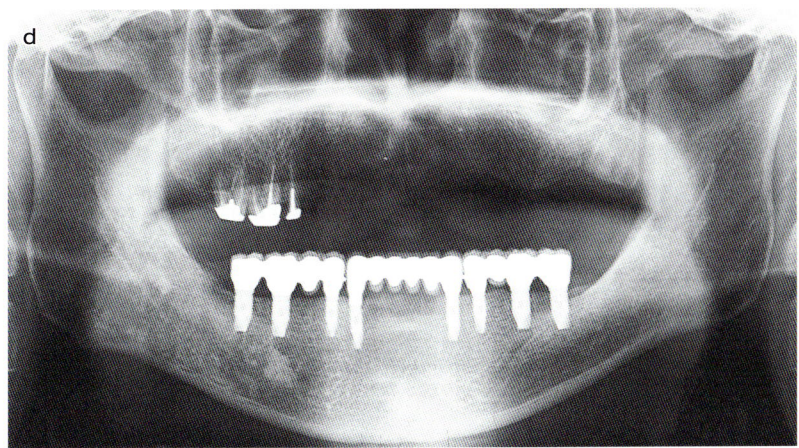

Case 1-3c、d　インプラントとデンチャーを用いることにより、咀嚼機能の回復が図れた。

審美修復治療が必要不可欠な理由

　歯科治療は、機能と審美を伴った人工物を装着することで治療が終了する。眼科であれば眼鏡やコンタクトレンズ、耳鼻科であれば補聴器、足を切断すれば義足が必要になるが、どれもその科で終末治療を行うわけではない。歯科だけが、機能回復までを行わなければ治療が終わったことにはならないという特性を理解すべきである。
　歯科医療における最終治療の補綴物に最低限必要な要素として、
- 補綴物のマージンが正確に適合している
- 形態が天然歯と同様である
- 色調が天然歯と同様である

の３点が挙げられる。
　そして補綴物装着後は、
- 長期に維持できる
- 周辺組織の健康を阻害しない
- 経年的変化に適応する

ということが求められる。われわれが行っている歯科医療は、『生体を治す』という治療の部分と、『機能を回復する』という意味での直すという、両方を行っているということを忘れてはならない（*Case 1-4、1-5*）。
　血流のある歯肉、骨、歯髄、歯根膜などは適正な処置をすれば治癒過程をたどっていくが、歯質そのものには治癒能力がないため、侵襲を受ければ二度と元の状態になることはない。それを認識した上で、人工物である補綴物の基本的な条件を満たし、材料の特性を理解して、より審美的な状態で修復処置を終えなければならない。

Case 1-4　全顎的治療により機能と審美を達成した症例

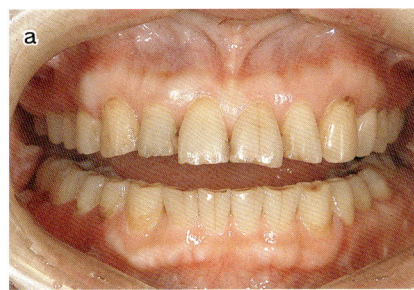
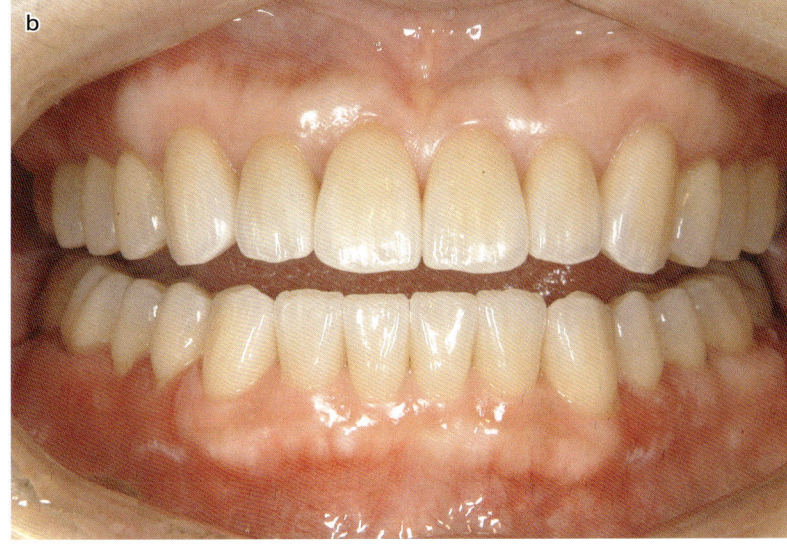

Case 1-4a、b　47歳・女性。ブラキシズムによる顎関節症状が存在したが、全顎的な対応により、機能と審美の回復が得られた。

Case 1-5　審美修復により色調と形態を修正した症例

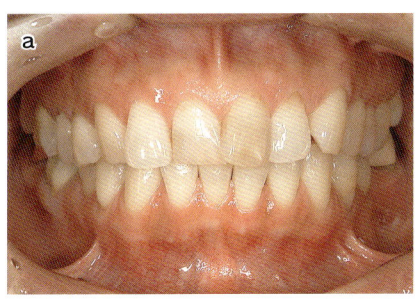
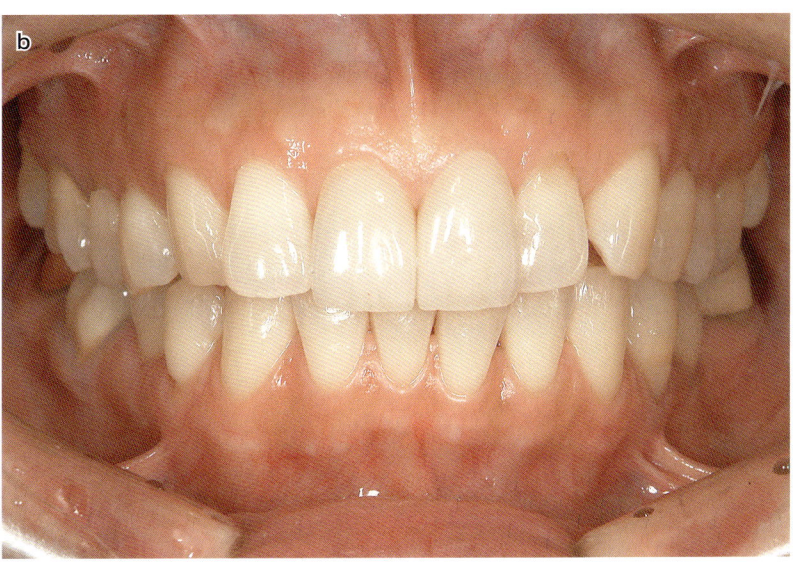

Case 1-5a、b　48歳・女性。上顎両側中切歯の捻転と色調をラミネートベニアにて改善した。

Chapter 1-2
Esthetics, Function, Structure, Biology を軸とする歯科治療

2010年代の歯科治療は、患者が考えるよりも、そして多くの歯科医師が考えるよりも、もっとレベルの高い状態が得られるようになっている。「歯がきれいになった」「噛めるようになった」というような単純なものではなく、人々の生活において、より高いQOLを得られるような歯科治療が可能となった。

その背景には、材料の発展やインプラントがもたらしたものなど、過去には考えられなかったような状況が可能になってきたことがある。それらを考えるときに基準となるものが、

- Esthetics
- Function
- Structure
- Biology

という4つの項目である (*Fig.1-1*)。

これらは臨床を行っていく上で非常にわかりやすい基準であり、すべての症例においてこの4項目が満たされるように仕事を進めていけば、おのずとその治療目標は明確になり、また臨床の質は必ず精度の高いものになっていくであろう (*Case 1-6*)。

われわれの仕事の対象はヒトであり、生体を扱っている。ゆえにこの4項目を常に念頭に置きながら、日常臨床の精度を高め、確実な結果を出すことが必要である。

Fig.1-1 2010年代の歯科治療を考える4つの基準項目

Esthetics

審美的な要素のなかでもっとも大きなことは、歯の色と形態の問題であろう。自然な歯の色と形態、そして健康な歯肉の色が存在することが、審美的な要素の最重要項目である。

現在では、材料の進化に著しいものがあり、天然歯と比較しても見劣りのしない補綴が可能となった。そして、セメントによる物理的な嵌合ではなく接着のコンセプトが導入され、また金属を使用しないことにより、光の透過性という本来天然歯が持っている構造とほぼ同じような状態を再現することが可能となった。

Function

多くの場合、臼歯部の欠損が咬合崩壊の始まりとなるが、臼歯部にオッセオインテグレーションタイプのインプラントを用いることにより、歯周補綴の時代にあったような動揺歯を連結して不安定な支台歯を使うことなく、全体として安定した咬合状態を得ることが可能となった。

ただしインプラントは、単純に「インプラントを用いれば機能の回復ができる」ということではなく、歯列の安定、咬合の安定という環境のなかにあってはじめて機能的な効果を発揮するということを忘れてはならない。

Case 1-6 すべての症例においてE, F, S, Bの要素を考えて治療を行わなければならない

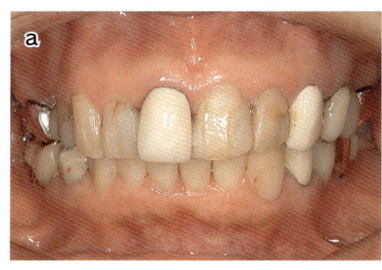
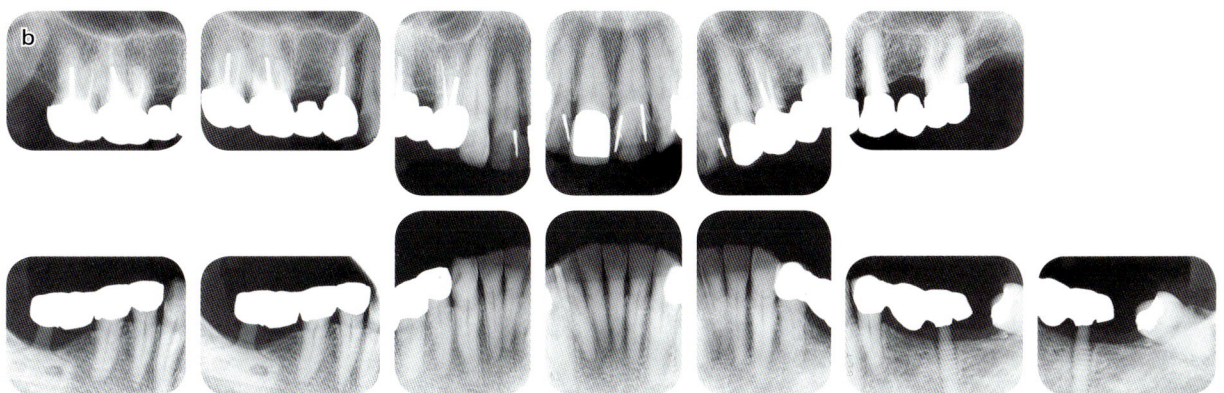

Case 1-6a、b 56歳・女性。1の審美障害を主訴に来院。下顎臼歯部の不安定なインプラントが咬合崩壊の原因となりかけている。

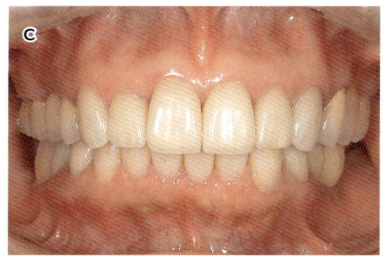
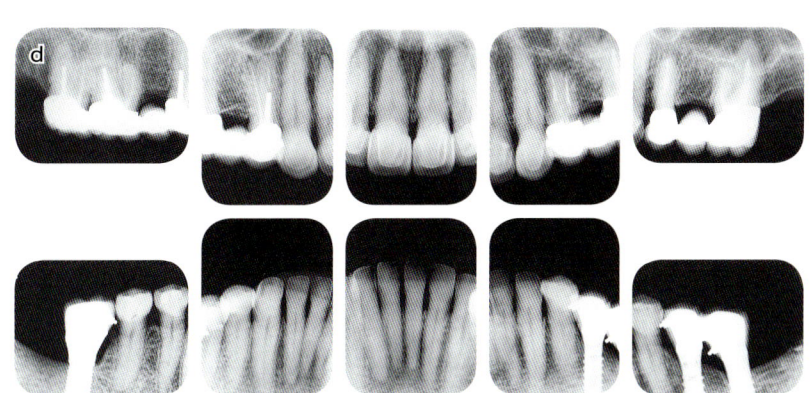

Case 1-6c、d 術後の状態。上顎両側臼歯部の無髄歯にStructureの問題が残るが、患者には将来インプラントが必要になったときに、より安定した状態になると説明している。

Structure

　できるかぎり支台歯は、生活歯で補綴されることが望まれる。さまざまなことが進歩した現在においても、無髄歯の歯根破折の問題から逃れることはできない。

　無髄歯になった場合は、歯根破折を招かないような設計、つまりファイバーポストの利用やインプラントの適切な配置といった、構造的に歯列の崩壊を防ぐ設計にすべきである。

　生活歯の支台歯、無髄歯の支台歯、インプラントの支台歯の設計を間違ってはならない。

Biology

　歯科治療の最大の目的は『炎症の抑制』と『咬合の安定』であるが、歯周病のコントロールと力の配分を図ることで、生体の健康を維持することが可能となってきた。

　歯科治療を行う上で守らなければならないこととして、『治療前よりも、治療後は必ず健康的な状態になっていなければならない』が挙げられる。ゆえに、装着されたクラウン周囲に歯肉の炎症がみられたり、矯正治療後に顎関節症を起こすような治療を行ってはならない。

Esthetics
——天然歯と変わらない治療結果とは

　2000年代に入り、さまざまな材料が開発され臨床に用いられるようになって以来、補綴物はきわめてきれいな状態に仕上げることができるようになった。歯科医師が適切に支台歯形成を行い、歯科技工士が確実なステップを踏めば、プロからみても天然歯と区別がつかないほどの補綴物製作が可能である。以前は「いかにも人工物が入っている」という補綴物が多かったが、現在では形態、色ともに天然歯を模倣する技術と材料が十分に揃ってきたと思われる。

　審美面においてわれわれ歯科医師が目指すものは、『天然歯にいかに近づけることができるか』である。しかし、単にきれい＝審美的ではなく、そこには機能（Function）、構造（Structure）、生物学的安定（Biology）が含まれていなければ、歯科治療として成立はしない（*Case 1-7、1-8*）。

　また、歯科医師は歯だけを治療するのではなく、周辺の歯肉、口唇、顔貌との調和を図らなければ、満足のいく歯科治療を実践したことにはならない。たとえばチェアサイドで補綴物を装着し、その場では「きれいになった」と思っていても、患者が受付で会話しているのをみて、「顔と合っていないなぁ」と感じたことはないだろうか？　審美の要素を考えるときは、1本の小さな歯ばかりをみているのではなく、顔全体のなかでの歯のバランスを考えるべきである。

Case 1-7　事故による部分的欠損と本来の歯の色調の問題を解決した症例

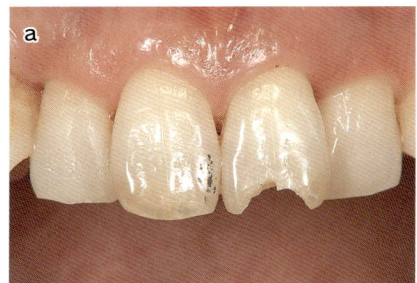
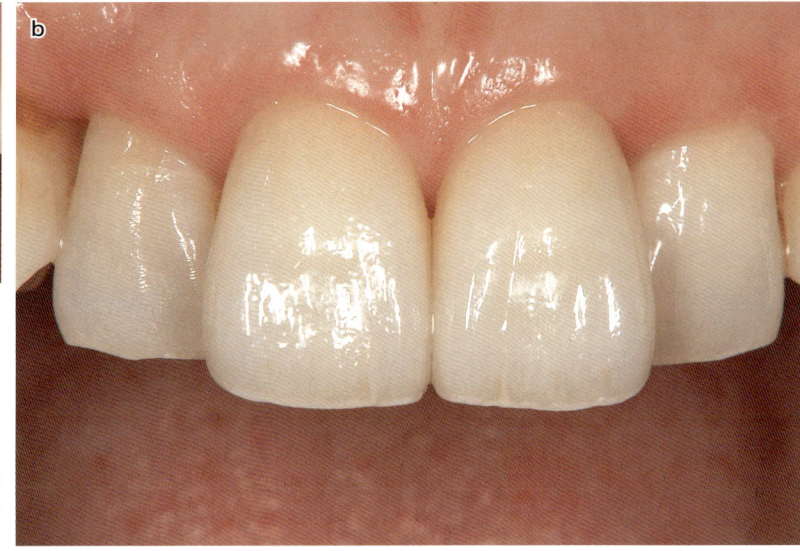

Case 1-7a、b　55歳・女性。転倒により歯の破折を起こしている。打撲による根管治療も必要であったが、できるだけ歯質を残しラミネートベニアで修復した。

Case 1-8　ラミネートベニアにより全体のバランスを整えた症例

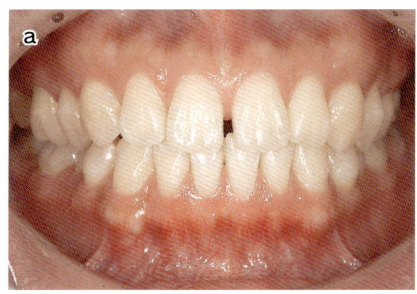
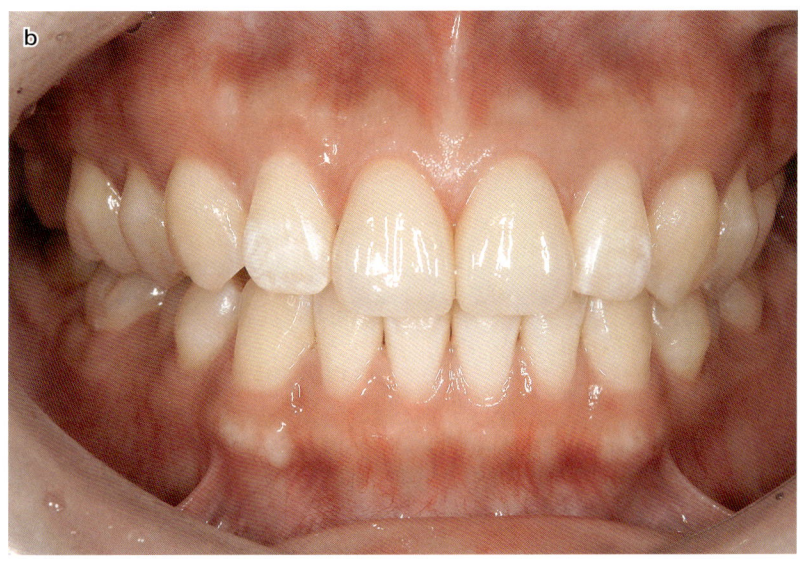

Case 1-8a、b　23歳・女性。長年正中離開を気にしていた。ラミネートベニアにより形態と色調のバランスを図り、全体との整合性を得た。

Function
──静的・動的に安定した治療結果とは

Chapter 1　現在の歯科治療に必要な基本コンセプト

　歯科治療の目的として『噛めるようになる』ということは欠かすことのできないものである。そのためには、1本の歯の問題だけではなく、『全体として安定した機能が営めるようになるには何が必要なのか』ということを考える必要がある。また当然のことながら、口腔機能は噛むだけではなく『会話する』という機能も重要である。すなわち、下顎が止まっているときも動いているときも（静的にも動的にも）、周辺の筋肉、関節、神経筋機構を含め、バランスが取れていることが重要である（**Case 1-9、1-10**）。

　過去における『噛めるようになる』ことを目指す機能的な治療オプションは、クラウン、ブリッジ、パーシャルデンチャー、コンプリートデンチャーしかなかった。しかしインプラントが登場して以来、機能的な治療をするためのオプションは大きく変化してしまった。つまり、咬合力を受ける概念として歯根膜負担と粘膜負担しかなかったところに、骨負担という新しい概念が入ってきたことにより、機能的な治療をする際には、その予後が単純な方向に進むのか、より複雑な方向に進んでしまうのかという岐路に誰もが立たされる時代になったのである。今後、インプラントが臨床のなかで占める割合が増えれば増えるほど、機能回復するための補綴オプションには繊細さが求められることとなるだろう。

　インプラントはもちろん天然歯ではないが、現実的には乳歯、永久歯に続く第3の歯として臨床に十分に使用できるものである。それゆえ、その使用を適切に行わなければ、利点を活かしきれないものとなってしまうことに留意しなければならない。

Case 1-9 機能と審美を両立させた症例

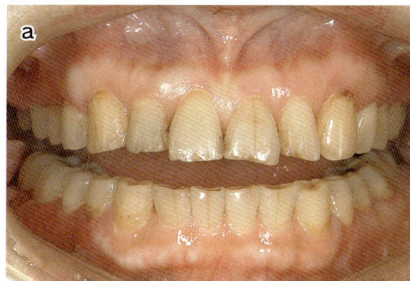
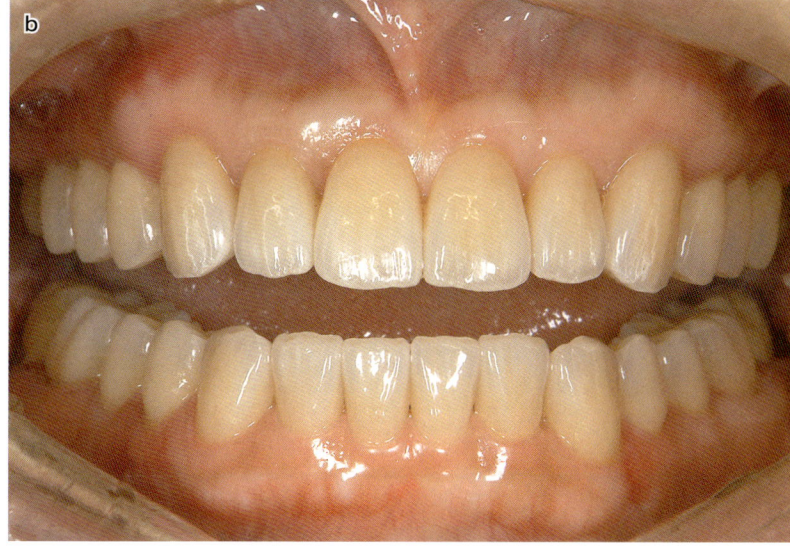

Case 1-9a、b 47歳・女性。形態の病的変化に対し補綴物での修復が必要であるが、機能的な安定なしに審美を優先すべきではない。

Case 1-10 1本ずつの歯をみる前に、全体のバランスをみることが求められる症例

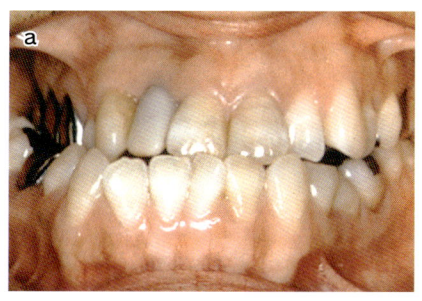
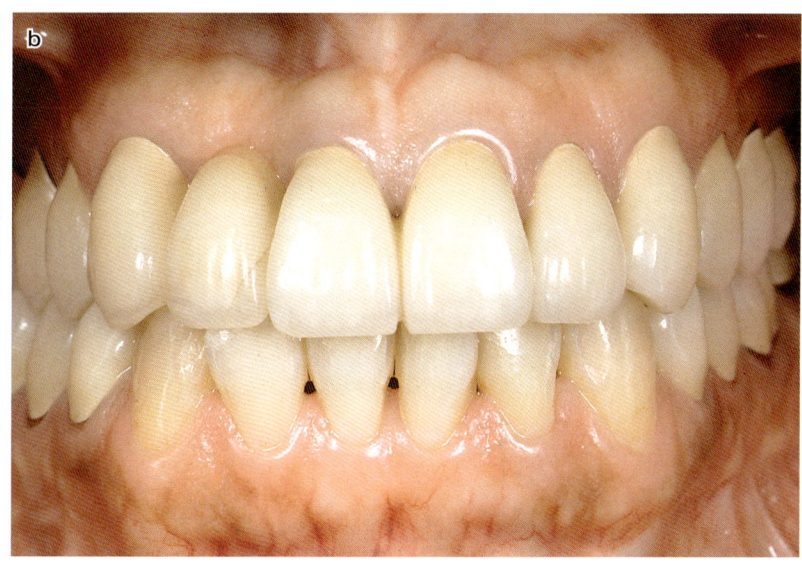

Case 1-10a 25歳・女性。初診時の状態。骨格Ⅲ級であり、正中の右側への大きなズレもみられる。
Case 1-10b 術後5年（35歳時）の正面観。矯正治療、外科治療、補綴治療を経て安定した状態が得られた。

Structure
――維持や力に抵抗力を備えた治療結果とは

歯科治療の特性として、『治療の最後には、ほとんどの症例で人工物が装着される』ということが挙げられる。ゆえに、
- 補綴物を受け入れる側の支台歯の構造
- 補綴物そのものの構造

の2つについては熟考しなければならない。どのような設計で、どのような材料を用いるかによって、近年言われているMinimal Intervention（MI）のコンセプトが活かせるかどうかが決定する。

＊　＊　＊

現在、修復材料はアマルガムからコンポジットレジンへ、そしてメタルセラミックスからオールセラミックスへと移行しつつあり、過去に比べると強度や生体親和性など多くの改善がなされてきた。しかし、どんなに材料が進化しても、昔から変わらないものがある。それは『人体の構造』である。すなわち、『一度削ってしまった歯は二度と元には戻らなく、抜髄してしまった歯は二度と生活歯にはならない』ということである。

日本の保険制度のなかでもっとも点数の大きいところが補綴物であったことから、過去数十年にわたり日本人の数多くの歯が削られ、他の国の人たちよりも多くの歯髄が除去されてきたと思われる。その結果、補綴物の入っている歯の多くが無髄歯になり、かなり太く長いダウエルコアが装着されているという特徴的なエックス線写真をよくみることとなった。そしてそれは、歯科治療の最大の問題である歯根破折を引き起こすことにつながっている。二次う蝕や歯周病など再治療が可能な問題であればよいが、歯根破折を起こしてしまうと、残念ながら抜歯せざるを得ない。

われわれが本当に考えなければいけないことは、歯を抜かなくていいように治療することである。たしかにインプラントの必要性やメリットは多々あるが、現実的にインプラントが必要な患者の口腔内をみていると、「過去に適切に治療をしていれば、インプラントは必要なかったのでは」という患者があまりにも多いことに気づくであろう。

まずは自分の歯科医院から歯を失う患者を減らす努力をすることが、本当の意味での構造の理解につながるだろう（*Case 1-11*）。

Case 1-11 適切な処置がなされておらず、構造的な問題を有している症例

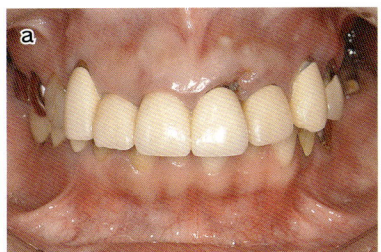

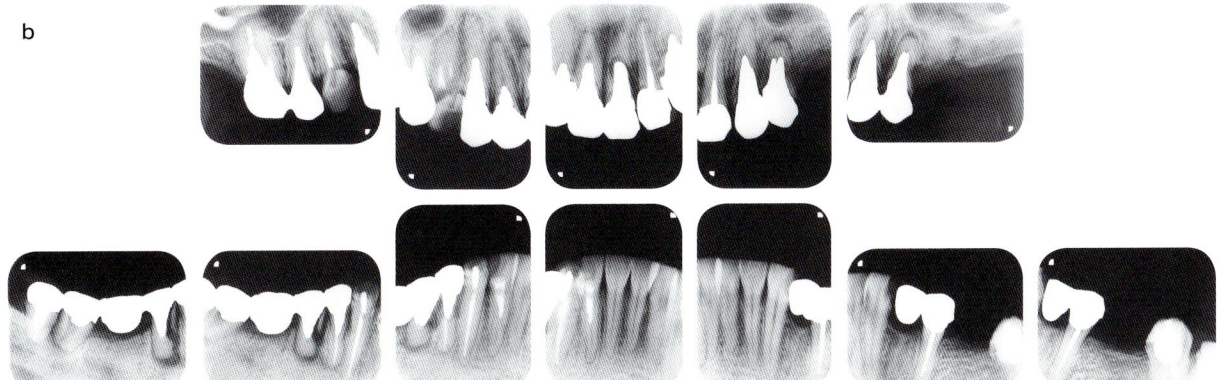

Case 1-11a、b 33歳・女性。下顎前歯以外はすべて保険治療による補綴物が装着されているが、その多くに太いダウエルコアが装着されており、歯根破折を招いている。残念ながら保存可能な歯は$\overline{3+3}$のみである。

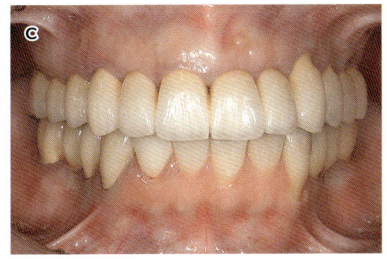

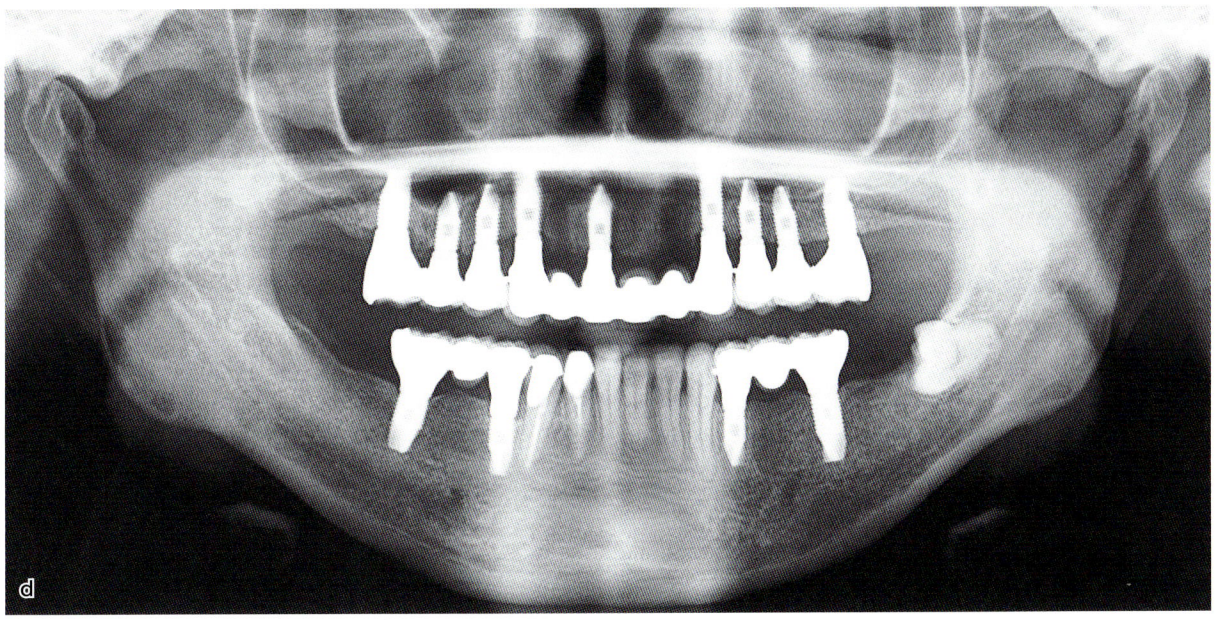

Case 1-11c、d 現在ではインプラントを用いれば、このような症例に対しても咬合再構成を行うこともできる。しかしもっと重要なことは、若い患者に対してこのような処置をしなくてもよいように考えることである。

Biology
──健康を保つことができる治療結果とは

歯科治療には、『治癒能力を期待できる・発揮できる治療』と『治癒能力を期待できない・発揮できない治療』がある。『治癒能力を期待できる・発揮できる治療』とは、技術的に多少難があっても、適応症さえ間違っていなければ後は身体が治してくれる(*Case 1-12*)。しかし『治癒能力を期待できない・発揮できない治療』は、繊細な必要条件を満たさないかぎり、「かえって処置をしないほうがよかった」という状態を作ってしまうこととなる。たとえば歯周治療や外科的な治療など血流のあるところに行う治療の場合、生体は治癒能力を持っていることから、適切に治療を行えば生体は安定した方向に向かって行く。一方、歯そのものは治癒能力がないため、一旦侵襲を受けて(削られて)しまうと二度と元には戻らない。このような視点で患者の口腔内をみてみると、あまりにも歯質を犠牲にしている治療が多いことに気づくだろう。おそらく多くの歯科医師が、この治癒能力のある・なしにかかわらず安易に歯を削ってしまっていることによるものと思われる。

歯科治療の終末は補綴治療になることがほとんどである。補綴物は装着した時点ではきれいみえるものの、時間の経過とともに補綴物そのものが生体に侵襲を与えてしまっていることも、日常的によくみる構図である。治療を行ったあとでその部位が病的な状態になるのであれば、それは治療ではなく破壊行為であると言っても過言ではない。

補綴処置を行う際は、
- 確実にマージンを適合させる
- 咬合関係を安定させる
- 清掃性の確保された形態にする

ということが絶対条件となる。

Case 1-12　28本の歯が存在するが、病的な状態にある症例

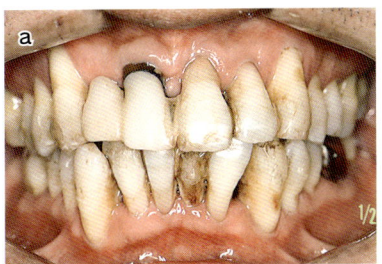

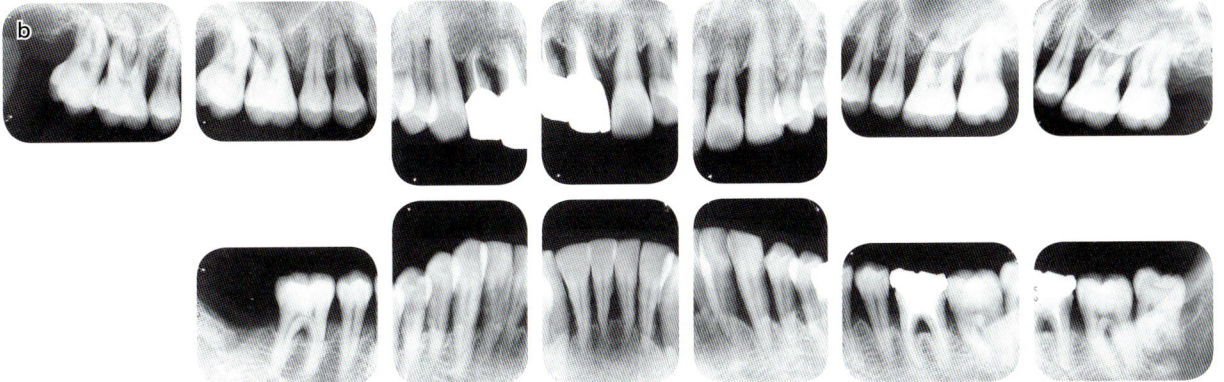

Case 1-12a、b　42歳・男性。歯周病が高度に進行し、1本単位の単純な治療では咬合の安定、支持組織の安定はありえない。歯科治療のすべてを駆使して、健康な状態を取り戻す必要がある。

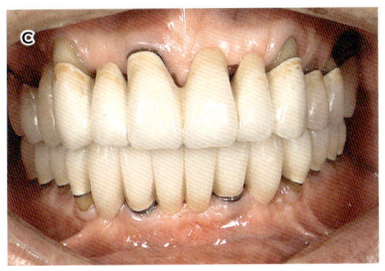

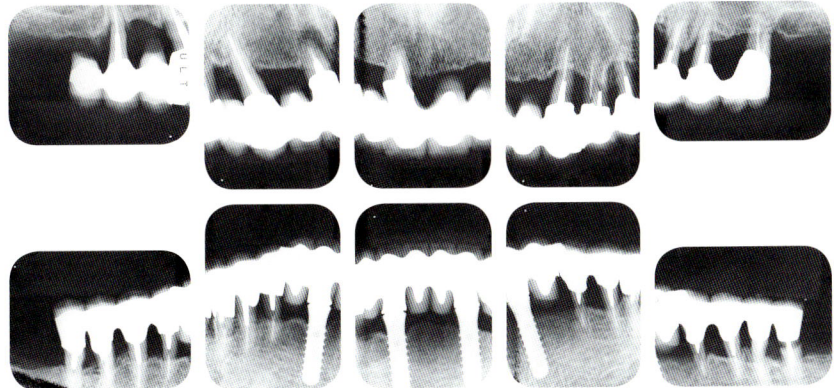

Case 1-12c、d　初診から25年の状態。歯肉は年齢とともに弱くなっていくのではなく、適切な処置をすれば健康な状態を保つことが可能である。

Chapter 2

歯科治療の組み立てかた

日常臨床では、来院する患者の年齢や性別は多様性に富む。そしてその主訴も、『その場の痛みだけが取れればいい』という患者から、『最善を尽くして最高の状態にしてほしい』という患者まで、さまざまである。

しかし、数多くの若い歯科医師から「このケースをどのようにすればよいですか？」という質問を受ける機会が多い筆者からすると、ほとんどの歯科医師が『患者の希望』を聞いておらず、『術者側の勝手な考え』で治療を進めてしまう、という状況が多いように感じてしまう。これは、患者の希望を聞いてしまうと「時間がないから」「費用の問題で……」そして「保険でお願いします」という結果にきわめて高い頻度でなってしまっている現状に対する負い目から、多くの歯科医師が患者の希望を聞くことをためらっているからかもしれない。

治療を勝手に進めるわけにもいかず、また『患者の言いなり』になるわけにもいかず、最終的に『治療することすらできなくなってしまう』という状態に陥っている歯科医師を、筆者はたくさんみてきた。これは、流されるがごとく治療が行えてしまう従来の保険制度に慣れきってしまい、『何をどのように考えればいいのか』という歯科医師としての基本的なコンセプトが確立されていないことに起因していると筆者は考えている。患者は歯科医院に何を求めて来ているのか、どのようにしてほしいと思っているのか──。日々歯科医院で同じような流れ作業の仕事をしていると、本質的な患者の希望を知ることすら忘れてしまうことが多いのではないだろうか。

そこでChapter 2では、治療の組み立てかたについて解説していく。ここで解説する視点と流れを軸に治療を組み立てることで、治療の成功に一歩でも近づくことができるだろう。

木原 敏裕

Chapter 2-1
患者の来院時にまず考えること

「何が必要なのか」を見極めているか？

　治療を始めるにあたり特に大切なことは、『患者の希望と術者の方向性が一致している』ということである。『患者の思いと術者の思いが食い違っている』という状況は、もっとも避けなければならない（*Fig.2-1*）。

　どんな患者でも、「できるだけよい状態になりたい」と願っているはずである。にもかかわらず歯科医師の勝手な思い込みで、「この患者に説明しても、どうせ矯正治療なんてしないだろう」「高額な自費治療を勧めれば、嫌がるのではないか」のように、治療内容の説明と費用の説明とを混同してしまう歯科医師が多いように思われる。

　患者の年齢や職業、性別などはさまざまであり、それぞれが事情を持っている。まずは資料を採得して患者の状況を把握し、

- 今の状態になった原因は何なのか
- 解決するには何が必要なのか
- 治療の最終的なゴールをどこに設定するのか

などを、歯科医師はデスクワークとして考える必要がある。

　そして患者に対してそれを説明し、最善の状況にするには何が必要か（原因除去療法）、今の問題だけを解決するには何が必要か（対症療法）を示し、患者自身から「どのようにしてほしいのか」を聞き出すことが重要である。確実な資料を採る目的は、単に『患者の状況を知る』というだけなく、そこから必要なこと、できること、できないこと、治療として必要なことを見極める、ということにつながるのである。

　*Case 2-1*の患者は、単に「6 クラウンが脱離した」ということで来院した。脱離したクラウンを装着しなおすこともできるだろう。「少しむし歯もあるし、適合もそれほどよくないので、形成しなおして、もう一度作りなおしましょう」と言うこともできるだろう。しかし『この患者にとって必要なことは何か』ということを考えたとき、

- なぜクラウンが脱離したのか
- 年齢と比較して、どうして修復物がこんなに多いのか

ということに着目すべきである。

Fig.2-1 来院する患者の3つのパターン

1 治療するには早すぎる患者	2 ちょうど治療するタイミングの患者	3 手遅れの状態の患者
意識が非常に高い患者	痛みなどに敏感で、その都度来院する患者	歯科医院が嫌いで、痛みをがまんする患者
↓	↓	↓
予防的な処置の実施	最適な治療のオプションの検討・提示	一大決心をして歯科医院を訪れ、すでに抜歯を覚悟していることも多い

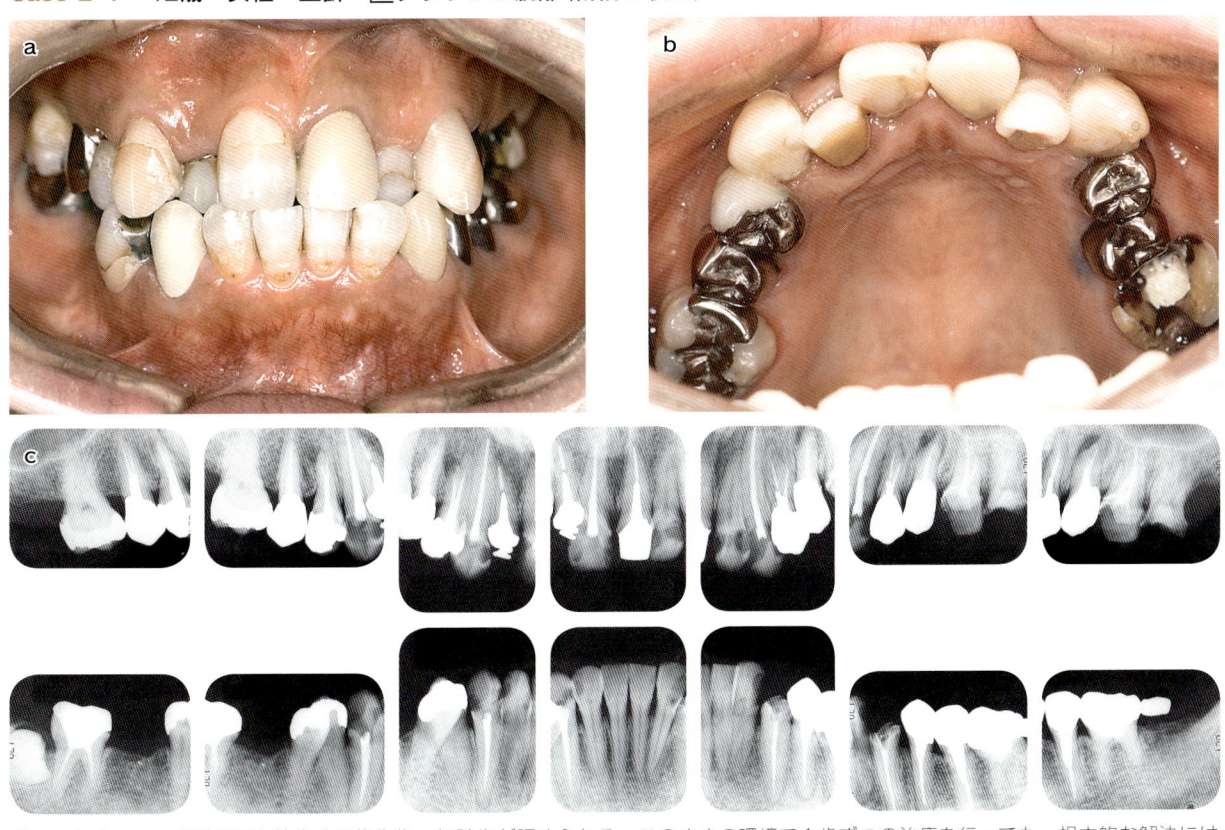

Fig.2-1 来院する患者は、大きく3つのパターンに分けられる。すべての患者が同じような気持ちで来院するわけではなく、それぞれの思いがあるはずである。そういった患者の気持ちを理解し、『何を求めて歯科医院に来ているのか』ということをわれわれ自身がよく理解しなければ、患者とのコミュニケーションはうまくいかない。

Case 2-1 42歳・女性　主訴：|6クラウンの脱離（術前の状態）

Case 2-1a～c 歯列不正と数多くの修復物、無髄歯が認められる。このままの環境で1歯ずつの治療を行っても、根本的な解決にはならないだろう。（31ページに続く）

Chapter 2 歯科治療の組み立てかた

「何が必要なのか」を患者に説明しているか？

　患者にコンサルテーションを行う場合、臭いものにフタをするような対症療法で終わるのか、今の状況に至っている原因を除去する原因除去療法をするのかの選択が必要になる。ここで患者の希望を聞き、最終的にどのようになりたいのか、時間的な問題や経済的な問題の有無などを明確にする。もちろん最善の治療ができるに越したことはない。しかしすべての患者が、いつでもアポイントに来院できる、いくらでも治療費を払えるわけではない。

　*Case 2-1*の患者には、矯正治療を行って口腔内の環境を根本から改善し、その上で適切な修復処置を行わなければ、『何度歯科治療をくり返しても、安定した状況にはなり得ない』ということを患者に伝えるべきであろう。その結果、「そこだけでいい」と患者自身が言うかもしれない。もしくは、「今まで何度も歯医者さんに行ったけれど、そんなことを話してくれたのははじめてです」と言うかもしれない。後者の反応は、ほとんどの歯科医院で『患者にとって何が必要なのか』という説明がされていないという現実の裏返しととらえることができる。

　患者は、単に治療する・しないということだけを求めているわけではない。『自分の口腔内の状態がどのようになっているのか』、そして『問題があるならば、どのようにすればいいのか』ということをいちばん知りたがっているはずである。それを知らせることなく治療に入るということは、治療終了後も『不安を抱えたまま』『何もわからない』という患者を作り出すことに過ぎない。

- 患者の現状がどうなのか
- それを解決するには何が必要なのか
- 最終的にはどうなるのか

ということぐらいを説明できなければ、プロフェッショナルな歯科医師としては失格である。

「安定した状態」を構築するために、二の足を踏んでいないか？

　治療を行うのであれば、『どのようにすればもっとも安定した状態になるのか』を考え実践することが必要である（*Fig.2-2*）。そうでなければ、行き当たりばったりの治療になってしまう。*Case 2-1*の主訴はクラウン脱離であるが、一目みて歯列が悪いことは誰でも気になるところであろう。また二次う蝕や多くの不適合補綴物、そして欠損の存在と、大多数が無髄歯であることについても理解できるだろう。

Fig.2-2 Case 2-1における、安定した状態を構築するための思考プロセス

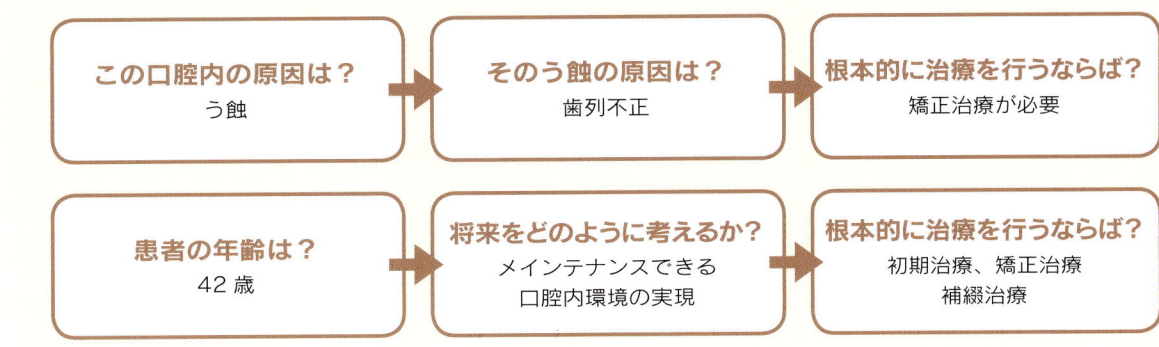

Fig.2-2 Case 2-1の患者にまず必要な治療は、矯正治療である。

Case 2-1 42歳・女性　主訴：|6クラウンの脱離（術後の状態）

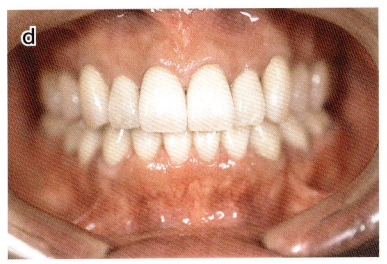

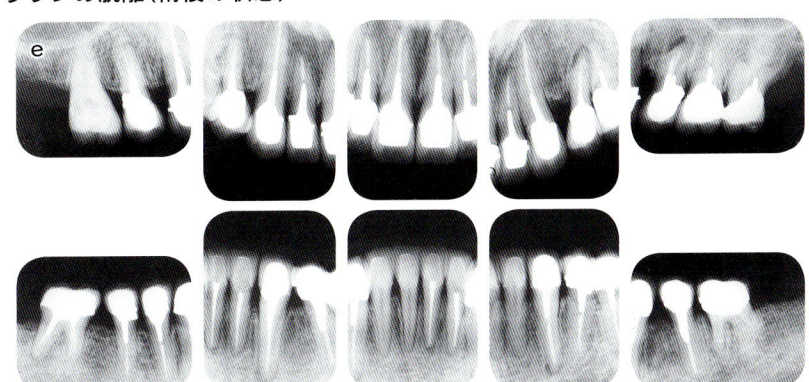

Case 2-1d、e 術前（29ページ）と術後では、何が違うのだろうか？　みた目には歯や歯肉のきれいさに目が行くだろうが、もっとも重要なことは安定した歯列が存在する、ということである。

ゆえに *Case 2-1* の患者の歯科既往歴として、
- 永久歯の萌出完成期から歯列の問題は存在したであろうこと
- それがう蝕の根本的な原因となり修復治療をくり返してきたこと
- 歯科治療をくり返すことで無髄歯や欠損が生じ、ますます環境が悪くなってきたこと

が想像できる。

　一般的にこのような患者は、日本では数多く存在する。根本的な環境改善を行うには矯正治療が欠かせないが、得てして歯科医師は「もう大人になっているのだから、矯正治療の話をしても、どうせしないだろう」「治療が長期間になるから患者は嫌がるだろう」と思いがちである。否、むしろ歯科医師自身が、長期的な治療をして治療費も高くなり、また矯正専門医とも話し合わなければならないことなどを考えると「やりたくないなぁ」と思ってしまうことが多いのではないだろうか。

　本来のわれわれの仕事は、予防・治療・メインテナンスというごく単純なことに帰着する。そう考えると、*Case 2-1*の原因除去のためには矯正治療による環境改善が欠かせない。にもかかわらず「やりたくないなぁ」と二の足を踏んでしまうのは、仕事を放棄しているのとなんら違いはないように思える。

Chapter 2-2
治療の成功に欠かせない4要素

歯科治療を行っていく上では、以下の4要素
1．診断
2．治療ゴール
3．治療計画
4．技術

が必要である。これらは2つの大きな事柄に分けられ、それが臨床の両輪として機能しなければ仕事としての成立はありえない（*Fig.2-3*）。歯科治療を成功裏に終えるためには、これら4要素のすべてを適切に行う必要がある。

患者がチェアに座った瞬間に「何かしなければいけない」という感覚にとらわれてしまい、じっくりと考えるという作業が抜けてしまうことはないだろうか？　日常的に患者をみていると、どうしても目の前の現実的な病状に目が行ってしまい、対症療法的な治療に陥ってしまいやすい。しかし、治療が終わったときに術者・患者双方が安心してメインテナンスに入れるようにするためには、最初の時点からどこに問題があり、何に対して治療を行っていく必要があるのかを明確にしておかなければ、時間と費用が無駄に終わってしまうことになりかねない。

実際の治療に入る前には、まずはデスクワークとして診断・治療ゴール・治療計画を明確にすることが必要である。その過程があってはじめて、チェアサイドワークとして最高の技術を発揮することができるのである。

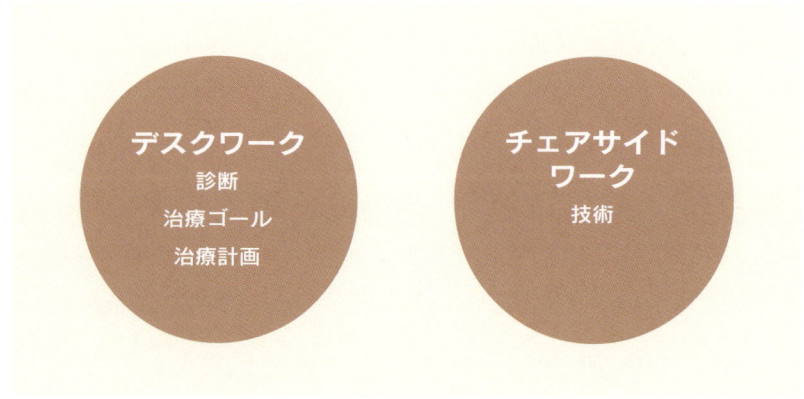

Fig.2-3　治療の両輪として機能すべき2つの事柄

Fig.2-3　歯科治療とは、チェアサイドで治療を行うことだけではない。それを行うためのデスクワークがあってこそ、確実な治療に結びつくのである。

診断
——歯科治療における最重要項目

　診断を行う上で重要なことは、『それに役立つ資料をしっかりと揃える』ということである。日本では、日常的な保険診療のなかで全顎のエックス線写真撮影や口腔内写真撮影、診断用模型の製作などをルーティンワークとして行う習慣がなかなか定着せず、一般的にどうしても資料採得がおろそかになる。しかし必要な資料を揃えないことには、患者の全体像を把握することは不可能であり、病状の原因を探ることはできない。的確な診断を行い、適切な治療計画を立案するためには、当然必要な資料がなければ始まらないのである。

　診断という言葉を聞くと、「これからどのようにしていくのか」と考える人が多い。しかし診断においてもっとも重要なことは、『なぜ現状に至ったのか』という原因を把握して、『それを解決するには何が必要か』ということを考えることである。原因がわかれば、それを解決するにはどの問題点に対応すればよいのかが理解できる。逆に原因を理解せずに治療に入ることは、場当たり的な処置になってしまう可能性が高くなってしまう。

　『診断をしっかりとする』とは、資料をもとに『何が原因で、どの問題点を解決すればいいのか』を考える、いわばデスクワークである（**Fig.2-4**）。いくら技術的にすばらしい腕を持っていても、基本的な診断が間違っていれば、そのテクニックはすべて無駄になってしまう。だからこそ術前の診断が重要になるのである。

Fig.2-4 診断をしっかりとする上で欠かせない3要件

- 必要な資料を揃える。
- 資料から病的な原因を知る。
- 問題点をピックアップする。

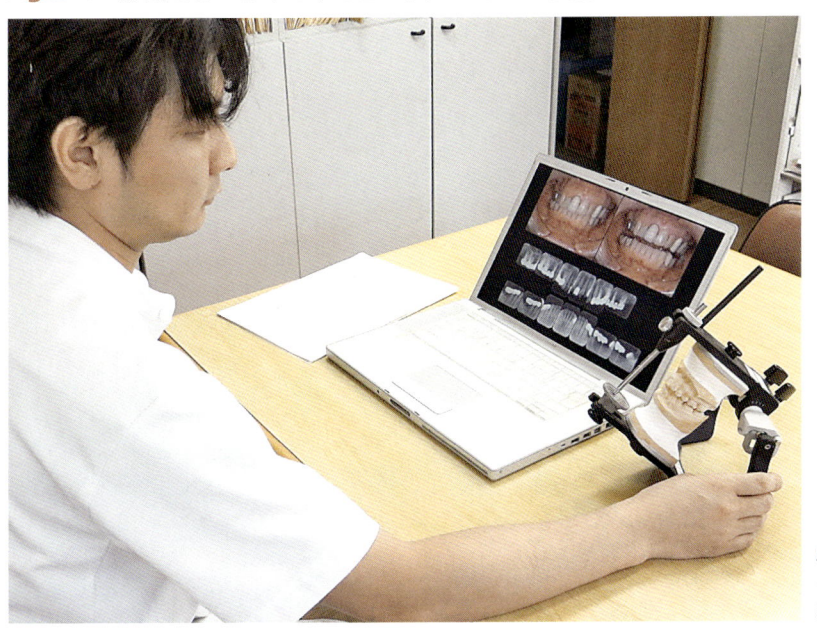

Fig.2-4 個々の資料を別々にみるのではなく、それぞれをリンクさせ、問題点がどこにあるのかを見極めることが重要である。

治療ゴール
——目指すところが決まらなければ始まらない

若い歯科医師から相談を受けていると、『治療ゴールが定まらない』という人が多々いるように感じる。また、すばらしい技術を持っているにもかかわらず、その使いかたの適応症を間違っている歯科医師も多い。残念ながら、どこに向かって治療をしているのか自分ですらわかっていないという歯科医師に出会うこともある。

診断ができ技術が伴っていても、治療ゴールが明確になっていなければ、どこに向かって行くのかがわからなくなってしまう。「位置について、よーいドン！」と走り出しても、その先のゴールが100メートル先なのか42.195キロ先なのかによって、走りかたは違ってくるであろう。やみくもに走ればいいというものではなく、明確にゴールを見据えて、どのように治療を進めて行けば確実にゴールにたどり着くのかを考えるべきである。

適格な診断を行い、基本的な技術を確実に表現し、向かっているところが間違っていなければ、多くの症例においては確実に80点以上は取れるであろう(***Fig.2-5***)。

Fig.2-5 治療ゴールを見定めることは、どんな症例においても確実に80点を取る上で必要不可欠である

- 最終的にどこを目指すのか見定める。
- 適応症を見極める。
- 架空の理想像ではなく現実的にできることを設定する。

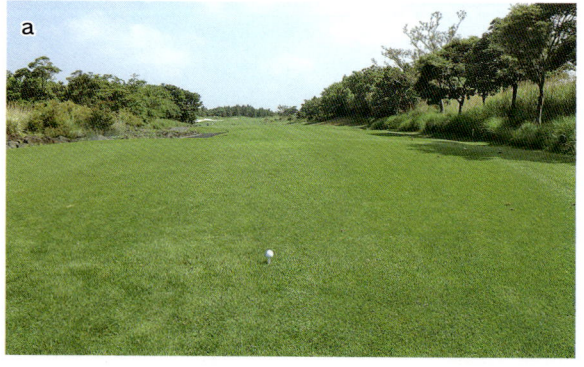 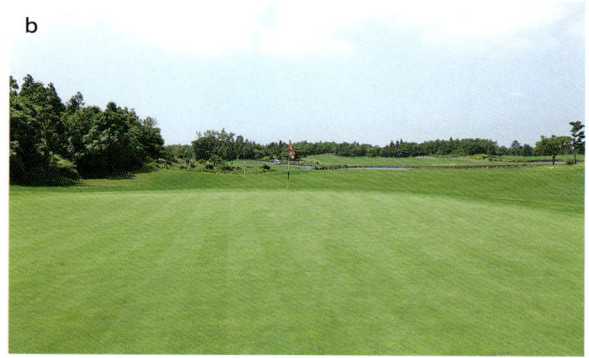

Fig.2-5 ゴルフをする時、ティーグラウンドからグリーン方向をみると狭く感じるが(***a***)、グリーンから後ろをみると意外と広いものである(***b***)。ゴールであるカップに最短でボールを入れるためには、途中どこにボールがあるべきなのかを考える必要がある。歯科治療も同じであり、まずは治療ゴールを明確に定めて、そこから何が必要かを考えることが重要である。

治療計画
——仕事を進めるための『工程表』

診断・治療ゴールの設定ができていれば、あとはそれに対する治療計画が必要である。同じテクニックを駆使するにしても、順序が変わることにより、治療期間も当然変わってくる。「同じ結果が得られるのであれば、無駄なく正確に終わることに越したことはない」と考えることで、『どのステージでどのテクニックが必要なのか』『どの時点で再評価を行うべきか』がみえてくるだろう。

これらは建築に当てはめて考えると理解しやすい。「どこにどのような建物を建てるのか」ということを考えるとき、

1. 施主はどのような建物を建てたいのか（主訴）
2. それに対してどのように応えるのか（診断）
3. それは平屋なのか2階建てなのか、それとも10階建て、いや100階建てのビルなのか（治療ゴール）
4. 工期と順序はどのようになるのか（治療計画）
5. どのように建てていくのか（技術）

ということを検討するはずである。

残念ながら日本の歯科治療では、日常的にこのような思考で治療が行われていることは少なく、「経験上、だいたいこれでいけるだろう」という目安だけで治療を開始していることが多いように感じる。しかしそういった治療は、途中で行き詰まっていることが多い。

筆者は行き詰った時点で「どうしたらいいでしょうか？」と相談を受けることが多々あるが、じっくりとみてみると、どれもがいちばん最初の時点での診断がなされておらず、治療ゴールも治療計画も曖昧なままスタートしてしまったものばかりである。また、よく考えてみればそれほど難しい症例でもないのに、治療の順番を間違えていることや、適応症を間違えていることによってより複雑な方向に進んでしまっていることも、よくみられる傾向である。

難易度を問わず、どんな症例であっても診断・治療ゴール・治療計画・技術をしっかりと念頭に置き、自分が考えていることとやっていることが正しい状況にあるのかどうかを確認しながら治療を進めることが大切である（*Fig.2-6*）。

Fig.2-6 治療計画は『工程表』である

- 無駄なく確実に。
- 順序が変われば期間が変わる。
- 再評価をくり返す。

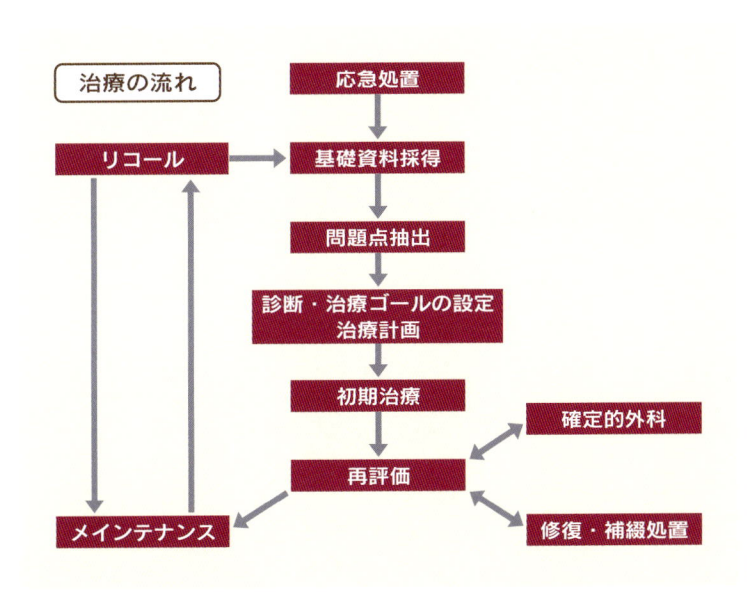

Fig.2-6 歯科治療の流れは、どのような症例においても同じである。常に資料採得を行い、問題点を抽出し、それに対する診断・治療計画を立てていく。あとは必要な処置を確実に行い再評価をくり返してメインテナンスへと移行する。

技術
──仕事をする上で、できて当たり前のこと

歯科治療の特性として、『診断がいくら正確にできたとしても、技術が伴わなければ結果は出ない』というものがある。デスクワークで考えたことを、今度は手に伝え、それを治療として表現しなければ『絵に描いた餅』になってしまう。

近年の歯科治療においては、さまざまな新しいテクニックが増えたことにより、若い歯科医師にとって習得すべきことが非常に多くなってしまった。その結果、多くの歯科医師が『何から学べばいいのか』迷ってしまっていることも多い。得てして目の前の派手なことに目が行きがちであるが、歯科治療における基本的なことは変わらないことから、やはり歯の形成、印象操作、根管治療、歯周治療など、もっとも日常的なテクニックを早い時期に身につけることが、以降に続く高度なテクニックを覚えるためのファーストステップになる（*Fig.2-7*）。的確な診断をして適切な技術を使いこなしている人ほど、ゆっくりやっているようにみえて時間的には速いものである。

プロフェッショナルの技術は、ファインプレーをすることではない。難しいことを簡単にやれるよう、日々のトレーニングの上に成り立つものである。一時のファインプレーよりも、常に確実に安定した力を発揮できるよう基本の積み重ねがもっとも重要である。

Fig.2-7　もっとも日常的な技術を早く身につけることが、技術向上において欠かせない

- 歯科治療における基本的テクニックを知る。
- 歯科治療における基本的テクニックを習得する。
- 基本はすべてにおいて応用の元となる。

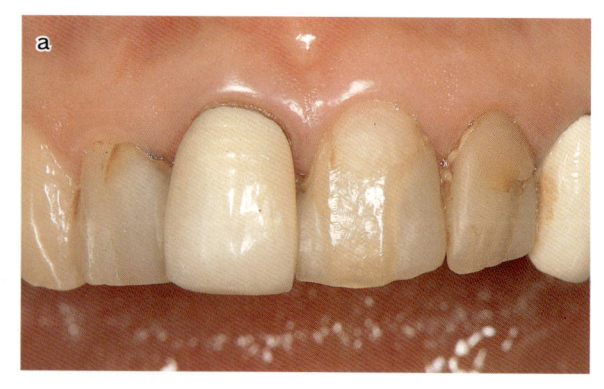

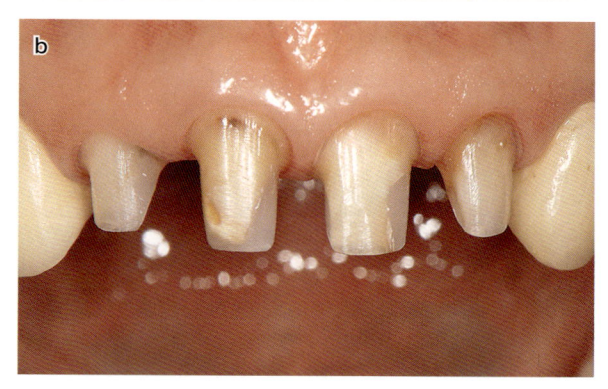

Fig.2-7　歯科治療のテクニックのなかで、もっとも繊細さが必要とされるのは支台歯形成である。最終的な形をイメージし、それを手に伝え、最終補綴に必要な形態を整えることが求められる。

Chapter 2-3
治療範囲の考えかた

　さまざまな患者が来院する臨床の場では、『どこまでの治療が本当にその患者にとって適切なのか』ということが、意外と曖昧に考えられているように感じる。現実の臨床の場でよくあることは、患者から「その歯は削らないでください」や「その歯だけは抜かないでください」と言われ、「そこまで言うのならそうしましょうか」と歯科医師が応えてしまうことである。結果、必要な治療ができなくなったり（アンダートリートメント）、不必要なことをせざるを得なくなり（オーバートリートメント）、本来の目的を見誤って治療ゴールが不明確になってしまうことが多いのではないだろうか。

　ここでは、
- 1歯の治療だけで成立する症例
- 隣在歯も治療が必要な症例
- 対合歯も治療が必要な症例
- 咬合平面を変更すべき症例
- 咬合高径を変更すべき症例
- 骨格を変更する必要のある症例

について、それぞれどう考えていくべきかを整理してみたい。

Case 2-2　1歯だけで治療が終了する（成立する）症例

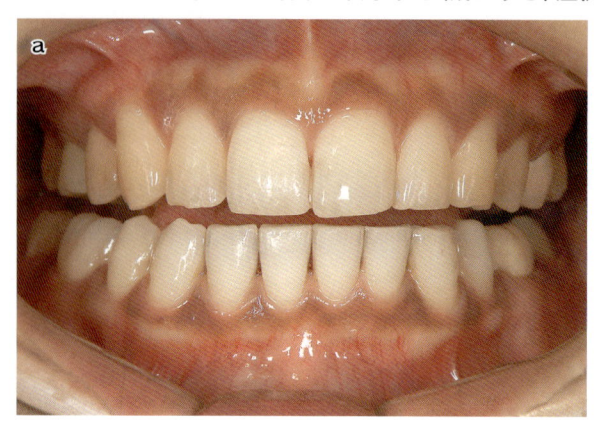

Case 2-2a　33歳・女性。矯正専門医から紹介された矯正治療後の患者である。骨格・歯列には問題がなく、矯正治療前からの|3の咬耗に対する処置が必要である。

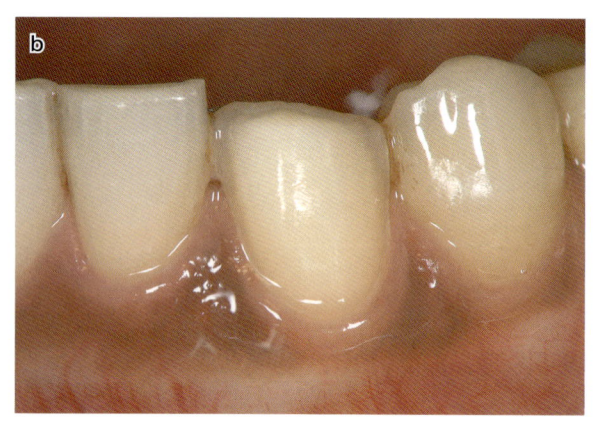

Case 2-2b　エナメル質を残してのラミネートベニアの形成。

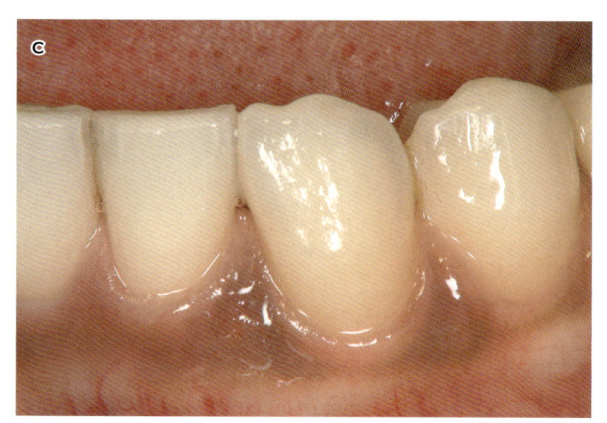

Case 2-2c　ラミネートベニア装着後の状態。

1歯だけで治療が成立する症例とは

『1歯だけを治療する』というと、非常に簡単なように思われるだろう。しかし現実的には、1歯だけを治療するような症例はあまりない。なぜなら、『1歯だけですむ』には、『他の条件がすべて整っている』ということが必要条件となるからである。

それでは、他の条件がすべて揃っていなければ治療はできないのかというと、現実的には揃っていなくても1歯の治療だけで終わっていることもあるだろう。ここで考えるべきことは、

- それでもよいのか
- それではまずいのか

という判断基準を、どこに置くかということである。

Lytle & Skurow の分類における Class II までの症例（患者が本来持っている咬合状態が安定した生理的咬合）であれば、顎位を変更することもなく、1歯だけで治療を行っても大きな問題はないであろう（**Case 2-2**）。しかし、補綴物が多い、少ないの問題ではなく、基本的に Class III となるような症例においては、1歯だけを治療しても問題の解決にはならないであろう。

Case 2-3 隣在歯を含んだ治療を行ったほうがよいと思われる症例

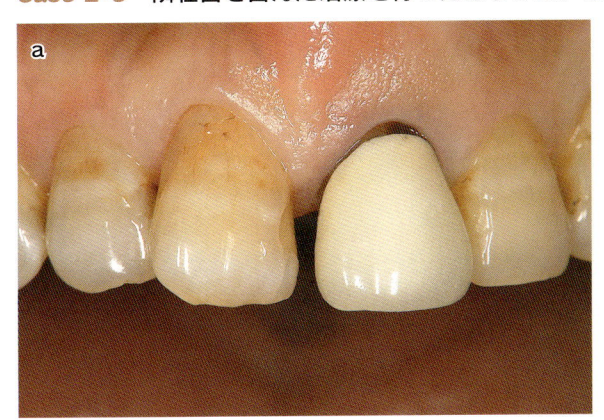

Case 2-3a 50歳・女性。1は歯根破折を起こしている。

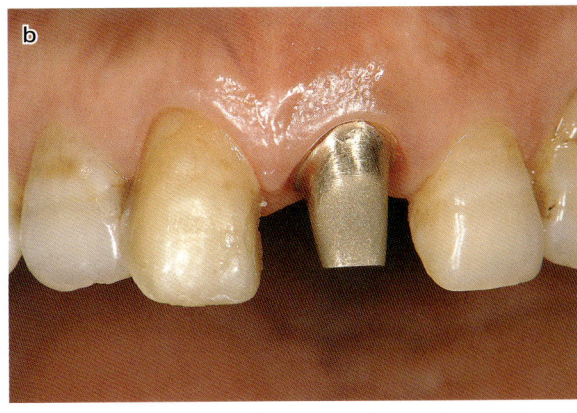

Case 2-3b 1にはインプラントを即時埋入した。幅径をそろえるために1はラミネートベニアとする。

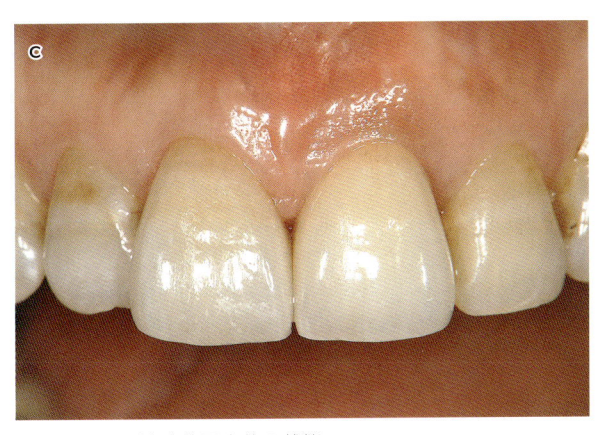

Case 2-3c 治療終了直後の状態。

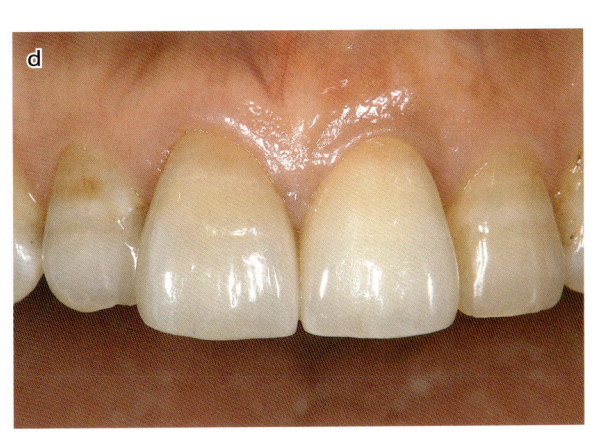

Case 2-3d 術後3か月の状態。正中の歯間乳頭は自然な形態を呈している。

隣在歯も治療が必要な症例とは

　1歯だけでも治療を行うことができるような症例でも、隣在歯の条件や対象となる歯のサイズ、色調などにより、隣在歯を含んで治療を行ったほうが治療後の状態としてよりよい方向に行くことがある（**Case 2-3**）。
　もちろん、1歯だけのときと同じようにLytle & Skurowの分類のClass IIに該当し、術前の咬合状態を変更しない、ということが条件となる。

Case 2-4 対合歯を含めた治療が求められる症例

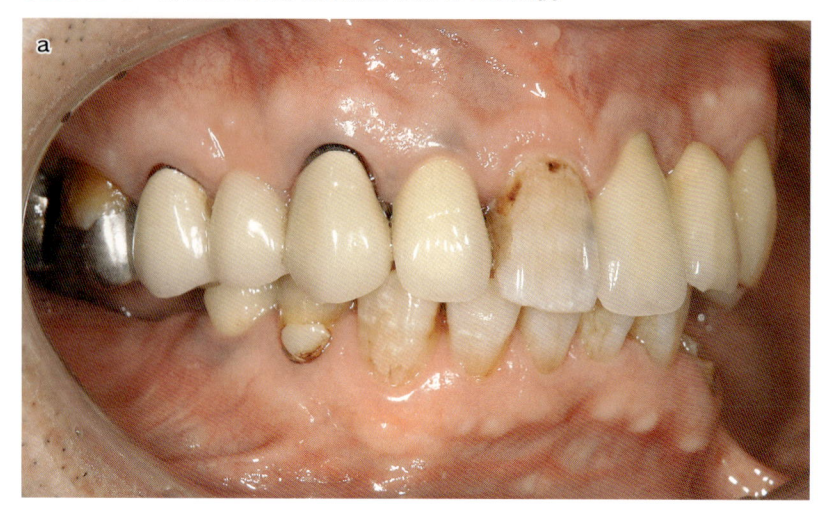

Case 2-4a 68歳・男性。長いあいだ7̄6̄が欠損したまま放置され、対合歯が挺出している。

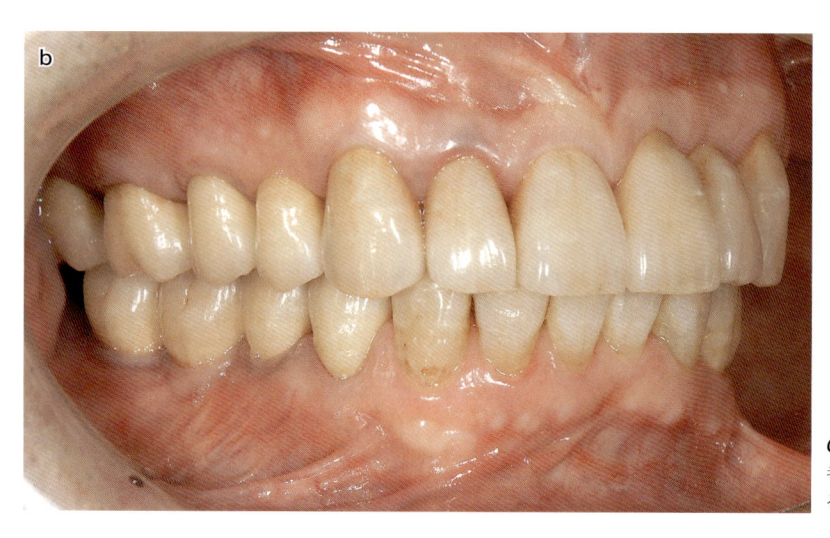

Case 2-4b 術後は、対合歯のバランスを考えて咬合平面を揃え、患者が本来持っているであろう安定した対咬関係を構築する。

対合歯も治療が必要な症例とは

　過去においてブリッジが入っている症例や、長らく欠損が放置されていたような症例においては、ほとんどが対合歯を含めての治療が必要となる（*Case 2-4*）。特にインプラントは、下顎臼歯部の欠損のような症例で用いることが多い。その部位が欠損であり、インプラントが必要になるということは、それまでにかなりの時間、対咬関係が失われていたことが考えられる。これはすなわち、『インプラントを埋入することはできる、補綴物を製作することもできる、しかし対咬関係が不安定なまま治療が終わってしまう』ということになりかねない。
　全体の歯列のなかで、対合歯を含めて治療をすることが、咬合平面の是正にもつながっていく。

Case 2-5 咬合平面を整える必要のある症例

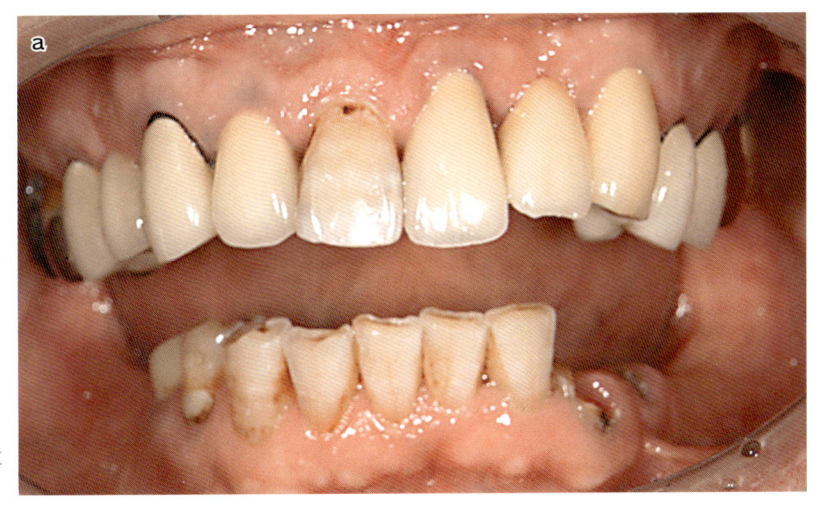

Case 2-5a 68歳・男性。欠損と補綴物により、咬合平面が乱れている。

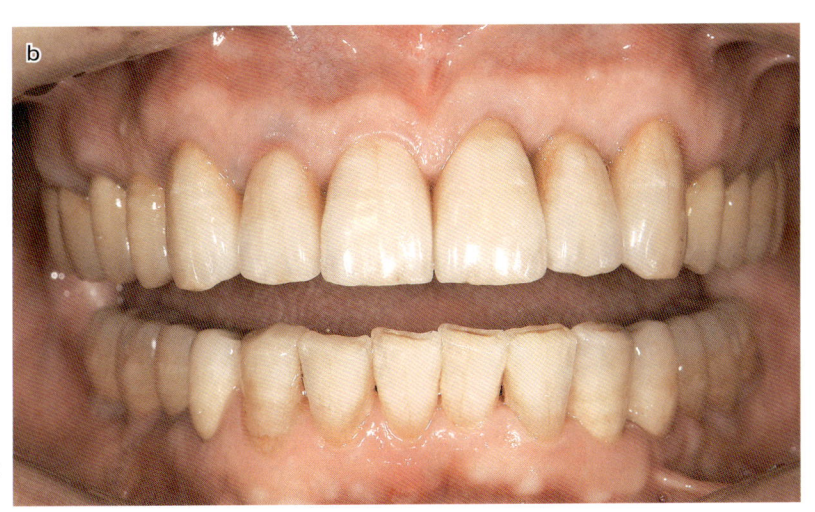

Case 2-5b 全体的に咬合平面を整え、機能的にバランスの取れた状態を作る必要がある。

咬合平面を変更すべき症例とは

　歯科治療を必要とする患者の多くは、元来咬合平面が整っていない。天然歯列では咬合平面が整っていなくとも咬耗を伴ってバランスがとれている場合が多いが、補綴物での歯列となると、対合歯に問題を起こしたり、補綴物そのものが壊れてしまうという状況になりやすい。
　特に機能的な咬合運動をしたときに干渉を起こしてしまうような歯のポジションでは、長期的にみて安定した状況にはならないので、咬合平面をしっかりと整える必要がある(*Case 2-5*)。

Case 2-6 咬合高径の変更が必要となった症例

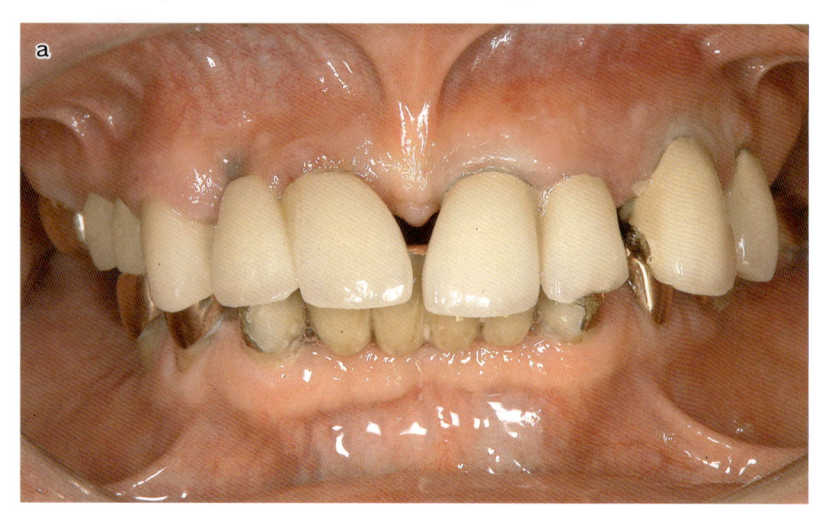

Case 2-6a 65歳・男性。臼歯部咬合崩壊により前歯部が突き上げられ、咬合高径が低下している。

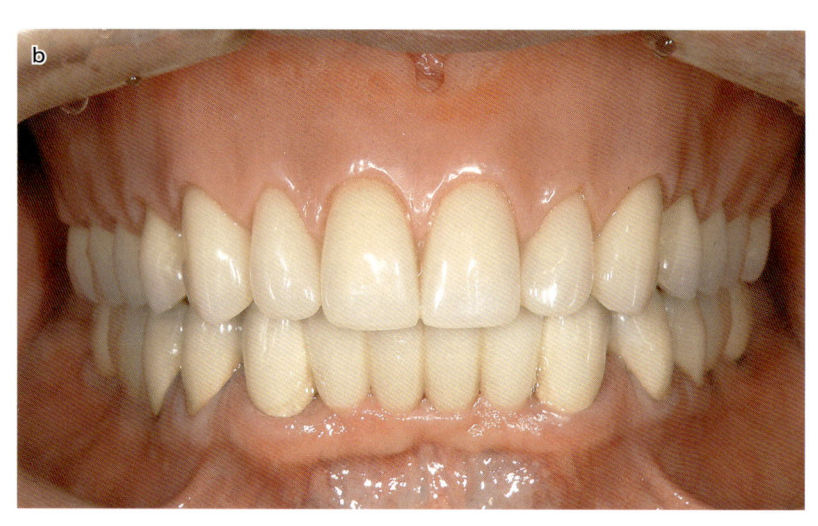

Case 2-6b 全顎的な補綴治療を行い、咬合高径の回復を行う。

咬合高径を変更すべき症例とは

　一般的に臼歯部から歯を喪失していくと、臼歯部咬合崩壊という状況を呈し、下顎前歯部が上顎前歯部を突き上げ、全体的に咬合高径が低下していく。患者が本来持っている咬合高径に問題がない場合はそのままの咬合高径で治療できるが、咬合高径が低下している場合は、回復するという意味合いでの咬合高径の変更が必要となる。
　その際の基準として、
- 前歯部のガイダンスがとれるのか（アンテリアガイダンス）
- 臼歯部のサポートは安定するのか（バーティカルストップ）
- 中心位でのズレはないのか

ということが求められる（*Case 2-6*）。
　もちろんこのような場合は全顎的な対応が必要となるので、部分的な治療ではなく、Lytle & Skurowの分類 Class IIIでの治療が必要となる。

Case 2-7 骨格を変える必要があった症例

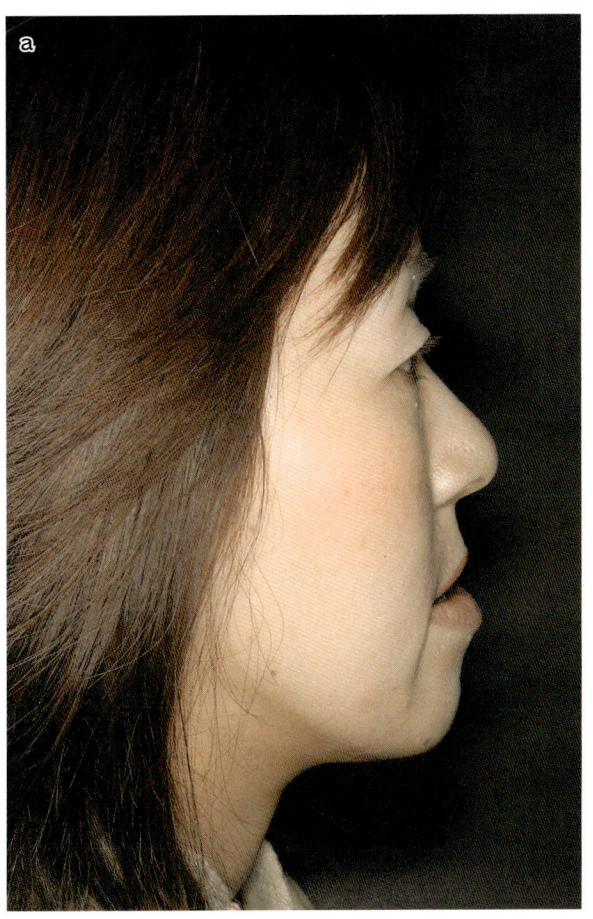

Case 2-7a　38歳・女性。Angleの分類Ⅲ級。骨格の変更を行わなければ、安定した咬合状態を得ることは不可能である。

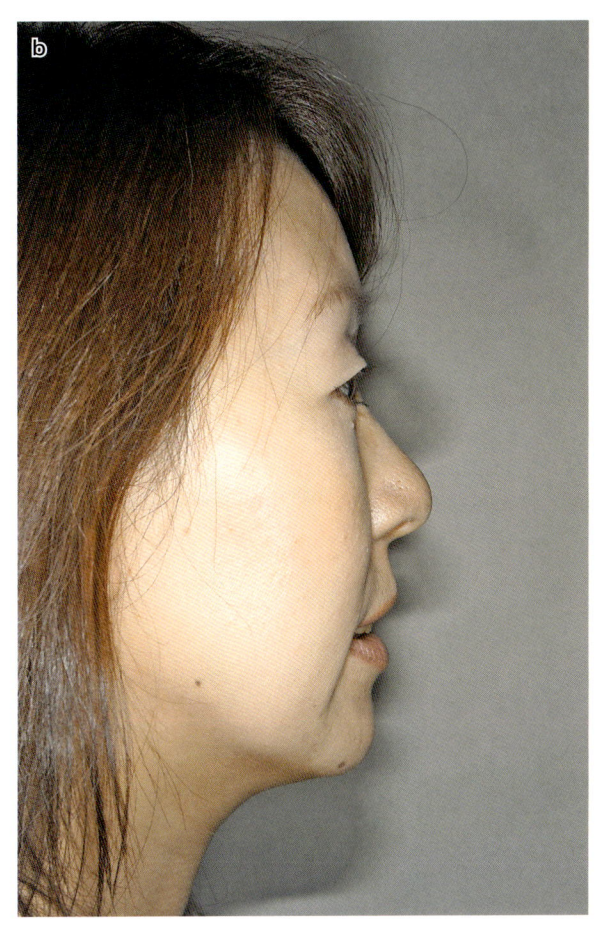

Case 2-7b　術後の状態。骨格の変更を行ったことにより、Angleの分類Ⅰ級関係が確立され、顔貌のバランスが取れた。

骨格を変える必要がある症例とは

　歯や歯列の問題だけではなく、骨格そのものに問題があるときは、歯列単位で治療をしても問題の解決にはつながらない。まずは骨格的な問題を解決する必要があるが、それには矯正治療を含んだ外科矯正治療が必要となる。もちろん患者も術者もできれば大きな外科治療は避けたいところではあるが、骨格的な問題を解決しなければならない症例において矯正治療のみで対応すると、原因を除去しないままゴールをむかえてしまい、問題の解決にはつながらないこととなってしまう（Case 2-7）。
　特に成人の場合は、すでに補綴治療が多くの歯になされている場合が多いので、矯正治療・外科治療・補綴治療の連携が非常に重要な要素となる。

Chapter 3

診断に必要な資料

　われわれ歯科医師が行う歯科治療は、よく家を建てる作業に例えられる。家を建てる際には、まず土地の境界線や地盤、周囲の環境を調査し（資料採得）、それを元に家を建てるのに問題がないかどうかを診査・診断することから始まる（問題点の抽出および診断）。次に新築にするのか、増・改築でいくのか、間取りはどうするのかなど、費用を計算に入れた上で施主の希望を取り入れ、綿密に相談しながら設計図を描く（治療ゴールの設定）。そしてできあがった設計図に沿って、どの業者がいつ作業にあたるのがもっとも効率よく家が完成できるかをすべて計算した上で工程表を作成し（治療計画の立案）、はじめて作業にとりかかる（治療開始）。工事が終わったら、どこか不具合がないか、修繕すべき箇所がないかどうかを入念にチェック（最終的評価）した後、問題がなければ定期的なチェック（メインテナンス）へと移行する。
　ここで重要なことは、設計図が完成されていない段階で家を建て始めることがあり得ないように、歯科治療においても治療ゴールが決まっていないうちに治療（緊急処置は除く）に取り掛かるべきではないということである。また、最初に土地の調査をしっかり行っておかないと設計変更や基礎工事からのやり直しが必要となるが、歯科治療においてはその後の処置すべてが間違った方向に向かう恐れがあり、しかもやり直しや後戻りは許されない。
　資料採得においては、このことをしっかりと認識し、たとえ1枚の写真撮影であっても心して臨むべきである。

中野　稔也

Chapter 3-1
資料採得が、なぜ歯科臨床において必要不可欠なのか

資料採得の重要性

　Chapter 2で述べたように、診断と治療ゴールを明確にするには、まず『その患者の現状を知る』ことが重要である。そして、『現症に至っている原因はどこにあるのか』、また『どのような経過をたどって現在の状態になっているのか』を把握し、明確な治療ゴールが設定できるまで、治療に取り掛かるべきではない。的確な診断と順序立った治療計画を立案するために必要となる資料を揃えることが、治療全体の流れにおける第一段階での最重要事項である(*Fig.3-1*)。

　また、患者の口腔内の一部をみるのではなく全体をみる習慣をつけるには、どのような症例であってもまずは最低限の資料である基礎資料を採得し、必要に応じて詳細資料を追加して問題点を抽出し、現在の咬合が『咬合の生理的ステージ』[1]のどのステージにあたるのかを診断した上で、最終的な治療ゴールが『Lytle & Skurowの分類』[2]のどれに相当するかを決定することが大切である(『咬合の生理的ステージ』と『Lytle & Skurowの分類』の詳細は、*Chapter 6*を参照)。

資料採得の意義

　資料採得は正確な診断、治療ゴールの設定に不可欠なだけでなく、以下に示す意義や有用性がある。

1) 患者の治療記録として
- 術前・治療途中・術後・メンテナンスと変化していく口腔内を比較することができる。
- 肉眼では見落としがちな変化や異常を客観的にみることができる。
- 口腔内写真やスタディモデルを有効的に使用することにより、口腔内を三次元的にみることができる。
- 口腔内写真などの資料に基準線を引くことで、何が正常で何が異常なのかがわかりやすくなる。
- 治療経過の観察を多くの患者で経験することによって、治療の予測を立てることができ、診断力の向上につなげることができる。

Fig.3-1 **治療全体の流れにおける資料採得の位置づけ**

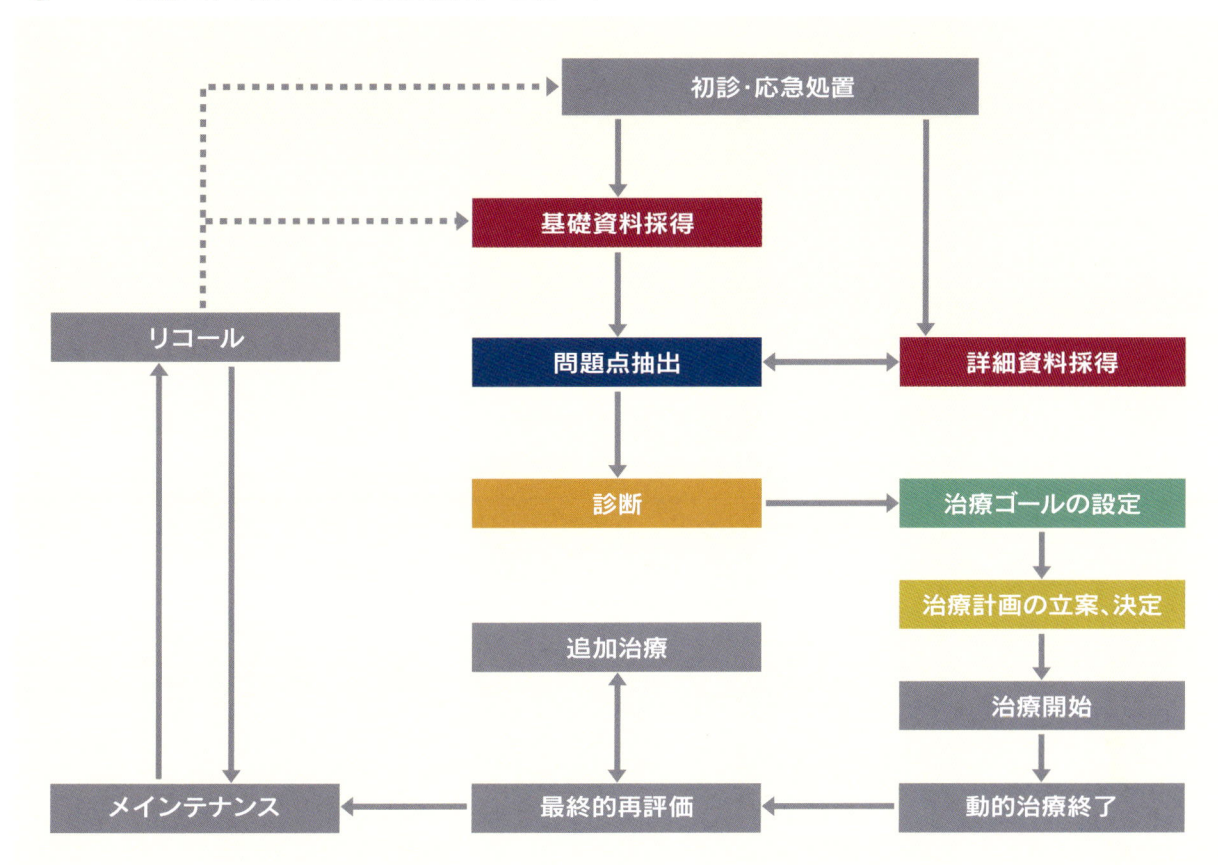

Fig.3-1 治療全体の流れのなかでも、資料採得は最初に行うべき項目として位置づけられている。資料採得後は、問題点の抽出、診断、治療ゴールの設定、治療計画の立案、決定を経て治療開始となるが、そのすべてのステップにおいて採得された資料が必要になる。

- スタディグループや学会などでの発表を通じ、行っている治療に対して客観的評価を受けることができる。
- スタッフと症例検討することにより、スタッフのレベルアップと治療に対する共通認識、チームの一体感を得ることができる。

2）インフォームドコンセントを円滑に行う手段として

- 治療前に患者の口腔内状況を提示し、問題点を指摘しながら治療の説明を行うことができる。
- 患者の資料をすべて開示することで現状を理解してもらい、歯科医師と患者が疾患に対して同じ認識を持ち、確かな治療ゴールに向かって治療を進めることができる。
- 治療効果を患者と一緒に確認できる。
- 患者の安心感や満足につながり、スムースに治療を進めることができる。

Chapter 3-2
資料の種類

基礎資料（basic data）

　基礎資料（basic data）とは、歯周治療、う蝕治療、補綴治療、インプラント治療などを問わず、すべての患者から採得すべき基礎的な資料である。具体的には以下のものをいう（*Fig.3-2*）。

1．問診
2．顔貌写真（2枚）
3．口腔内写真（6枚）
4．エックス線写真
　①パノラマエックス線写真
　②デンタルエックス線写真（10〜14枚法）
5．歯周組織検査、プラークコントロールレコード
6．スタディモデル

Fig.3-2 基礎資料（basic data）

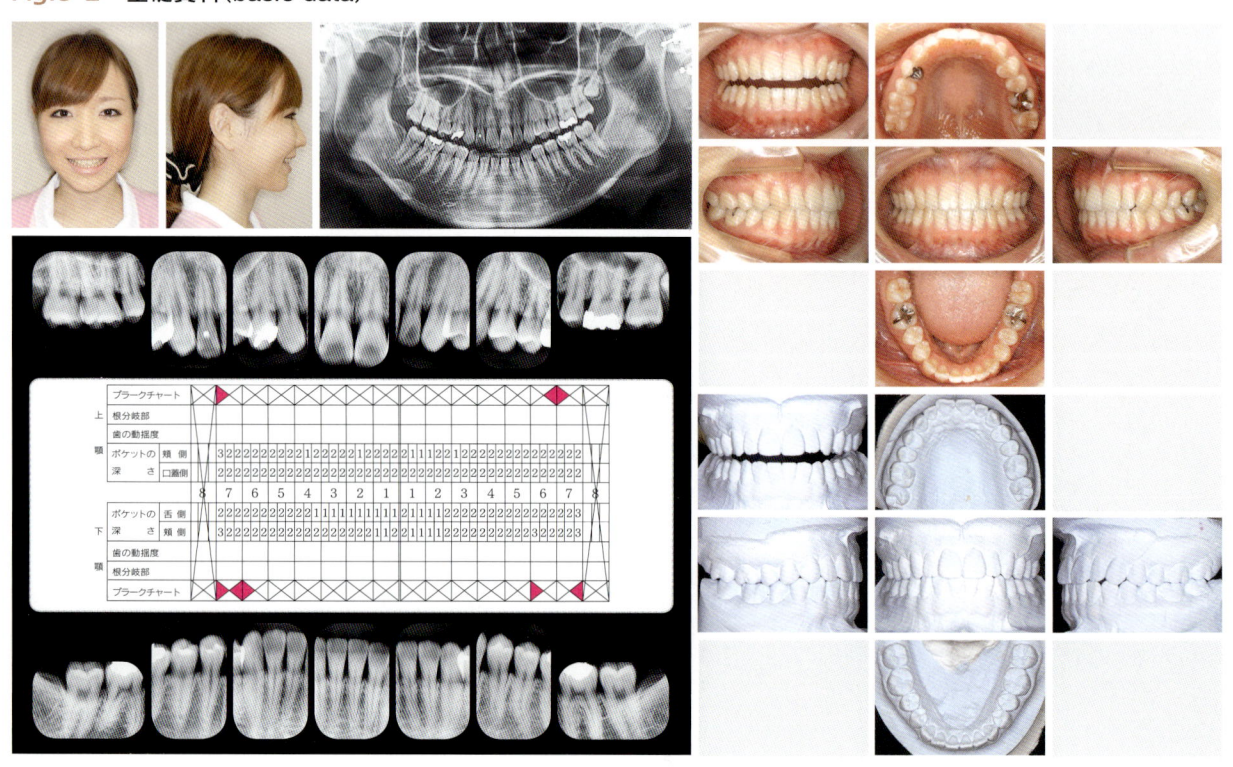

詳細資料（detailed data, optional data）

　詳細資料（detailed data, optional data）は、咬合治療が必要と思われる症例や、基礎資料から問題抽出した結果、さらに精密な診査が必要と思われる症例において採得する資料である。具体的には以下のものをいう（*Fig.3-3*）。

1．詳細顔貌写真（11枚：基礎資料の顔貌写真2枚に9枚を追加）
2．詳細口腔内写真（12枚：基礎資料の口腔内写真6枚に6枚を追加）
3．セファロエックス線写真、セファロ分析
4．中心位（CR）採得
5．詳細スタディモデル
6．診断用ワックスアップ、セットアップモデル
7．歯周病関連細菌検査
8．CT
9．患者の過去の写真（顔貌写真、エックス線写真）

Fig.3-3 詳細資料（detailed data、optional data）

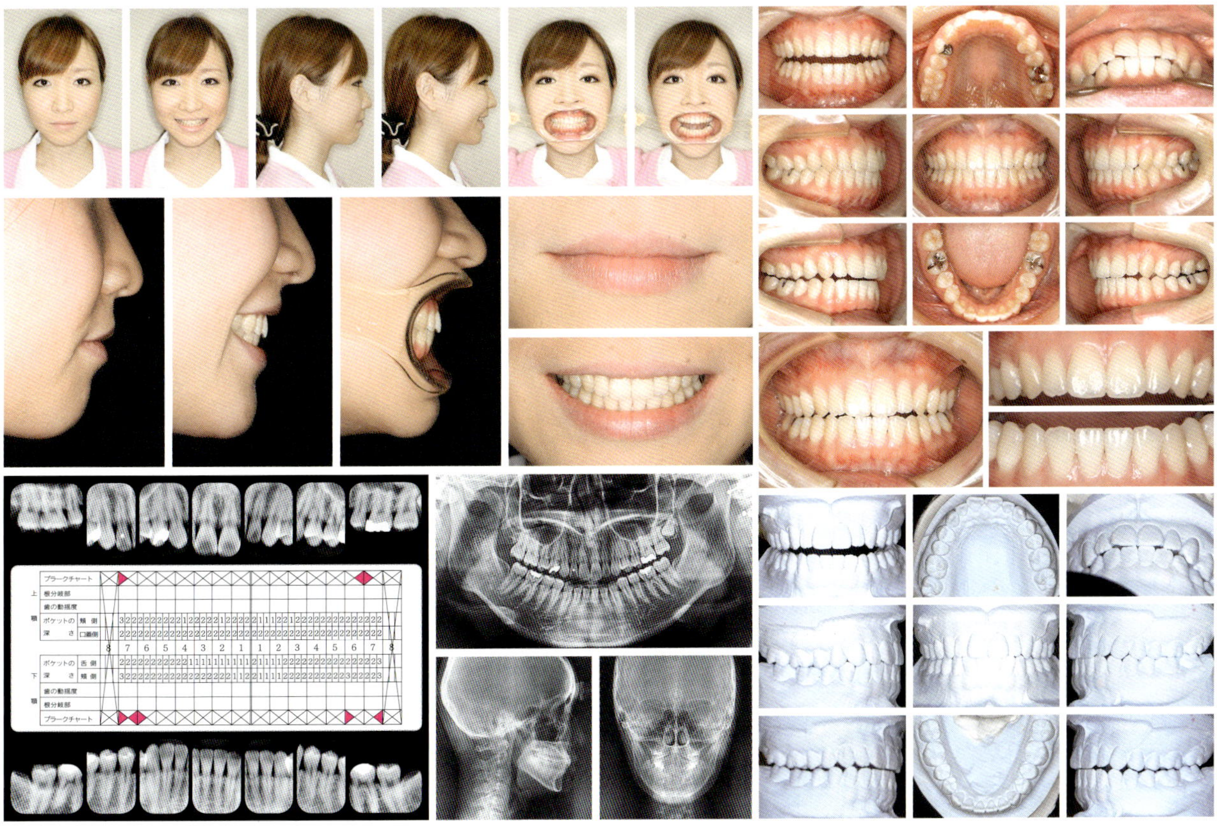

Fig.3-4 顎関節関連資料（TMJ data）

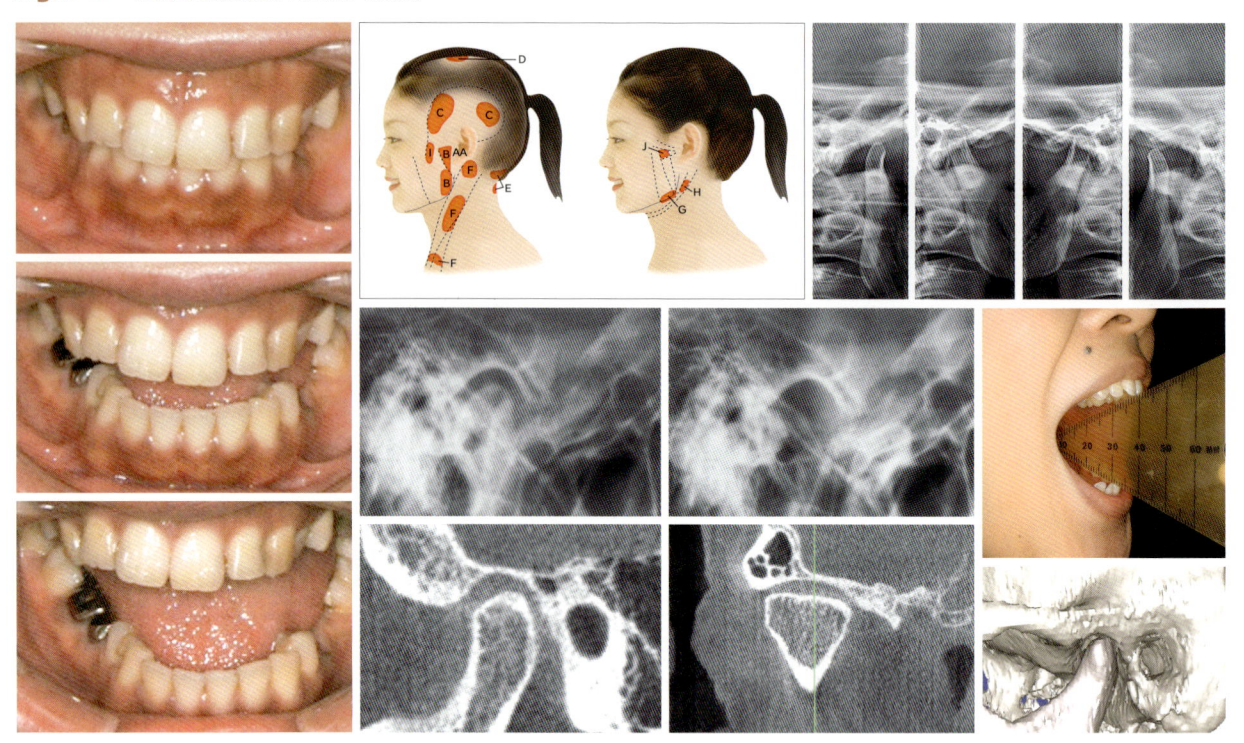

顎関節関連資料（TMJ data）

　顎関節関連資料（TMJ data）とは、現在顎関節に症状がある、あるいは今後顎関節症状が現れるおそれがある症例に対して採得する資料である。具体的には以下のものをいう（**Fig.3-4**）。

　　1．開・閉口路口腔内写真
　　2．開口量
　　3．筋肉検査
　　4．顎関節聴診
　　5．Schuller 法エックス線写真
　　6．顎関節断層写真（4分割パノラマ撮影）
　　7．CT

Fig.3-5 Lytle & Skurow の分類と、基礎資料・詳細資料・顎関節関連資料の位置づけ

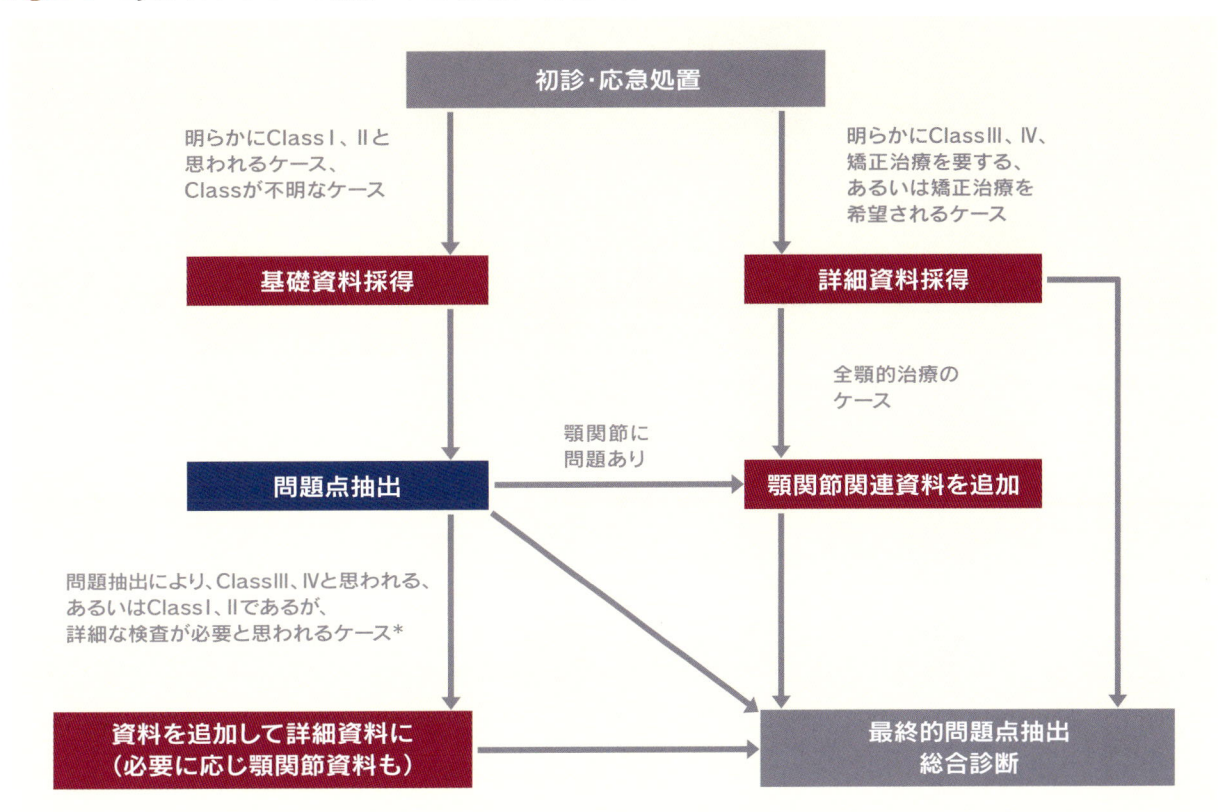

```
                        ┌──────────────┐
                        │ 初診・応急処置 │
                        └──────┬───────┘
     明らかにClassⅠ、Ⅱと              明らかにClassⅢ、Ⅳ、
     思われるケース、                    矯正治療を要する、
     Classが不明なケース                あるいは矯正治療を
                                     希望されるケース
              ↓                              ↓
       ┌──────────┐                  ┌──────────┐
       │ 基礎資料採得 │                  │ 詳細資料採得 │
       └─────┬────┘                  └─────┬────┘
             │                 全顎的治療の   │
             │                   ケース     │
             ↓           顎関節に    ↓      │
       ┌──────────┐   問題あり  ┌─────────────┐
       │ 問題点抽出 │──────────→│顎関節関連資料を追加│
       └─────┬────┘            └──────┬──────┘
             │                          │
     問題抽出により、ClassⅢ、Ⅳと思われる、      │
     あるいはClassⅠ、Ⅱであるが、              │
     詳細な検査が必要と思われるケース＊        │
             ↓                          ↓
     ┌──────────────────┐      ┌──────────────┐
     │ 資料を追加して詳細資料に  │──→│ 最終的問題点抽出 │
     │ （必要に応じ顎関節資料も）│      │    総合診断    │
     └──────────────────┘      └──────────────┘
```

＊『問題抽出により、Lytle & Skurow の Class Ⅲ、Ⅳと思われる、あるいは Class Ⅰ、Ⅱであるが、詳細な検査が必要と思われるケース』とは：
 ①初診時は Class Ⅰ、Ⅱと思われたが、基礎資料で問題抽出した結果、現在の咬合のままでは長期予後が見込めないと判断された場合（患者を説得する手段として詳細資料を採得する）。
 ②治療自体は Class Ⅰ、Ⅱでよいと診断したが、なぜそう診断したか明確な根拠として詳細資料が必要と判断される場合。

基礎資料・詳細資料・顎関節関連資料の位置づけ

　基礎資料・詳細資料・顎関節関連資料は、それぞれ *Fig.3-5*に示す症例やタイミングにて適宜採得する。治療経過の状況や自分の行った治療を客観的に評価するためには、治療の各ステップや治療終了時はもちろんのこと、メインテナンス移行後も資料採得を継続して行うことが大切である。

　なお患者には、各ステップにて資料採得を行うことを最初に十分に説明し、納得してもらうことが大切である。何枚も写真を撮り、患者に少しでも苦痛を与えた場合には、患者からの信頼を失うことにもなりかねない。また、採得した資料は各ステップで患者に提示・説明し、治療内容を明確にすることで、患者の安心と納得につながることは言うまでもない。治療終了時には、治療前と治療後の写真をプリントアウトして渡すと、さらに効果的である。

Chapter 3-3
基礎資料採得マニュアル

1	問診	4	エックス線写真 　1）パノラマエックス線写真 　2）デンタルエックス線写真 　　（10〜14枚法）
2	顔貌写真（2枚）		
3	口腔内写真（6枚）	5	歯周組織検査 プラークコントロールレコード
		6	スタディモデル

　患者が初診で来院したら、必要があれば歯髄処置など応急処置を行った後に、基礎資料を採得する。なお、患者が応急処置のみを希望している場合や、何らかの都合で通院が不可能な場合はこの限りではない。

1 問診

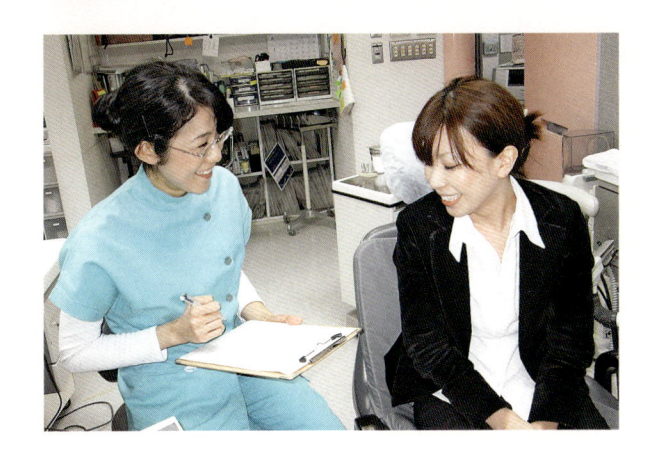

概要

問診は近年、患者側からの視点で『医療面接(medical interview)』とも言われ、情報収集にとどまらず、患者との信頼関係の確立、情報提供、さらには治療的側面を有する場であるとされている。

問診時における患者との位置関係は、左の写真のように90度がもっとも抵抗なく重要な事項を話し合える位置とされている。

問診を行うにあたっては、『笑顔』『あいさつ』『聞き上手』が必要不可欠である。

問診のキーポイント

患者と最初に顔を合わせた瞬間から問診は始まっている。医療者はマスクを外し、『笑顔』をもって患者と最初の『あいさつ』をすべきで、そのあいだにも患者の顔色、表情、話しかたをつぶさに察知する。患者が話しやすいムードを作り、患者の話を遮らず『聞き上手』に徹することがポイントである。

また、年齢、性別、職業、全身疾患、性格など以後の治療やコミュニケーションに必要不可欠な情報は必ず記録する。全身疾患など患者が隠したいことやよく覚えていない事項もあるので、質問を工夫し、うまく聞き出すことが重要となる。

【患者の既往歴やニーズを引き出す聞きかた例】

- 何歳ごろ、どんな理由でこの治療を受けることになりましたか？
- 何歳ごろ、どんな理由でこの歯を抜かれましたか？
- この歯を抜く前は、どんな状態でしたか？
- これから受ける治療で、どれくらいきれいになりたいですか？

問診で聞くべき項目

【主訴】
痛いのか、噛めないのか、みた目が気になるのか

【歯科的既往歴】
なぜ現在の状態になったのか
どの部位が、いつごろから、どのように気になるようになったのか

【全身的既往歴】
糖尿病、高血圧、心疾患など全身疾患や喫煙歴

【歯科に対する意識】
積極的、普通、否定的

【患者の要望】
患者が求めているものは何か
機能を求めているのか、審美を求めるのか　など

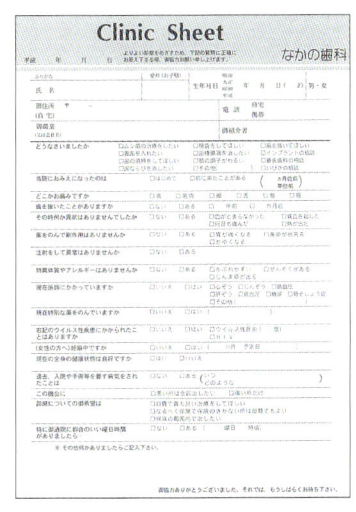

Fig.3-6a 筆者の歯科医院で使用している一般的な問診票。

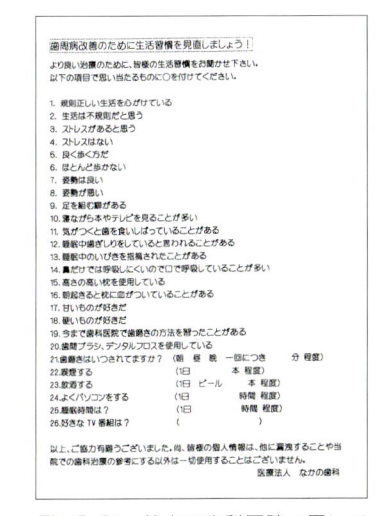

Fig.3-6b 筆者の歯科医院で用いている歯周病に関する問診票。

Chapter 3 診断に必要な資料

2 顔貌写真（2枚）

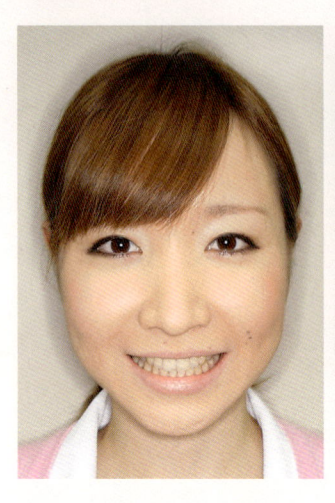

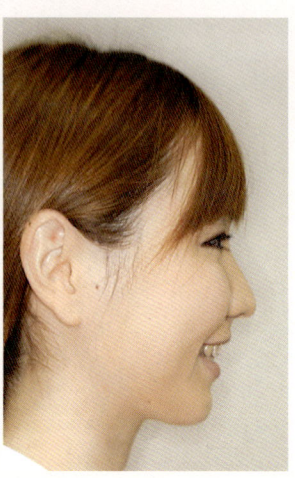

概要

患者の顔貌の記録として、スマイル時の正貌写真と側貌写真を撮影する。

平静時の顔貌写真が基礎資料に適していると考えがちだが、顔貌に対する歯のみえるバランス、歯のみえかたを瞬時に把握することが重要であるため、スマイル時の写真のほうが基礎資料として適している。

なお、矯正的診断には平静時の顔貌写真でもよい。

撮影方法

- 背景は壁や布など単一色にして撮影する。
- 患者の姿勢が悪くならないよう注意する。
- 原則として座位にて、撮影アングルはできるだけフランクフルト平面に一致させる。近年では、自然頭位（natural head position）での撮影、写真表示を推奨する歯科医師もいる[3]。
- 正貌写真では目が、側貌写真では耳が隠れないように、髪の毛はヘアピンなどでまとめる。
- 自然な笑顔が得られるよう、会話を工夫する。

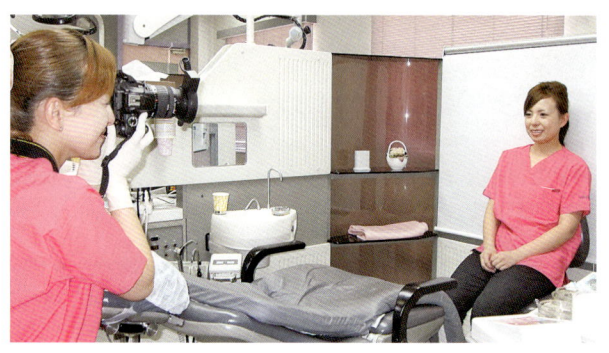

Fig.3-7 患者がリラックスして撮影に臨めるよう対話が大切である。筆者は背景にロールカーテンを使用している。

読み取らなければならないこと

【正貌写真】
①顔貌のなかでの歯のバランス
②顔貌の垂直的比率
③顔貌の正中線と歯列正中線の関係
④顔面、骨格の歪み
⑤下顎角部の骨格、筋肉の付きかた
⑥スマイルライン、リップライン（71ページ参照）
⑦歯肉レベル
⑧咬合平面

【側貌写真】
①側貌に対する口元のバランス
②上下顎骨の前後的関係
③esthetic line（E-line）
④口唇の突出感
⑤オトガイ部の形態
⑥頰部のライン
⑦前歯の歯軸、被蓋関係（おおよそ）

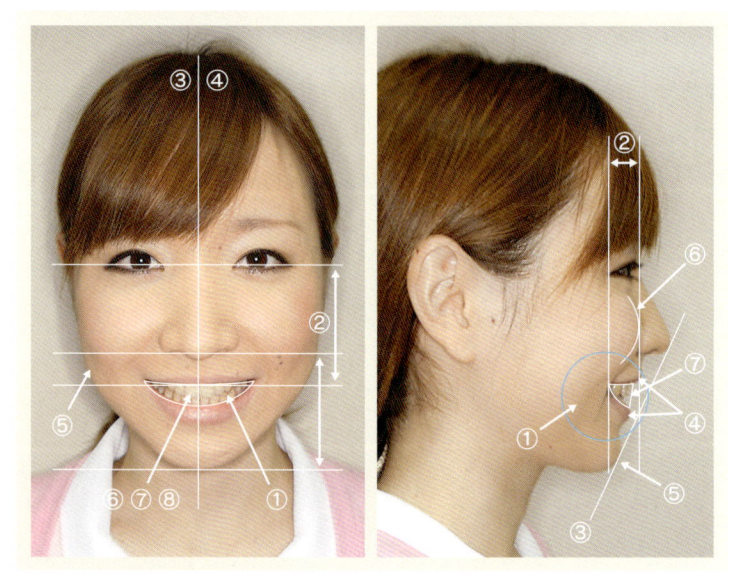

Fig.3-8 列記したすべての項目をもれなく読み取れることができるよう、患者の自然な笑顔をうまく引き出して撮影することがポイント。

3 口腔内写真（6枚）

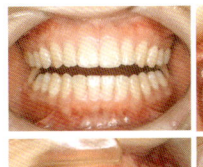

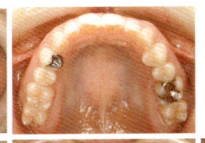

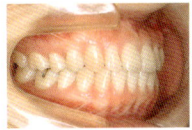

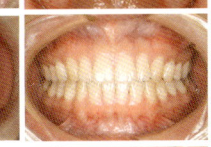

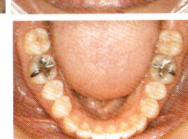

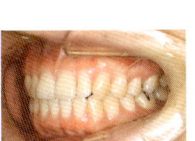

概要

口腔内状況の記録として、
- 正面観（咬頭嵌合位：ICP）
- 下顎前歯部の切縁、臼歯部の咬頭がみえるわずかな開咬位
- 咬合面観
- 左右側方面観（咬頭嵌合位：ICP）

の6枚を撮影する。すべて倍率1/2の規格写真として撮影し、できるだけ口腔内と同じ関係で並べるようにすると、すべての写真の比較が容易となる。

撮影時に使用する機材

- 口腔内写真撮影用の一眼レフカメラ（*Fig.3-9a*）。口腔内写真は色調が重要なため、十分な光量が装備されたものを使用する。
- 前歯部の撮影にはサイドWフラッシュストロボが望ましい。
- ミラーや口角鉤（リトラクター）は、必要に応じていろいろな形状のものを準備する（*Fig.3-9b*）。

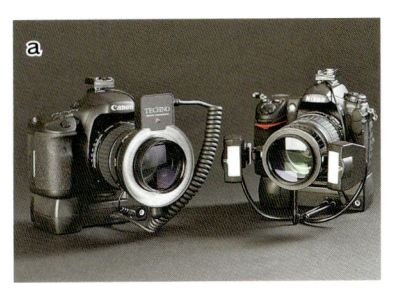

Fig.3-9a 口腔内専用一眼レフカメラの一例（写真提供：ソニックテクノ）。

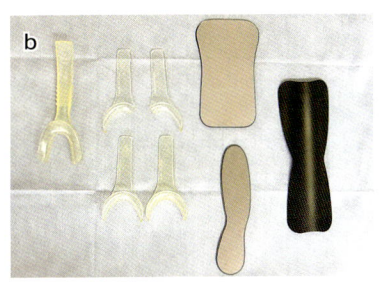

Fig.3-9b 各種ミラー、口角鉤。

撮影方法（全部位共通）

- 患者をチェアに寝かせ、アシスタントが口角鉤を保持し撮影する。
- 撮影者は両足を適度な間隔に開いて姿勢を安定させ、軽く脇をしめてカメラをしっかりと保持して撮影する。
- ピントは撮影者が上体を前後させて合わせる。
- 同時にいろいろな角度で撮影する際は、患者に向きを変えるように指示し、撮影者はなるべく常に安定した同じポジション、同じ角度で撮影する。
- 撮影中も患者を気遣う声がけを行う。

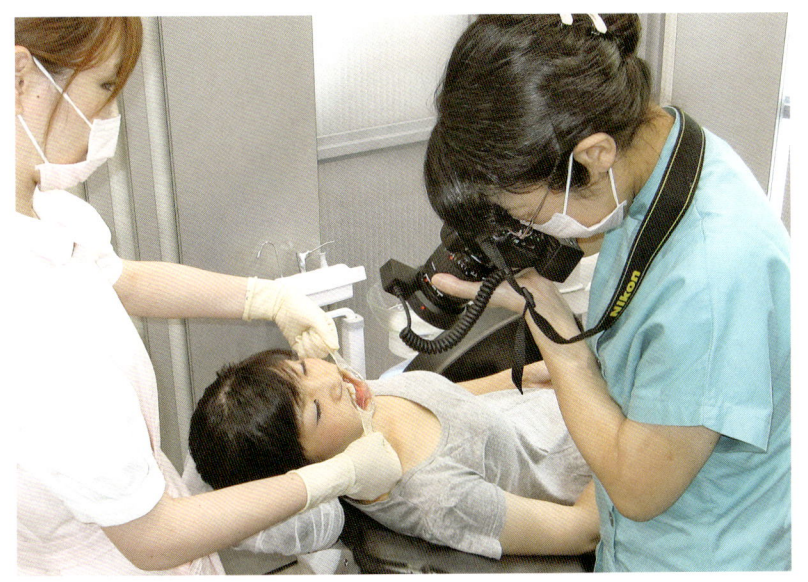

Fig.3-10 撮影者とアシスタントが2人1組になり、撮影順序を決めて手際よくスピーディーに撮影することを心がける。

Chapter 3 診断に必要な資料

正面観（咬頭嵌合位：ICP）およびわずかな開口位の撮影

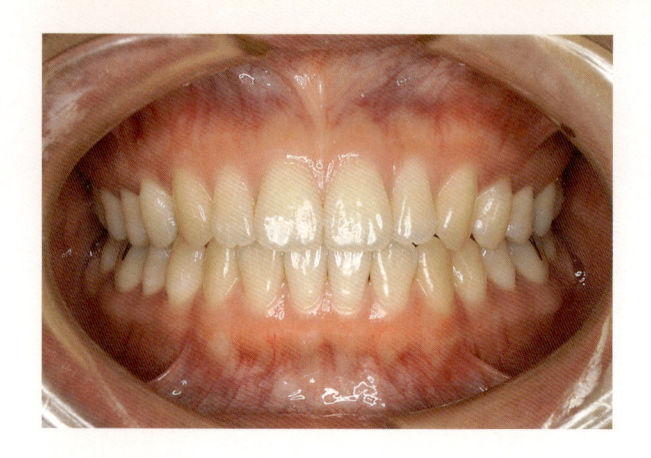

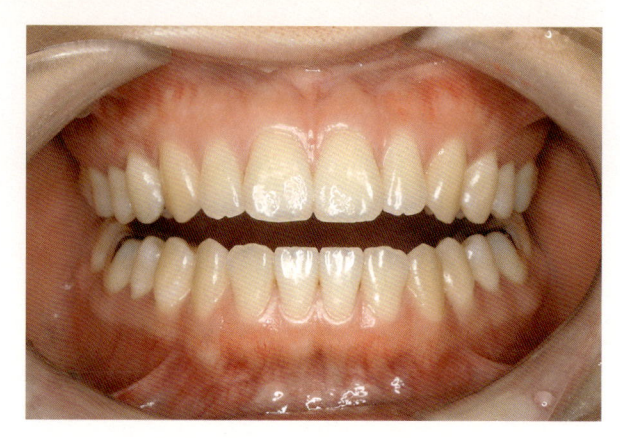

Key Point

- この写真は、上下顎咬合平面の乱れが一目でわかることから、とても重要である。
- 特に下顎前歯の状況は、この撮影方法でないと正確に把握することができない。

撮影方法

- 咬頭嵌合位では、できるだけ咬合平面（カンペル平面）に合わせて撮影する（*Fig.3-11a*）。
- 唾液はエアブローして飛ばしておく。
- わずかな開口位は咬合平面よりもやや下方から撮影し、上下の隙間が均等にみえるように撮影する（*Fig.3-11b、c*）。上下顎とも咬合面がみえないようにする。
- 両側の鉤を少し前方に引くことにより、口唇中央部の垂れ込みを防止する。

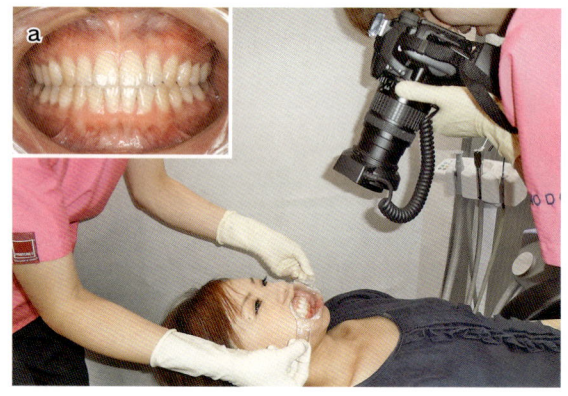

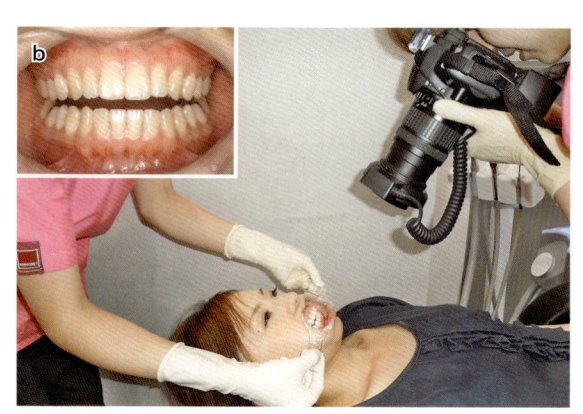

Fig.3-11a、b 咬頭嵌合位（**a**）とわずかな開口位（**b**）の撮影。両者の撮影角度の違いに注意。

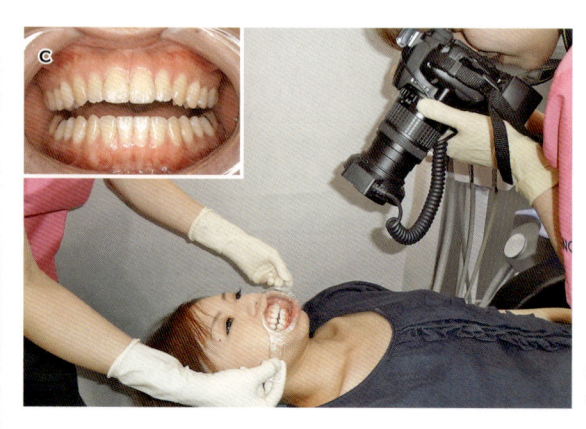

Fig.3-11c 誤ったわずかな開口位の撮影。**b**に比べ、患者の首を後傾させて撮影している。

読み取らなければならないこと

- 上下顎の正中線
- 前歯切縁のライン
- 咬合平面の乱れ（**Fig.3-12**）
- 歯肉レベル（gingival line）（ここまでの4項目についての詳細は**71ページ参照**）
- 歯肉のbiotypeの評価（**174ページ参照**）
- 前歯部と臼歯部の上下顎の空隙：口腔内写真およびパノラマエックス線写真から、Angleの分類[4]をある程度推測できる（例外もある）。
    - 前歯部空隙≒臼歯部空隙→Ⅰ級（**Fig.3-13a**）
    - 前歯部空隙＜臼歯部空隙→Ⅱ級（**Fig.3-13b**）
    - 前歯部空隙＞臼歯部空隙→Ⅲ級（**Fig.3-13c**）
- 咬耗の有無と部位、各歯の歯冠長
- 歯肉の炎症の有無
- 歯、歯肉の形態、色
- 転移歯、捻転歯の状態
- う蝕の状態
- 小帯異常の有無

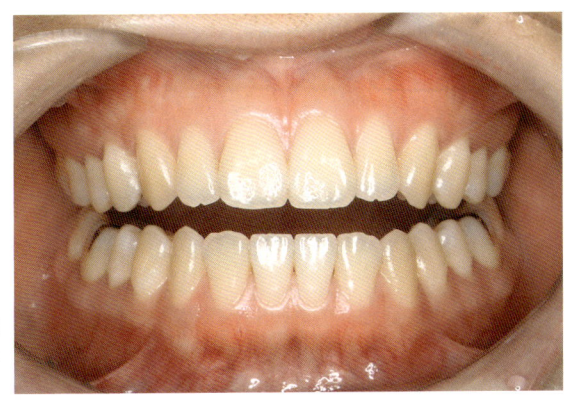

Fig.3-12 咬合平面のわずかな乱れが確認できる写真の例。下顎両側第一大臼歯の位置が気になるところであるが、顎関節などに症状は一切なく、治療を要するものではない。

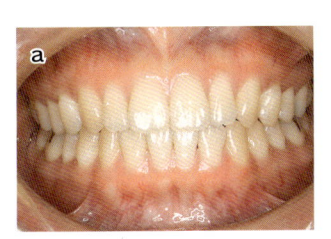

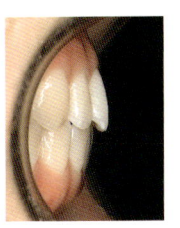

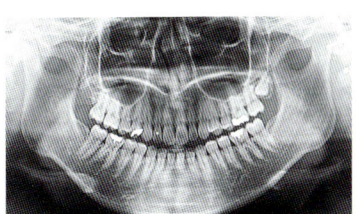

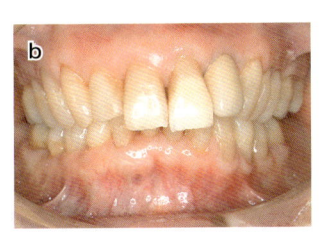

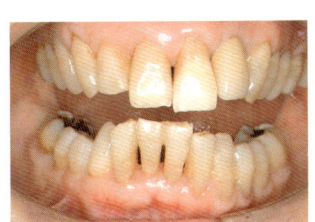

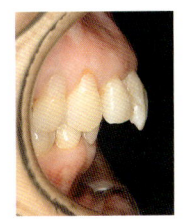

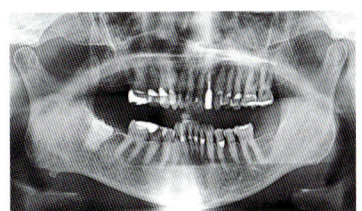

Fig.3-13a 前歯部空隙≒臼歯部空隙→Angleの分類Ⅰ級。

Fig.3-13b 前歯部空隙＜臼歯部空隙→Angleの分類Ⅱ級。

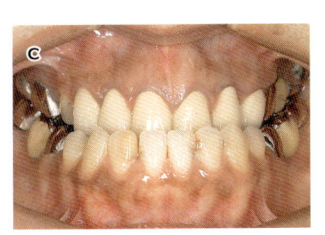

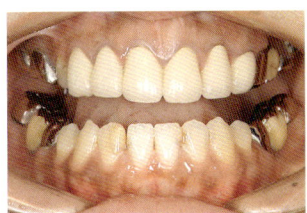

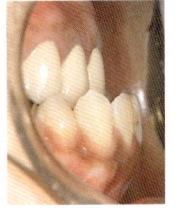

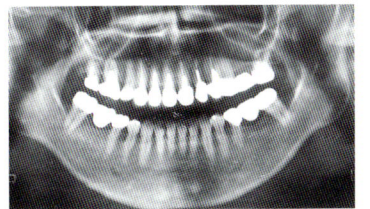

Fig.3-13c 前歯部空隙＞臼歯部空隙→Angleの分類Ⅲ級。

上下顎咬合面観の撮影

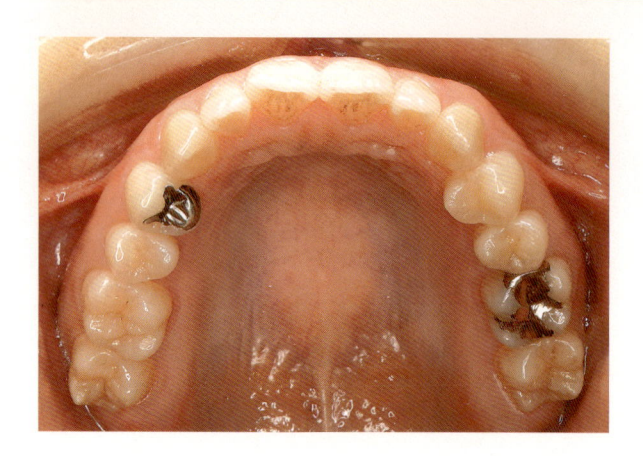

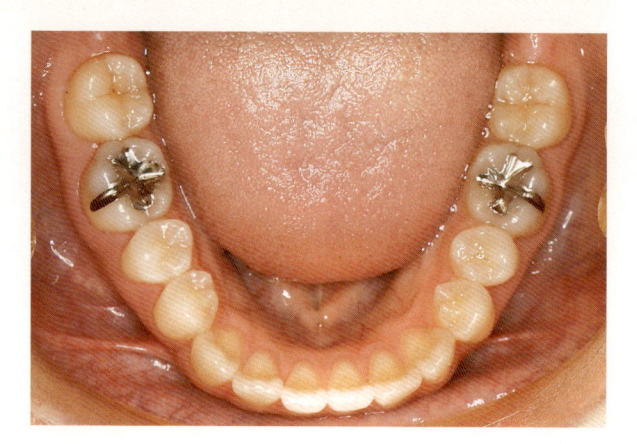

撮影方法

- ミラーはできるだけ反射率の高いものを使用する。
- できるだけ大きな口を開けてもらう。
- ミラーの入れかたが重要。撮影する歯列からできるだけミラーを離す(***Fig.3-14a***)。
- 鏡像なので、画像が暗くならないように、カメラの絞りをやや開放する(たとえば通常 f25なら f16〜20に)。
- ミラーは曇らないよう、湯につけて温めておくとよい。
- 通常の口角鉤を約半分に切ったものをミラーと併用することにより、口唇の排除が容易になる(***Fig.3-14b***)。

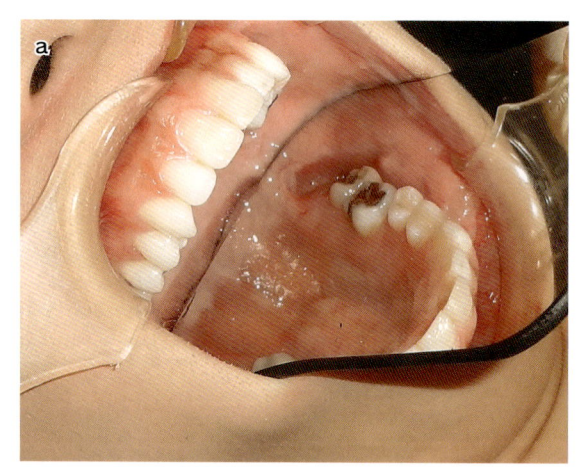

Fig.3-14a ミラーを撮影する歯列からできるだけ離すことにより、歯列全体が入りやすくなる。

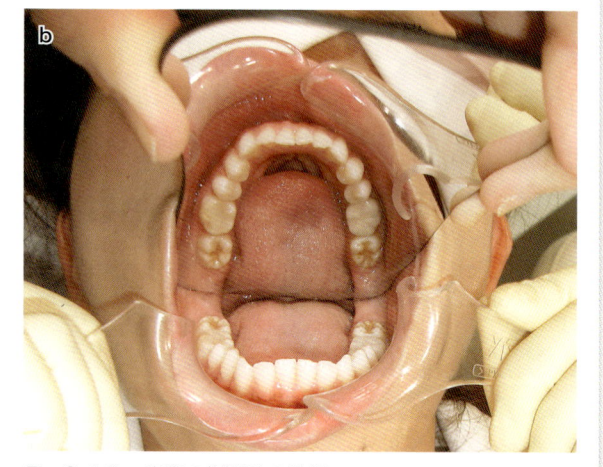

Fig.3-14b 実際の撮影時の状況。

読み取らなければならないこと

- 上下顎歯列弓の形態
- 転移歯、捻転歯の有無
- 歯肉の炎症の有無
- 欠損部の状況、う蝕の有無、現在の歯科治療状況
- 骨隆起の有無

左右側方面観（咬頭嵌合位：ICP）の撮影

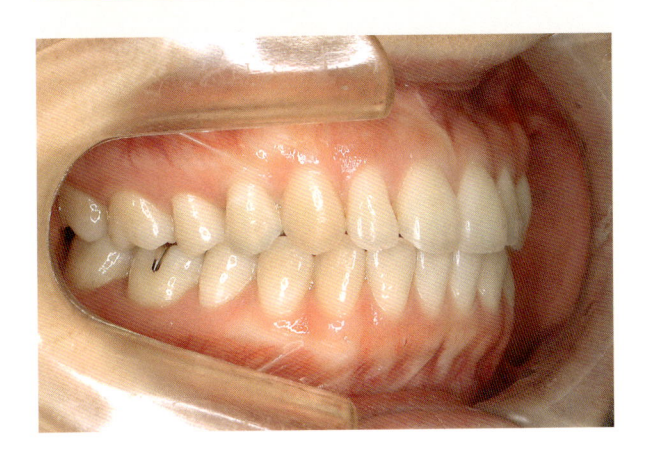

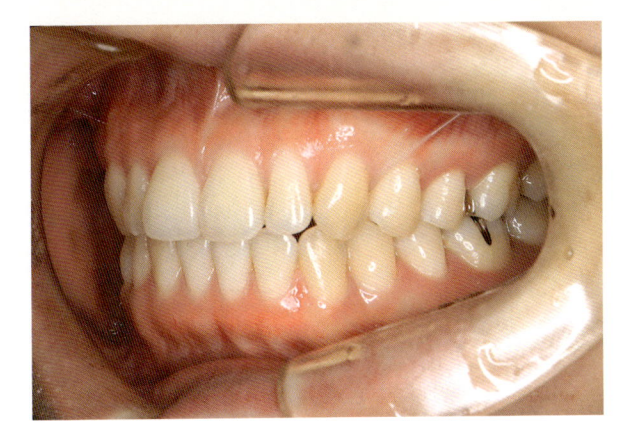

撮影方法

- 左右側ともに口角鉤を掛ける。
- 撮影側の口角鉤を後方に引き、反対側の口角鉤は少し力を緩める。
- 撮影側にはアーチの深い口角鉤を使用すると、最後臼歯まで入りやすい（**Fig.3-15a**）。最後臼歯まで入りきらない場合は必要に応じてミラーを使用するが、ミラーを使用して撮影された像は画角が異なるので注意する（**Fig.3-15b**）。
- 犬歯が中央に来るように撮影する。
- 反対側の歯列は、反対側犬歯までが写るようにする（もし小臼歯が写っていたら、前方から撮影しすぎである）。
- 正面観撮影時と同様に、口角鉤を少し前方に引くことにより、口唇中央部の垂れを防ぐことができる。

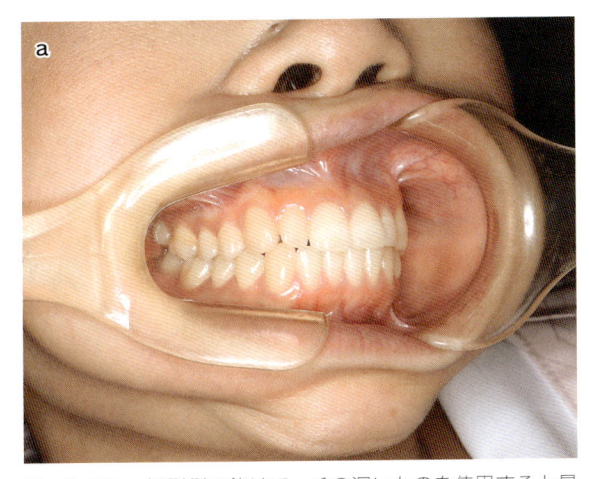

Fig.3-15a 撮影側の鉤はアーチの深いものを使用すると最後臼歯まで入れやすい。

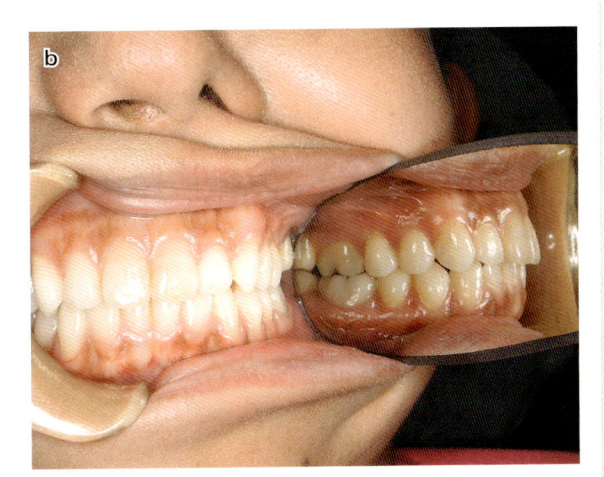

Fig.3-15b 必要に応じミラーを使用してもよい（ただし画角は異なる）。

読み取らなければならないこと

- 上下顎犬歯、第一大臼歯の対咬関係
- 転移歯、捻転歯の状態
- 歯肉レベル（gingival line）
- 欠損部の状況、う蝕、現在の歯科治療の状況
- 咬耗の有無と部位、歯冠長

Chapter 3 診断に必要な資料

4 エックス線写真

概要

歯科疾患の大部分は歯や骨の内部に生じていることから、歯や顎骨内の疾患の有無、疾患の種類、その進行度合いの診断には、視診や触診だけではなくエックス線写真が不可欠である。

治療効果や経時的変化を診査するためにもエックス線写真は有用であるが、患者の被曝線量を十分に考慮し、むやみに撮影することは避けなければならない。

パノラマエックス線写真

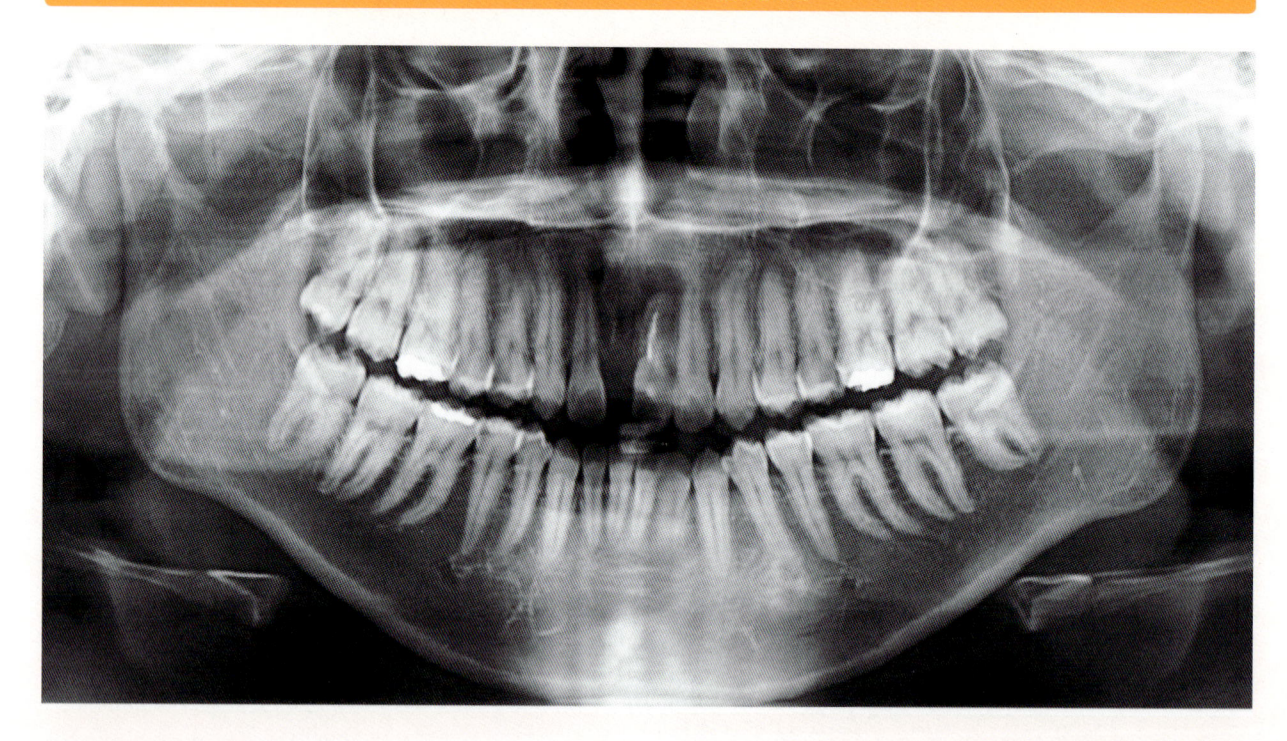

Key Point

パノラマエックス線写真は断層写真であり、像がぼけやすいため（特に前歯部）、パノラマエックス線写真だけで正確な診査や治療計画を立案するのは不適当である。

パノラマエックス線写真では全体像や骨のボリュームを、個々の歯に関してはデンタルエックス線写真で診査すること。

読み取らなければならないこと

- 下歯槽管の位置
- 鼻腔、上顎洞の位置、形態
- 下顎頭の位置、形態
- 骨の垂直的な量
- 骨の硬化度
- 骨内病変

Fig.3-16 下歯槽管と埋伏智歯の位置関係をみるには、パノラマエックス線写真は有用である。

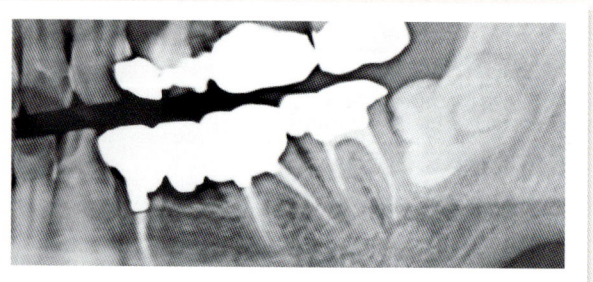

デンタルエックス線写真

【デジタルデンタルエックス線 CCD センサーによるエックス線写真像】

> **Key Point**
> 　従来のデンタルフィルムに比べ、被曝線量の軽減、スピード化、画像のデジタル加工可能、現像液が不要など利点は多いが、センサーが厚く大きいため、部位によっては患者が苦痛を覚えることがある。

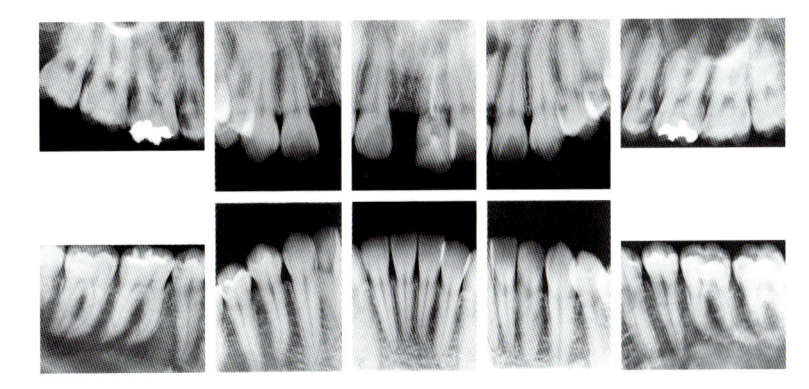

【小型（小児用）デジタルデンタルエックス線 CCD センサーによるエックス線写真像】

> **Key Point**
> 　センサーが小さく患者の苦痛がかなり軽減されるため、大人に対しても多用されるが、撮影範囲が狭くなる分、歯全体を撮影したい際に望む範囲すべてを入れることは困難となる。

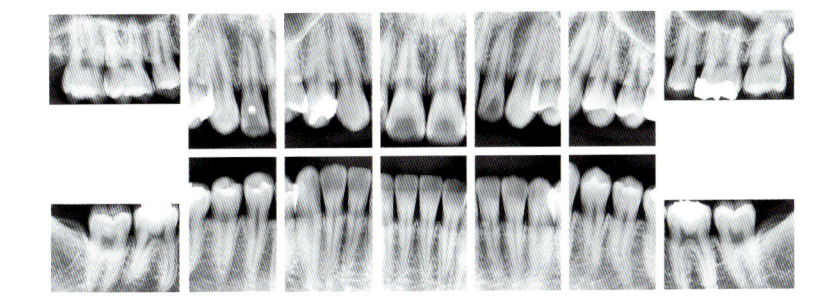

【イメージングプレートによるエックス線写真像】

> **Key Point**
> 　プレートが軟らかく、患者の苦痛は従来のフィルムと変わりはないが、CCD に比べると時間がかかる、画像が曲がって写ることがあるなど問題点が挙げられる。

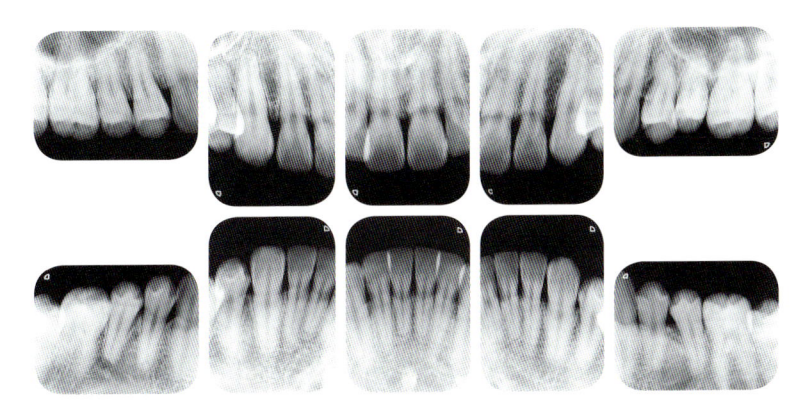

読み取らなければならないこと

【形態】
- 歯根の長さ、形態
- 解剖学的骨形態
- 充填物、補綴物の適合状態
- 補綴物のメタルデザイン
- ダウエルコアの位置と形態
- 残留セメントの状態

【位置】
- 歯冠および歯根の近接度
- 歯髄腔の位置と大きさ
- 骨の位置
- 補綴物と骨との位置関係
- 埋伏歯の位置
- 根管充填剤の位置と形態

【病巣】
- う蝕
- 根尖病巣
- 根分岐部病変
- 骨吸収
- 骨硬化度
- 歯石

Chapter 3　診断に必要な資料

5 歯周組織検査、プラークコントロールレコード

概要

　歯周組織検査により、歯周病の有無や進行程度を把握するとともに、骨吸収の形態から、ある程度の原因を推測することができる。
　ポケット深さ（pocket depth）の計測は、より正確さを期するために6点法を用いたほうがよい。また、プラークコントロールの良否とその推移も治療計画に反映されるべきであることから、ポケット深さとプラークの付着状況はペアとして考える（**Fig.3-17**）。
　なお、口腔内写真と同様に、最初の資料採得時だけではなく、歯周基本治療後、歯周外科後、定期的なメンテナンス時のように、継続して検査を行うことが重要である。

記載方法

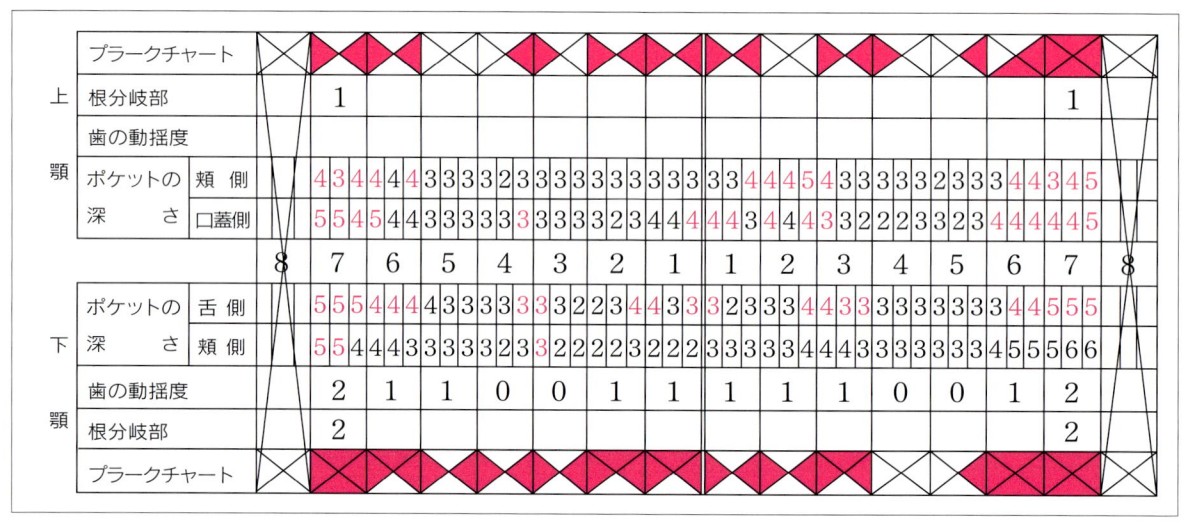

Fig.3-17a　一般的に用いられる歯周組織検査表（ペリオチャート）の一例。プラークの付着状況、根分岐部病変の状態、歯の動揺度、ポケット深さ（赤字はプロービング時の出血部位）を記録することができる。

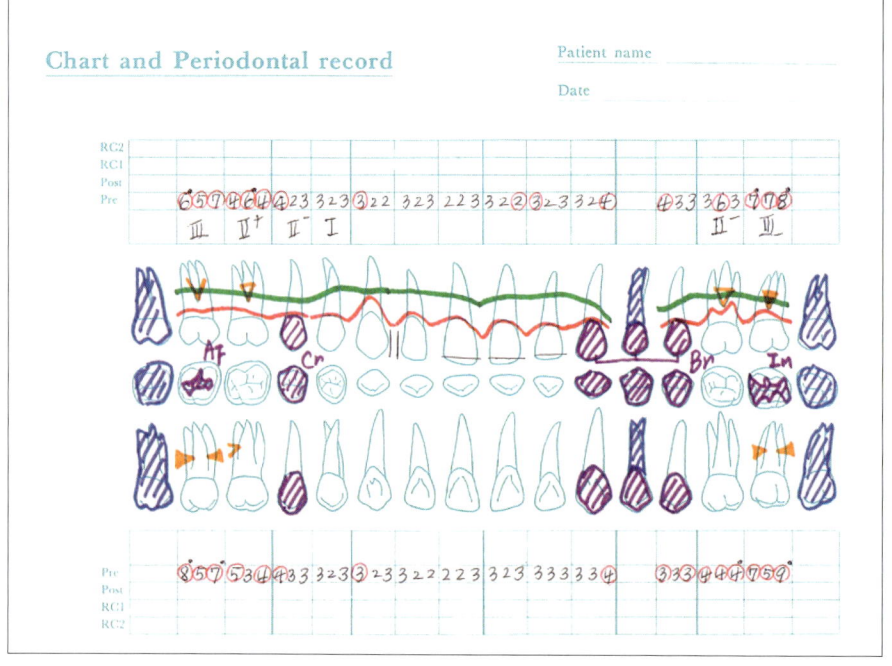

Fig.3-17b　SJCDチャート。ポケット深さ（○はプロービング時の出血部位）、根分岐部病変の状態を数値で表すだけでなく、骨ライン、歯肉ラインや小帯の位置を歯列のイラスト上に描くことによって、ビジュアル的に歯周組織の状況を把握することができる。また、歯列のイラストに充填歯、補綴歯、う蝕などを記入することで、口腔内状況を総合的に記録することもできる。

読み取らなければならないこと

【歯周組織の状態】

- ポケット深さ (pocket depth : PD)
  - 0〜3mm：正常、または軽度歯周炎
  - 4〜6mm：中等度歯周炎
  - ＞7mm：重度歯周炎

- プロービング時の出血 (bleeding on probing : BOP)
  PD 測定時に出血部位の有無を診査する。
  BOP は歯周炎の活動状況を示し、BOP が顕著な場合は、歯周炎は活動的で進行傾向にある。
  BOP が、出血部位数／全 PD 測定部位数＝10％以内であればローリスク、25％以上はハイリスクとされる。

- 排膿の有無
  ポケットからの排膿の有無を診査する。
  排膿は、急性炎症の存在を意味する。

- 付着歯肉の幅
  付着歯肉の幅＝歯肉縁から歯肉頬移行部までの距離－ポケット深さ (PD)
  臨床上、付着歯肉は炎症が歯周組織深部に波及することを防ぐなど、重要な役目を果たす（**175ページ参照**）。

- 歯肉の退縮状態
  セメントエナメル境 (CEJ) からポケット底部までの距離（アタッチメントレベル）で評価する。

- 動揺度 (mobility)
  ピンセットを使用して、歯の動揺程度や方向を診査する。
  - 0度：生理的動揺（0.2mm 以内）
  - 1度：軽度の動揺（0.2〜1mm）
  - 2度：中等度（1〜2mm）
  - 3度：重度（2mm 以上、または垂直方向の動揺）
  （Miller の分類[5]）

- 根分岐部病変
  ファーケーションプローブや通常のプローブを用いて、エックス線写真を参考にして進行度を3段階に分類する。
  - 1度：根分岐部にプローブは入るが、歯の幅径の1/3未満
  - 2度：プローブが歯の幅径の1/3以上入るが、貫通はしない
  - 3度：プローブが貫通する
  （Lindhe & Nyman の分類[6]）

【プラークコントロールの状態】

プラークの染め出しを行い、各歯のプラーク付着状態を診査する。
O'Leary のプラークコントロールレコード (PCR)
＝プラーク付着歯面数／全歯面数（計測歯数×4）で評価することが多い。
PCR は15％以下が良好とされ、最低でも20％以下をめざす。

【その他】

- 抜歯か保存かの判断
- 適切な歯周治療の選択
- 行った歯周治療の評価
- 患者のモチベーションの評価

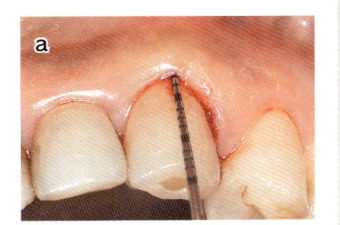

Fig.3-18a プロービング時の出血 (BOP) の臨床像。

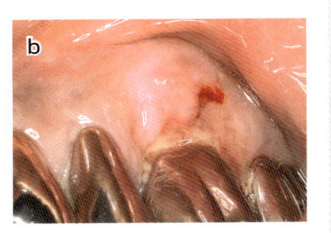

Fig.3-18b 排膿の臨床像。

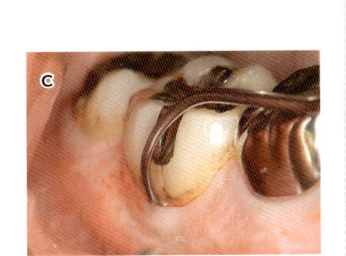

Fig.3-18c ファーケーションプローブによる根分岐部の診査。

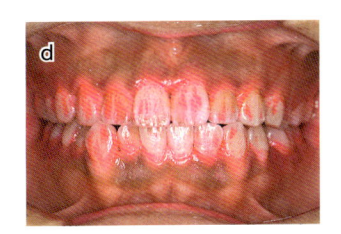

Fig.3-18d プラーク染め出しの臨床像。

6 スタディモデル

概要

目的はほぼ口腔内写真に準じるが、スタディモデルをみることで、肉眼や写真ではわかりにくいこともはっきり認識できる。
基礎資料の段階では、必ずしも咬合器に装着しなくてもよい。

読み取らなければならないこと

- 咬合関係
- 咬合平面
- 歯肉レベル（gingival line）
- 歯の軸方向
- 上下顎歯列弓の大きさ
- 歯冠形態
- 補綴物の形態
- 欠損部歯槽堤の形態
- 骨隆起の有無
- 小帯の状態

スタディモデル

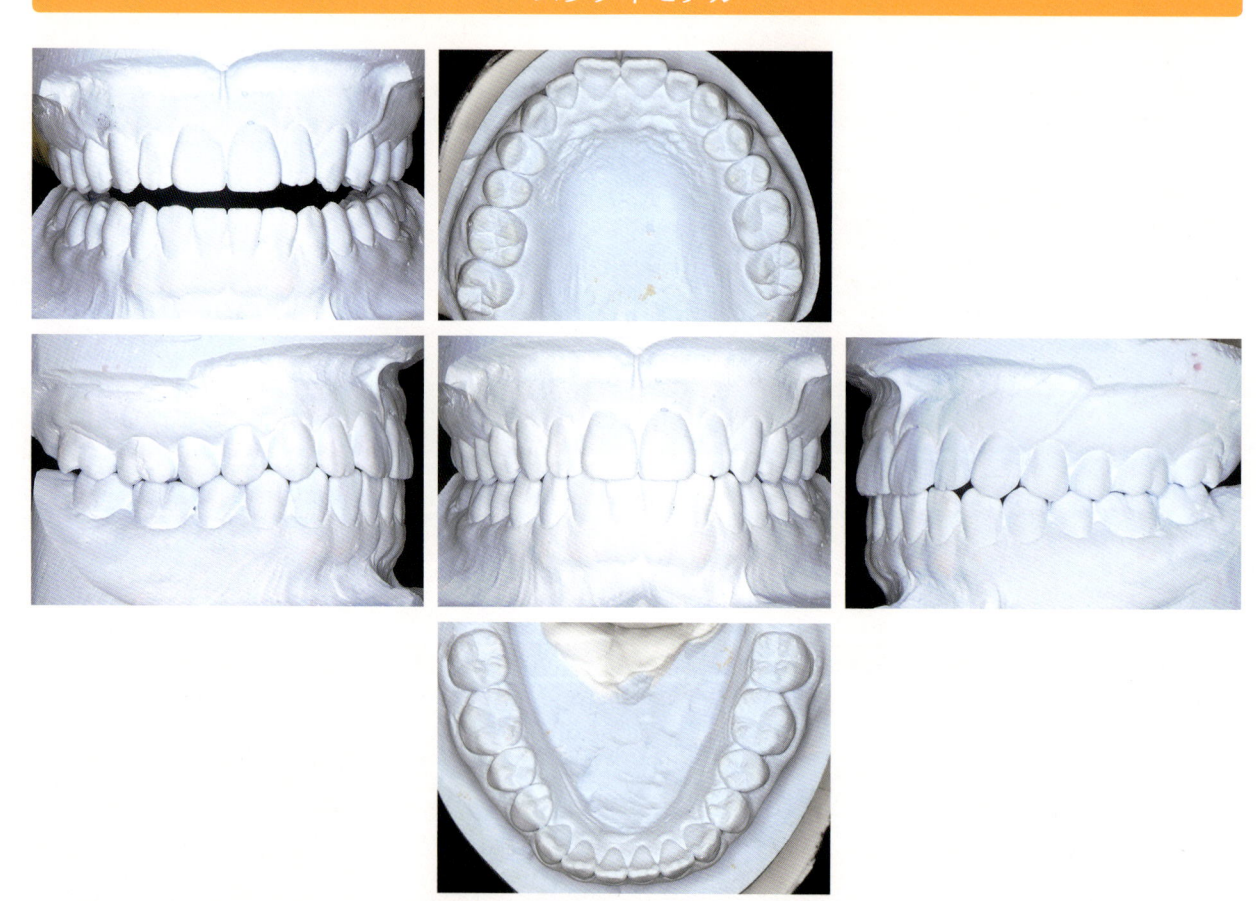

Key Point

　スタディモデルでは、実際の口腔内では診査できない最後臼歯部の正確な咬合状態や、舌側からの咬合の診査が可能である。

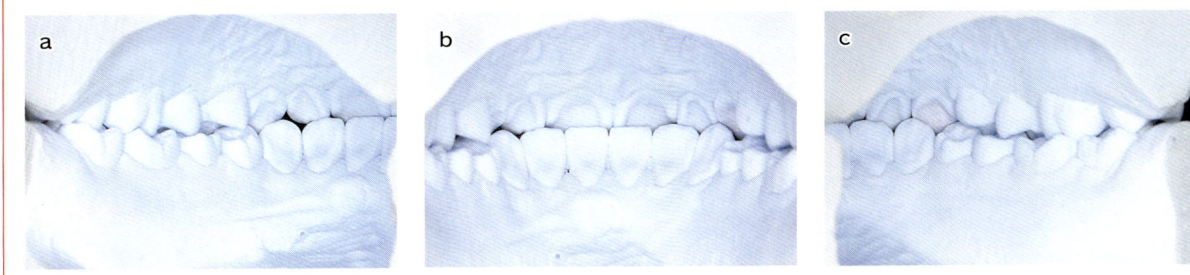

Fig.3-19a〜c 臼歯部においては上下顎舌側咬頭の位置、前歯部においては下顎前歯が上顎前歯のどの位置にあるかを正確に診査できる。

左ページのスタディモデルと同一患者の口腔内写真

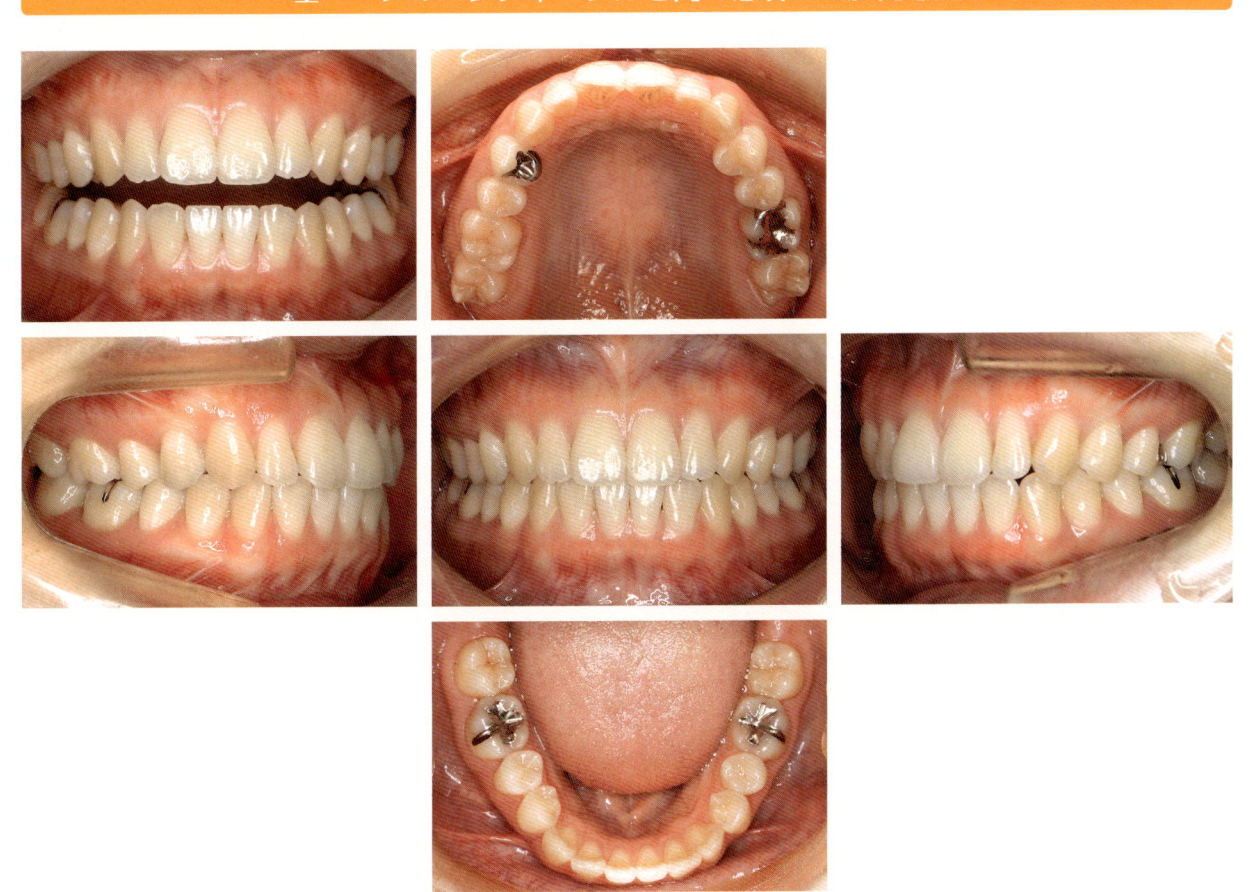

Chapter 3-4
詳細資料採得マニュアル

1. 詳細顔貌写真
   （11枚：基礎顔貌写真2枚に9枚を追加）
2. 詳細口腔内写真
   （12枚：基礎口腔内写真6枚に6枚を追加）
3. セファロエックス線写真
   セファロ分析
4. 中心位（CR）採得
5. 詳細スタディモデル
6. 診断用ワックスアップ
   セットアップモデル
7. 歯周病関連細菌検査
8. CT
9. 患者の過去の写真
   （顔貌写真、エックス線写真）

　詳細資料は、以下のような状況に応じて、基礎資料に加えて追加採得するものである。

- 初診時から Lytle & Skurow の分類[2]で Class III（咬合治療）がゴールと思われる症例
- 初診時は Class I、II の治療ゴールと思われたが、基礎資料で問題を抽出した結果、現在の咬合のままでは長期予後が見込めないと判断、あるいは疑いがもたれた症例（さらなる詳細な診査、ならびに患者を説得する手段として詳細資料を採得する）
- 治療自体は Class I か II でよいと診断したが、なぜそう診断したか明確な根拠として詳細資料が必要と思われる症例

1 詳細顔貌写真（11枚）

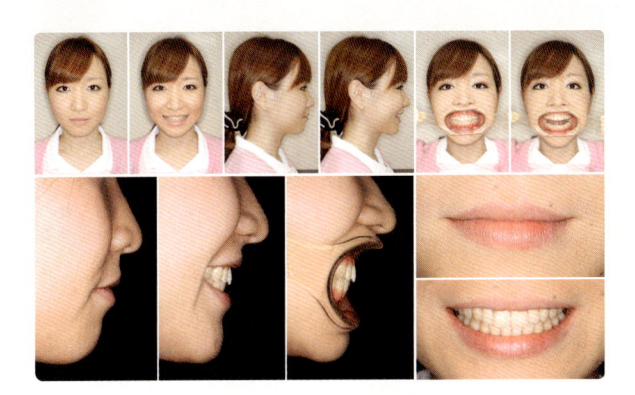

概要

基礎資料顔貌写真2枚に
- 平静時の正貌写真と側貌写真
- 口角鉤をかけての咬頭嵌合位とわずかな開口位
- 平静時とスマイル時の口周辺の正面写真
- 平静時、スマイル時、口角鉤をかけての口周辺の側方写真

の9枚を追加した合計11枚を撮影する。

平静時の正貌写真と側貌写真の撮影

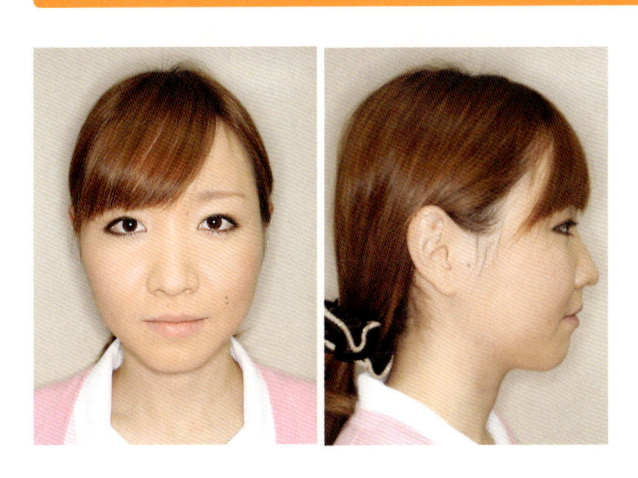

撮影方法

基礎資料のスマイル時の正貌・側貌写真撮影に準じる。

読み取らなければならないこと

- 咬合高径の評価[7, 8]（**Fig.3-20a、b**）
- esthetic line（E-Line）[9, 10]（**Fig.3-21a**）と nasolabial angle[11, 12]の評価（**Fig.3-21b**）
- 頰部のラインの評価（**Fig.3-22**）
- Ricketts の facial pattern[13]の評価（**Fig.3-23**）

【咬合高径の評価】

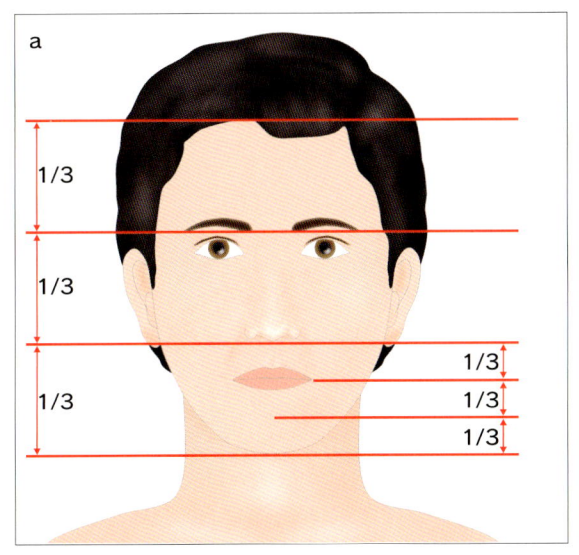

Fig.3-20a 咬合高径の評価① Patterson による vertical balanced facial proportions[7]。

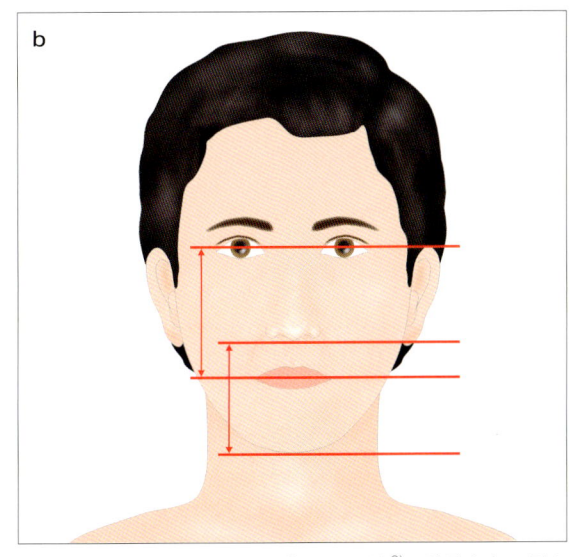

Fig.3-20b 咬合高径の評価② Willis 法[8]。瞳孔から口裂までの垂直的距離と、鼻下点からオトガイ底までの垂直的距離は等しいとする。総義歯症例に使用されることが多い。

筆者注） 咬合高径の評価は、上記以外にも『セファロ分析法』や『前歯歯冠長による決定法』などがあるが、咬合高径の決定は1つの方法だけに頼るのではなく、いくつかの方法を組み合わせて総合的に判断することが好ましい。

Chapter 3　診断に必要な資料

【esthetic line（E-Line）と nasolabial angle の評価】

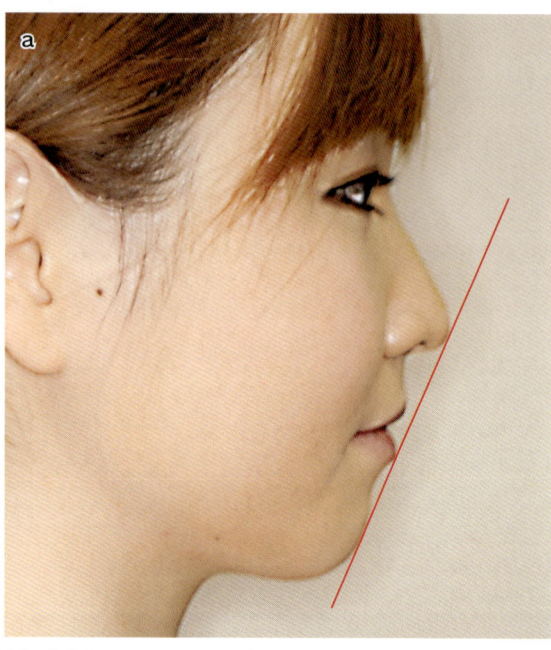

Fig.3-21a esthetic line（E-Line）。E-Line に対し、上口唇約4mm、下口唇約2mm内方がもっとも審美的バランスが得られている[9]。日本人では、E-Line 付近に上下の口唇が位置するのがよいとされる[10]。

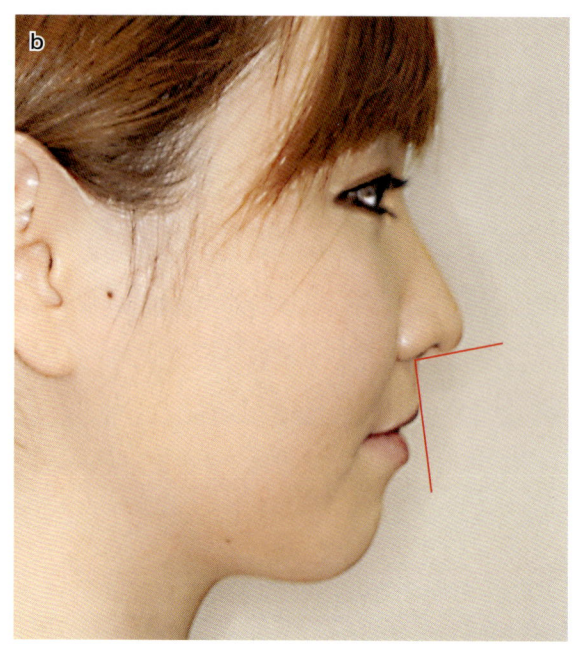

Fig.3-21b nasolabial angle。バランスの取れた白人の nasolabial angle は102±8°である[11]。日本人では105±8°ともいわれている[12]。

【頬部のラインの評価】

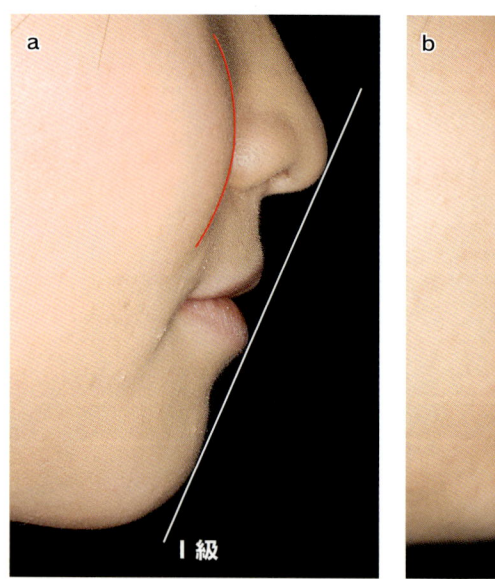

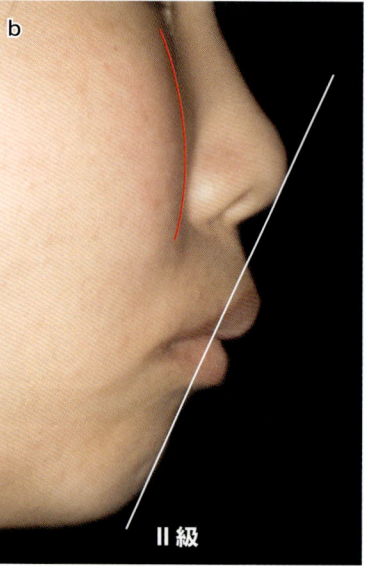

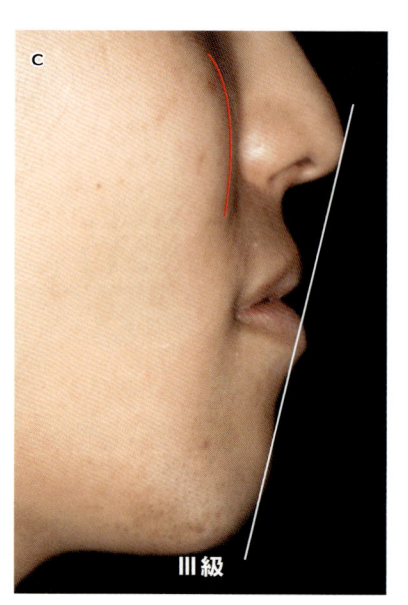

Fig.3-22 E-Line とともに頬部ラインをみる。特にⅢ級は他に比べ突出感が少なくなる特徴がある。

【Rickettsのfacial pattern[13]の評価】

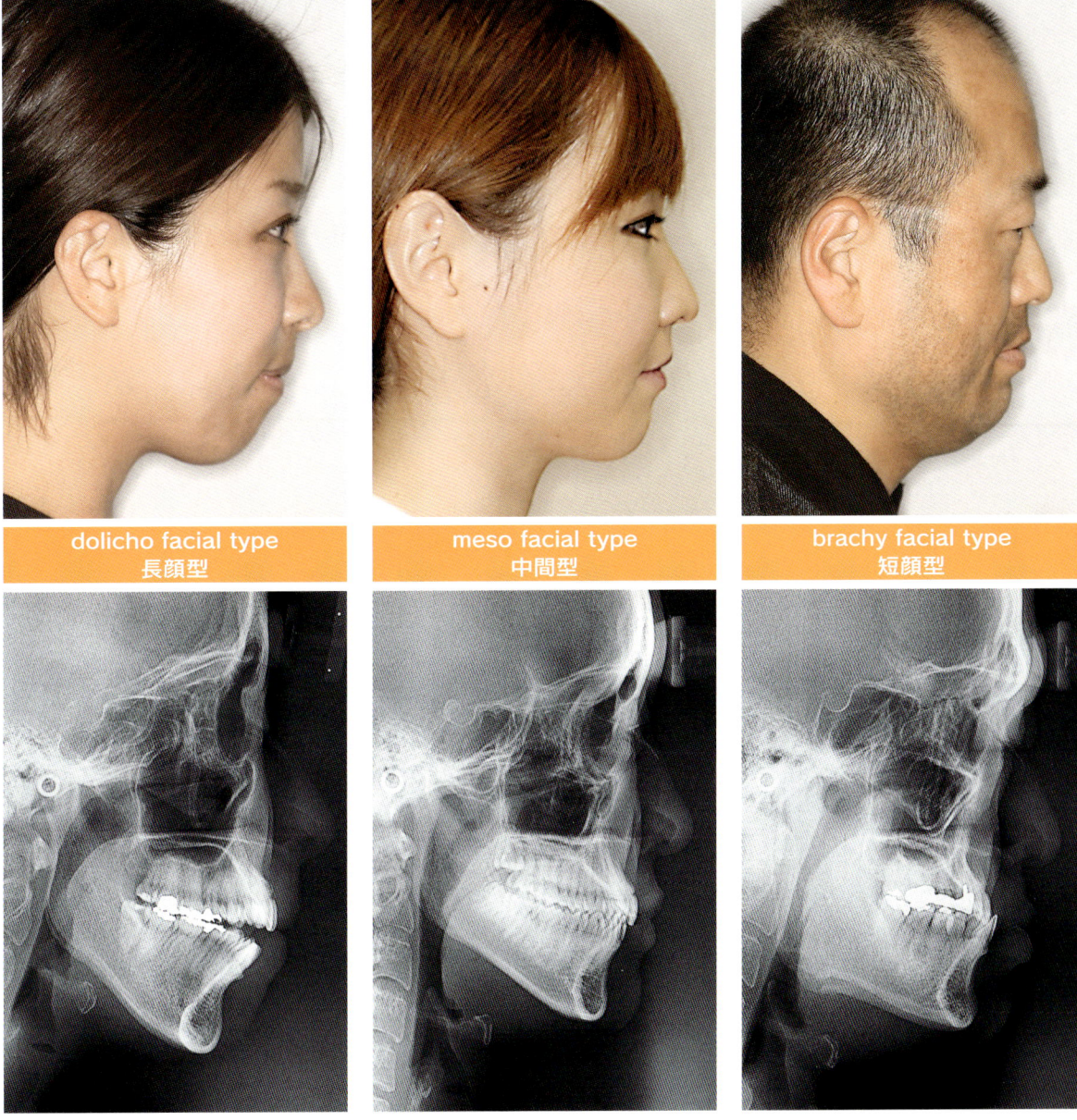

| | dolicho facial type
長顔型 | meso facial type
中間型 | brachy facial type
短顔型 |

- 顔が長い
- バイトが浅い傾向
- 咬合力が弱い傾向
- ハイアングルの傾向

dolicho、brachyのどちらにも属さない中間型

- 顔が短い
- バイトが深い傾向
- 咬合力が強い傾向
- ローアングルの傾向

	dolicho 群	meso 群	brachy 群
facial axis	83.0未満	83.0〜89.0	89.1以上
facial depth	84.8未満	84.8〜90.8	90.9以上
mandibular plane	32.9以上	24.8〜32.8	24.8未満
lower facial height	53.1以上	45.0〜53.0	45.0未満
mandibular arc	22.8未満	22.8〜30.8	30.9以上

Fig.3-23 brachy facial patternは咬合力が強い傾向にある。なお、facial patternは本来ならばセファロ分析の結果で決定されるべきものである（近年では、dolico、mesio、brachyoと表記されることが多い）。

口角鉤をかけての咬頭嵌合位とわずかな開口位の撮影

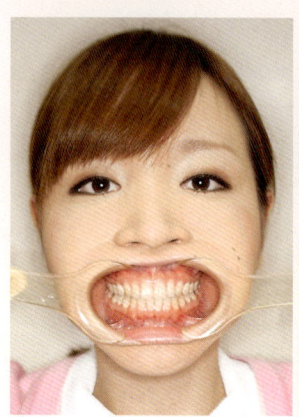

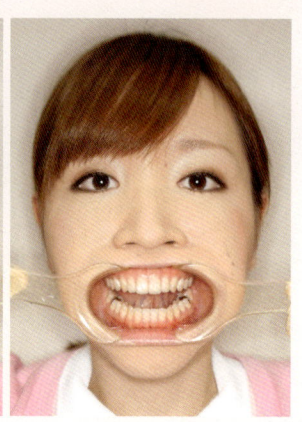

撮影方法

撮影の方向は通常の顔貌写真より少し下方、カンペル平面に一致させる（54ページ参照）。

読み取らなければならないこと

- 顔貌と歯の正中線の関係
- 正しい咬合平面（瞳孔間線と歯列の関係）
- 歯肉レベル（gingival line）

※上記は『審美の5つの要素』（71ページ参照）の1～4に該当する。

平静時とスマイル時の口周辺の正面写真撮影

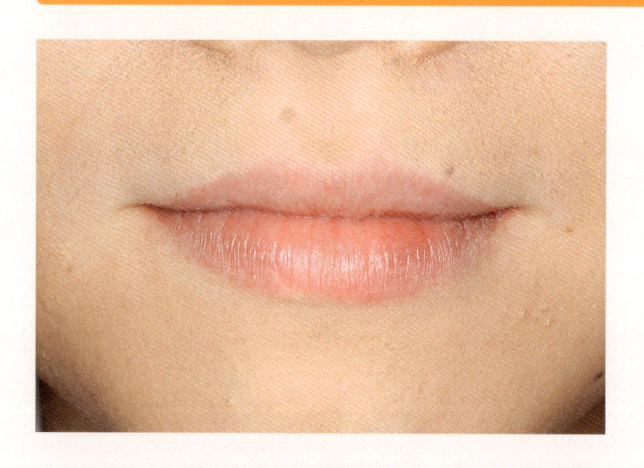

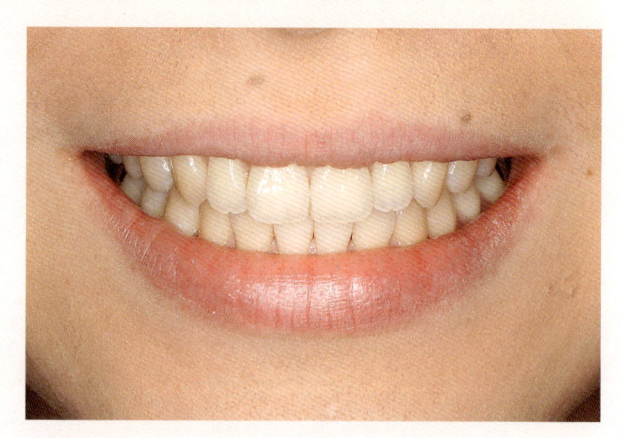

撮影方法

基礎資料のスマイル時の正貌・側貌写真撮影に準じる。

読み取らなければならないこと

- 前方からの口唇の突出感
- 口唇周囲の情報：突出感、歯肉レベル（gingival line）、esthetic line（E-line）、スマイル時の上顎前歯のみえかた・位置（スマイルライン）、リップライン、正中線など

※スマイルラインは『審美の5つの要素』（71ページ参照）の5に該当する。

Key Point

スマイル時のリップラインには、上唇下縁のライン（upper lip line）と下唇上縁のライン（lower lip line）があり、審美的に影響があるのは上唇下縁のラインである。

スマイル時の上唇下縁の高さにより、歯肉のみえかたは

- 歯肉がほとんどみえないタイプ（上唇の位置が低い）low lip line（low smile／*Fig.3-24a*）
- 上顎前歯部歯肉縁と一致する medium lip line（*Fig.3-24b*）
- 多くみえる（上唇の位置が高い）high lip line（high smile／*Fig.3-24c*）

の3タイプに分けられるが、2mm程度の歯肉の露出は、審美的に問題ないとされている。

なおスマイルには格好をつけたスマイル（posed）と格好をつけない満面のスマイル（unposed）があり、リップラインはそれぞれ異なるので留意しなければならない。

その他、lips at rest, contact point line, incisal line など口唇周囲を評価する方法は数多くあるが[14]、最低限、上唇下縁のライン（upper lip line）は押さえておくこと。

Fig.3-24a low lip line

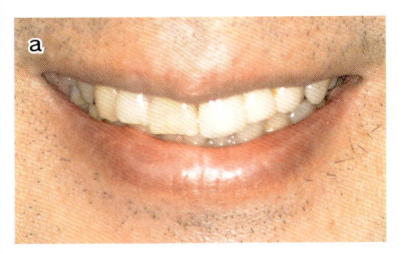

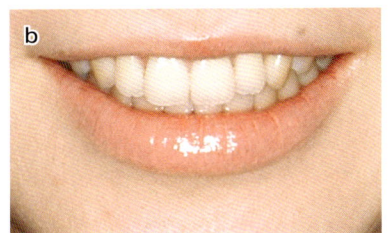

Fig.3-24b mediam lip line

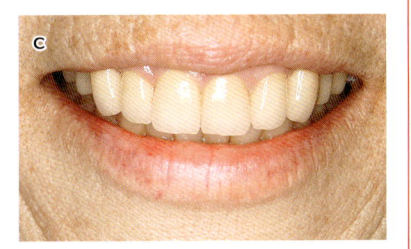

Fig.3-24c high lip line

Key Point

『口角鉤をかけてのわずかな開口位』と『スマイル時の口周辺の正面』の写真は、下記『審美の5つの要素』[15]を診査するうえで非常に重要になる。

診査は、1〜4の口腔内を経て、5の口腔外といった順番で行う癖をつけておきたい。

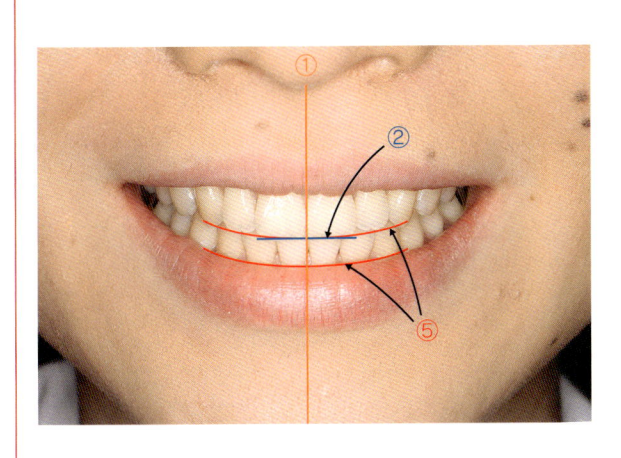

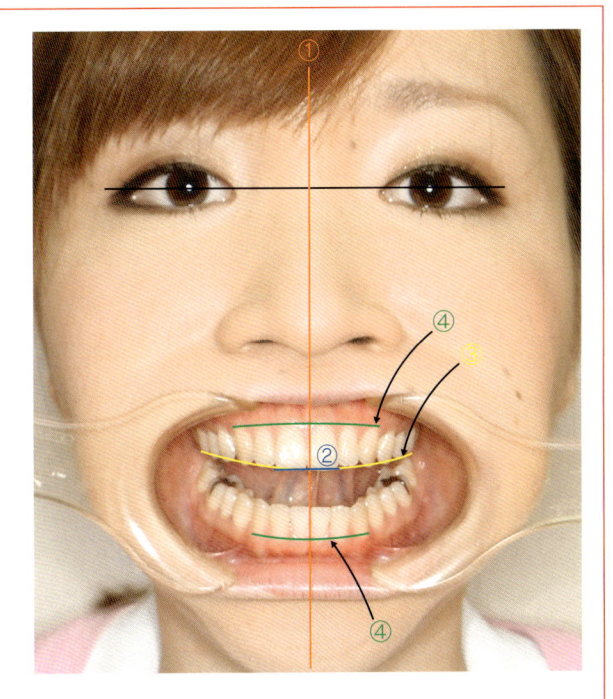

審美の5つの要素

1. **正中線（midline）**：上顎前歯正中線と顔貌正中線が一致する。
2. **切縁（incisal edge）**：正中線と上顎前歯切縁が直交する。
3. **咬合平面（occlusal plane）**：咬合平面が瞳孔間線と平行。
4. **歯肉レベル（gingival line）**：上下顎の歯頸部歯肉のラインが左右対称。
5. **スマイルライン（smile line）**：スマイル時、上顎6前歯切縁線が下唇上縁のラインと一致し、前後的には下唇のドライウェットラインに接する。

Key Point

　正しい傾きですべての口腔内写真を表示しないと、誤った診断につながることから、顔貌に対する咬合平面の傾きには要注意である（**Fig.3-25**）。

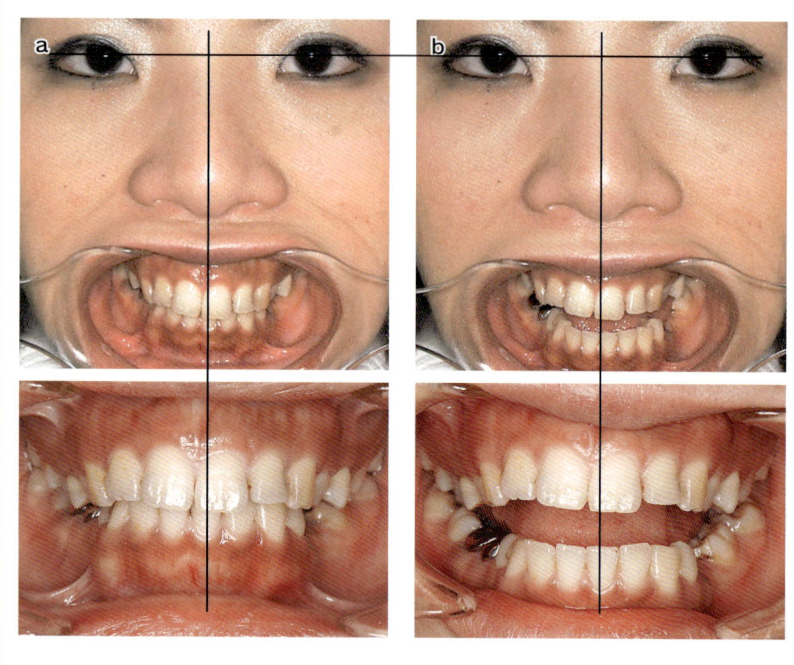

Fig.3-25a　瞳孔間線と口腔内が一緒に入った写真により、瞳孔間線に対する上顎咬合平面の傾きを診査する。
Fig.3-25b　同様にわずかな開口位で、下顎咬合平面の傾き、開口時の下顎の偏位方向を診査する。

平静時、スマイル時、口角鉤をかけての口周辺の側方写真の撮影

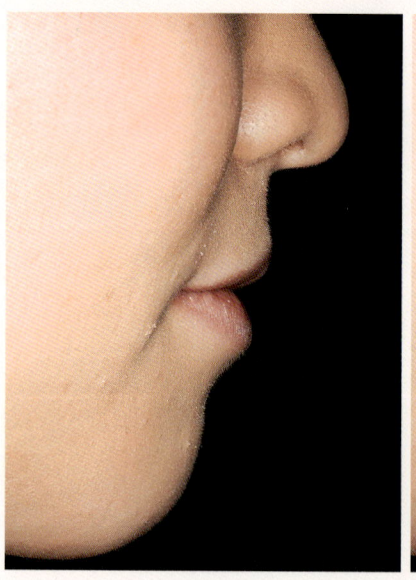

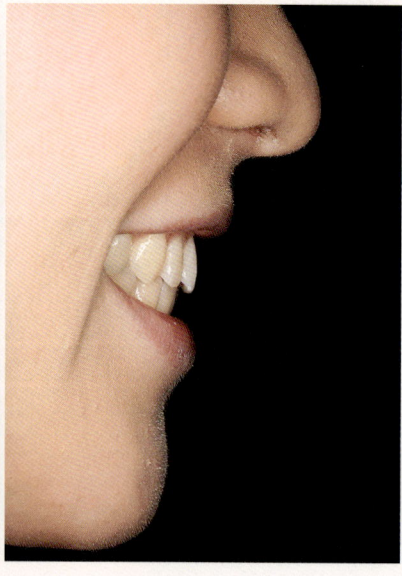

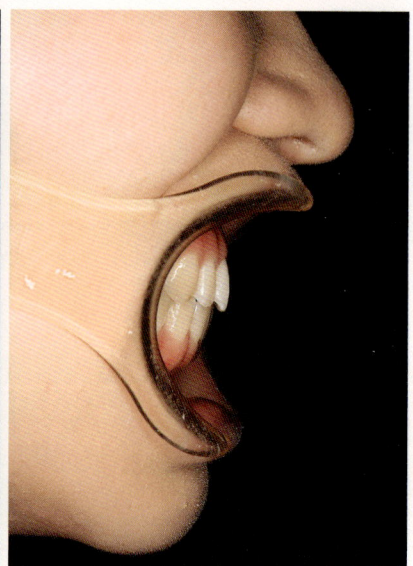

読み取らなければならないこと

- esthetic line（E-line）
- 側方からの口唇突出感と前歯の関係
- 上下顎前歯部の前後的対咬関係、前歯の歯軸
- ドライウェットラインと上顎前歯の関係

2 詳細口腔内写真（12枚）

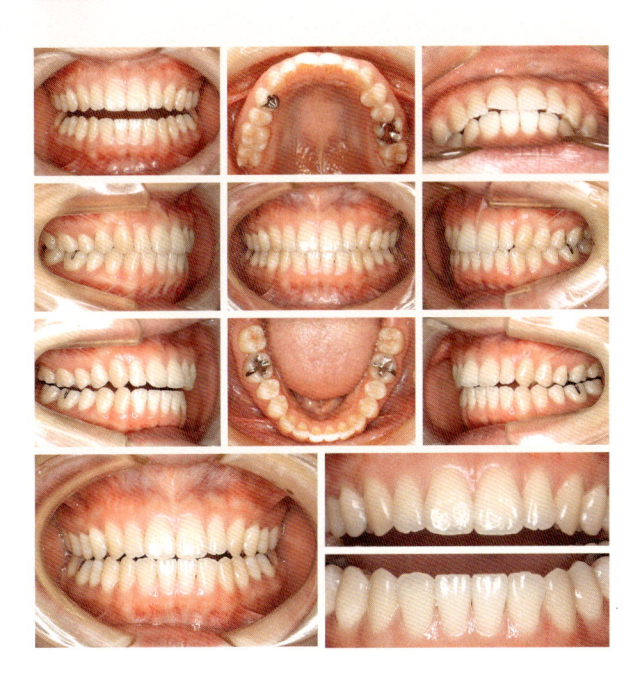

概要

基礎資料口腔内写真6枚に
- 前方および側方運動時の正面観と左右側面観
- 上下顎前歯部の対咬関係（アンテリアカップリング）
- 上下顎前歯部アップ

の6枚を追加した合計12枚を撮影する。

前方および側方運動時の正面観と左右側方面観

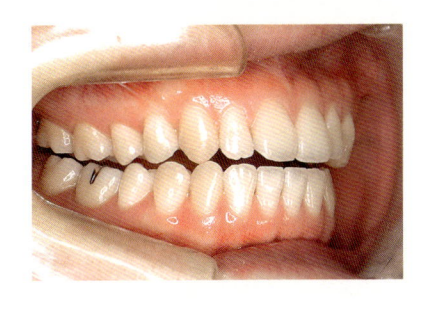

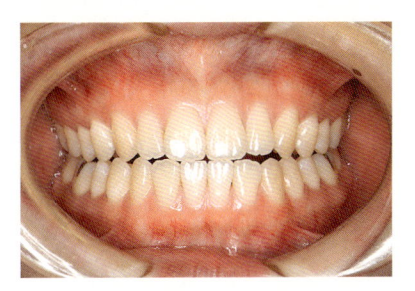

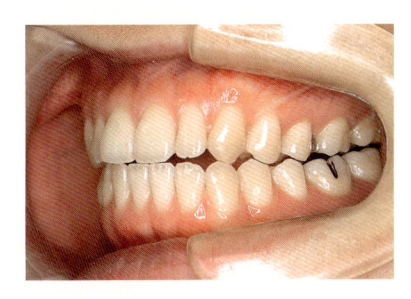

撮影方法

- 口角鉤のかけかたは、それぞれ正面観、左右側方面観撮影時と同じ（**56、59ページ参照**）。
- ガイダンスする歯が切縁で咬合する位置で撮影する。
- 「前、横にギリギリと歯ぎしりしてください」と指示し理解してくれる患者もいれば、まったく理解できない患者もいるので、誘導方法を工夫することが必要。先に「まず横（右か左）のほうで咬んでください」で側方運動時を撮影し、直後に「次は普通に咬んでください」で側方面観を撮影するのが良策である。

読み取らなければならないこと

- ディスクルージョン量
- 側方ガイダンスの状態
    どの歯がガイドしているか
    ディスクルージョン量
    犬歯誘導の際、尖頭が上顎犬歯舌面の近心斜面を通るM型か、遠心斜面を通るD型か
- 前方ガイダンスの状態
    どの歯がガイドしているか
    上下顎正中線のずれの有無

※写真では診査しにくいが、ガイドしている歯のガイド時の動揺の有無を、口腔内でチェックしておくことも重要である。

Chapter 3 診断に必要な資料

上下顎前歯部の対咬関係(アンテリアカップリング)の撮影

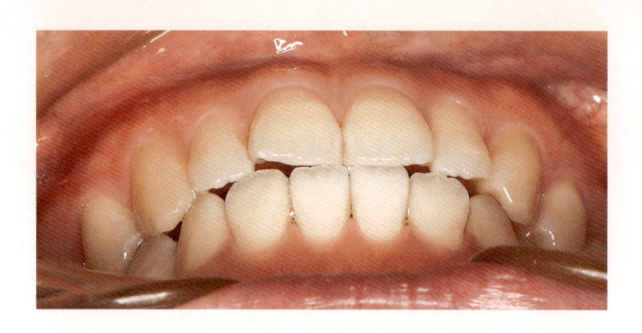

撮影方法

- 上下顎前歯部の対咬関係がよくみえるように、下方から撮影する。
- 咬頭嵌合位になっていることをしっかり確認してから撮影すること。
- ICP ≠ CR の症例は、CR も撮影しておくとよい。

読み取らなければならないこと

- 前歯の被蓋、対咬関係(アンテリアカップリング)
- 特に上下顎犬歯の対咬関係(犬歯関係のⅠ級～Ⅲ級／**Fig.3-26a～3-26c**)

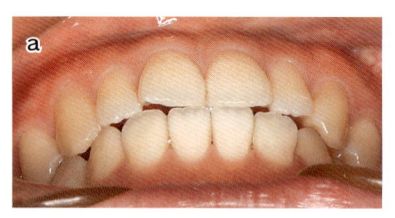

Fig.3-26a 犬歯関係Ⅰ級。

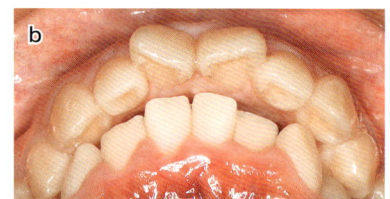

Fig.3-26b 犬歯関係Ⅱ級。

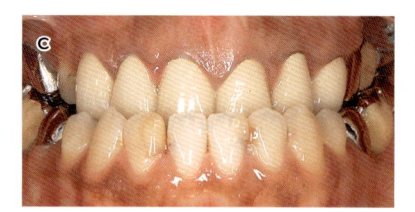

Fig.3-26c 犬歯関係Ⅲ級。

上下顎前歯部アップの撮影

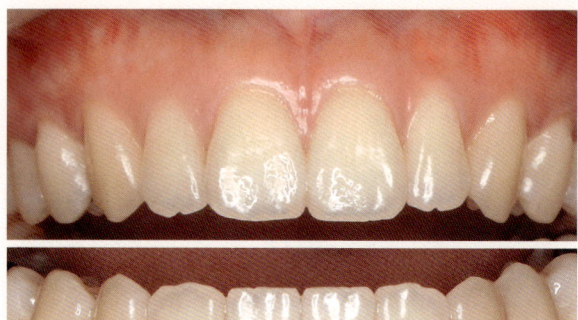

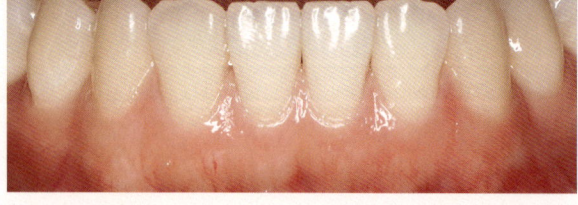

撮影方法

- 上下顎それぞれの咬合平面に対し平行に撮影する。
- 開口位で撮影する。
- アップのため、特に食物残渣や唾液の残存には気をつける。

読み取らなければならないこと

- 上下顎前歯の形態
- 歯頸線、歯肉の形態(gingival line)
- 付着歯肉の状態、biotype
- 咬耗の有無
- 歯、歯肉の色

Key Point

- 上顎前歯部のアップ写真は、審美修復症例に有用。
- 背景を黒にすることで、補綴修復、ホワイトニングなど治療前後の前歯の色、透明感が際立ち、歯の形態と色が明瞭になる(**Fig.3-27**)。市販の専用プラスチック板を、背景として口腔内に保持した状態で撮影する。

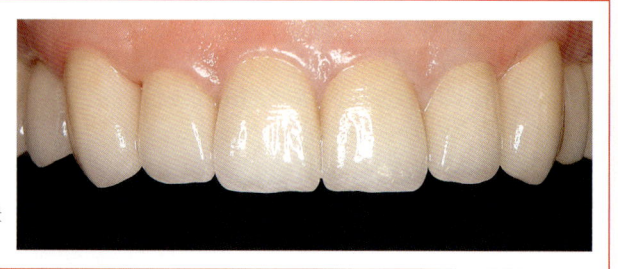

Fig.3-27 前歯部のアップ写真は、背景を黒にすることで歯が際立ってみえる。

Key Point

詳細口腔内写真から、乱れた歯列のなかで『基準となる歯』をみつける習慣を持つことが、咬合治療を行う上で有用である。

基準となる歯をみつけたら、その歯は動かさず、他の歯を基準となる歯に合わせるように治療を組み立てればよい。

基準となる歯の定義

- 歯列内で近遠心、頬舌的に適正な位置にある。
- 圧下・挺出、咬耗、う蝕による歯冠崩壊、歯肉の退縮がなく、適正な歯冠長を有する。
- 歯軸が適正である（多少の適正範囲の幅はある）。
- 原則的に生活歯であるが、失活歯でも他の条件を満たしていればよい。
- う蝕による充填物があってもよいが、補綴されていてはいけない。
- 動揺度は1度以下である。
- 前歯、小臼歯、大臼歯、どの歯でもよい。

※同顎に基準となる歯が複数本存在する場合は、それらの切縁を結ぶ線が適正な咬合平面の目安と考えられる。

Q　下の写真において、「基準とする歯」はどれか？

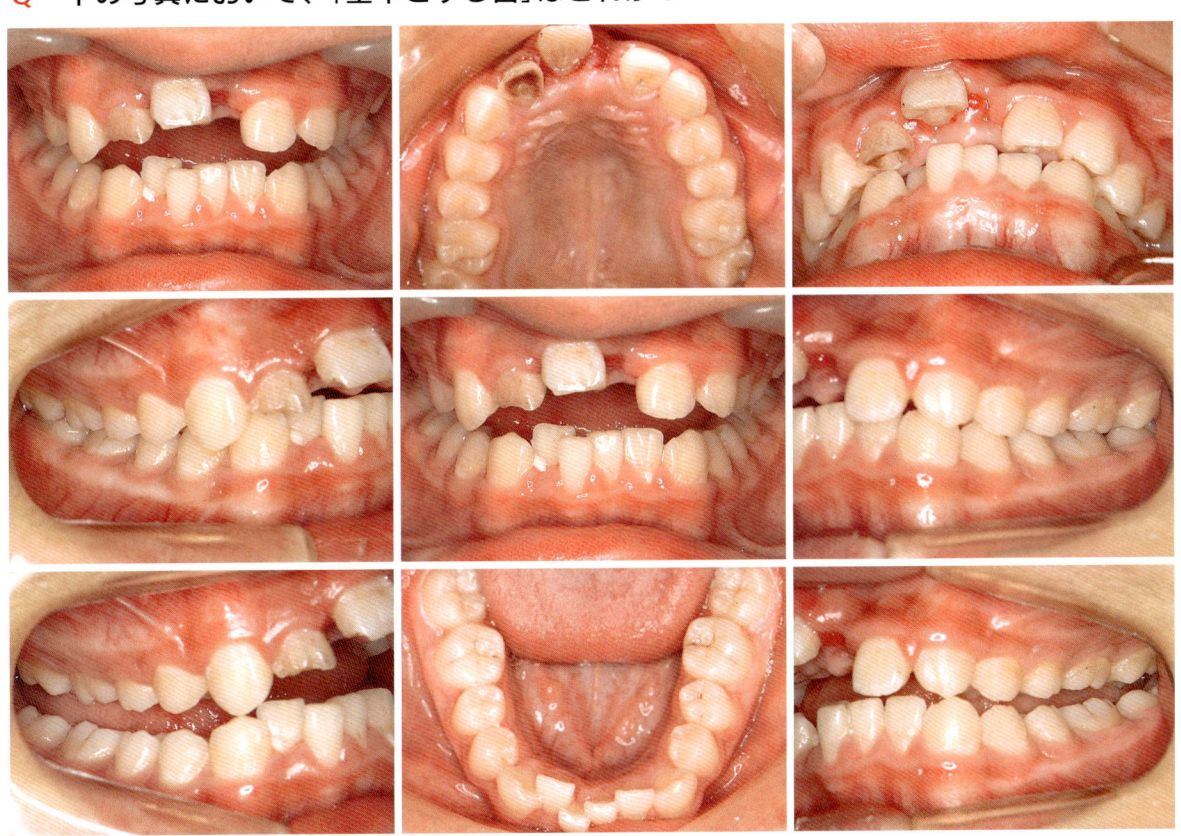

A　基準とする歯は、6|、5|、4|、3|

- 下顎は前歯に叢生があり、それによって3|3以後は近心に転位、あるいは傾斜していると考えられる。
- 上顎左側は|1欠損によって|2以降は近心に転位、あるいは傾斜していると考えられる。
- 上顎右側は1|が唇側転位しているが、2|以降は位置的に本来の位置を保っていると思われる。2|は歯冠崩壊、7|は頬側傾斜がみられる。

3 セファロエックス線写真、セファロ分析

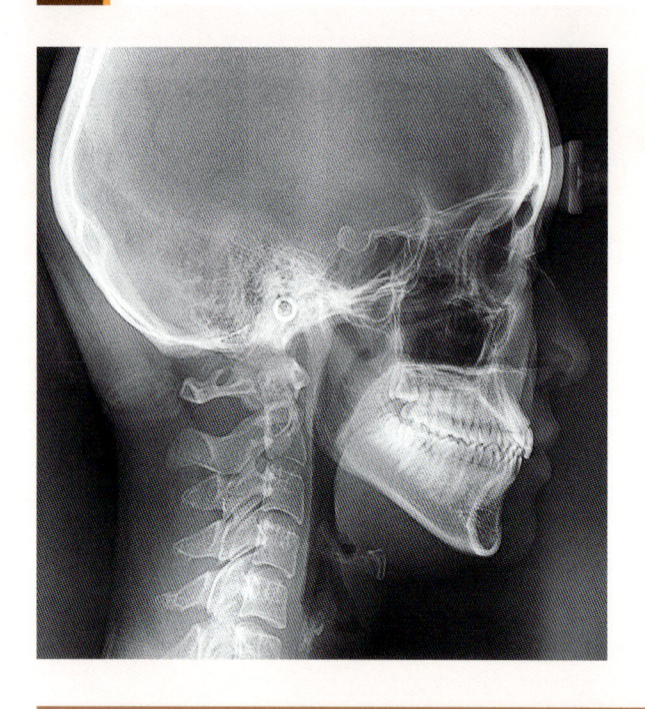

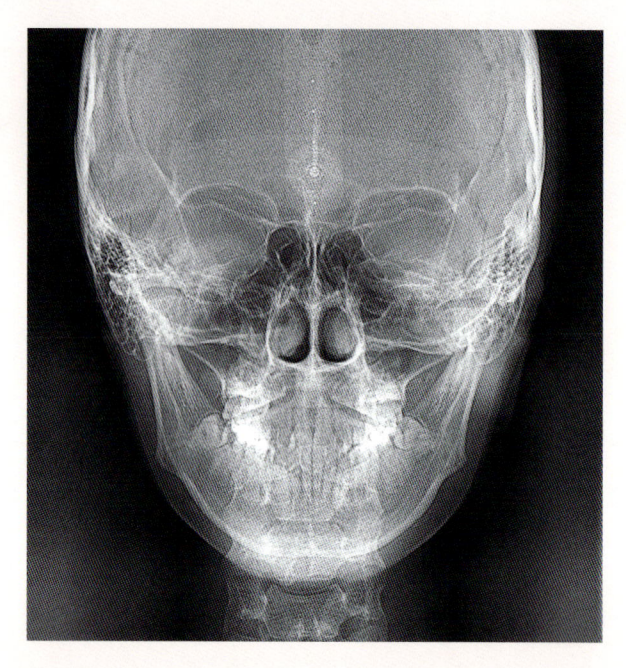

概要

近年では撮影装置がデジタル化されたため、被曝線量が押さえられ、かつ鮮明な画像が得られるようになった。セファロ分析も専用ソフトが多く開発されていることから、トレースすることなく短時間に行うことが可能である（**Fig.3-28**）。

一般的な分析方法としては、
- FHを基準平面とするDowns法
- S-N平面を基準とするNorthwestern法
- Ba-N平面を基準とするRicketts法

などがあるが、自分の欲しい情報をすべて得るには、それらをうまく組み合わせることが必要である。

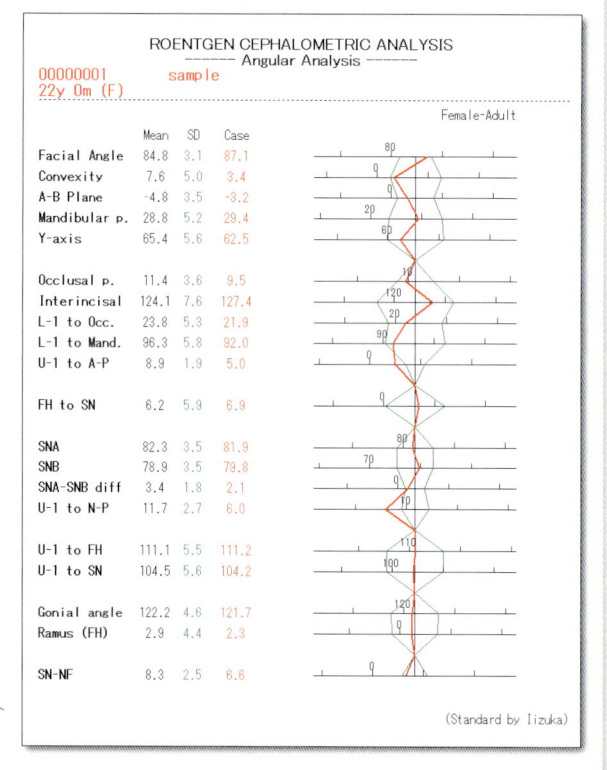

Fig.3-28 セファロ分析ソフト NEO AI CEF（朝日レントゲン）によって出力されたセファロ分析結果の一例。

読み取らなければならないこと

【側面観】
- 骨格に対する歯の位置、角度
- 上下顎前歯部の骨形態
- 上下顎骨の位置関係
- Rickettsのfacial patternの把握（**69ページ参照**）

【正面観】
- 左右の対称性
- 下顎枝の長さ、方向
- 咬合平面

4　中心位(CR)採得

概要

現在の顎位（咬頭嵌合位）が、はたして中心位(CR)と一致しているか、あるいはどれほど異なるのかを診査することにより、治療のポイントの把握はもとより、咬合治療を要する症例かどうかを診断する。

その結果、治療後の到達点や治療後のリスクを把握することができる。

Key Point

CRの概念および咬合理論が必要とされる唯一の理由は、それらを顎口腔系の機能障害をもつ患者の治療に応用するためである。

中心位(CR)の定義

CRの定義は過去に多く論じられてきたが、いまだ結論には至っていない[16, 17]。われわれ臨床医は、咬合再構成の症例においてはCRを患者の治療に応用するのが目的であることを踏まえ、CRを下顎頭と関節窩の幾何学的・解剖学的位置関係としてとらえるのではなく、『下顎頭が関節窩内でもっとも安定する位置、すなわち関節包や靱帯、咀嚼筋が生理的に（咬合力と適応力のバランスが取れた状態で）リラックスした再現性のある位置』と考えたほうが、咬合治療を行う際に応用しやすいであろう。

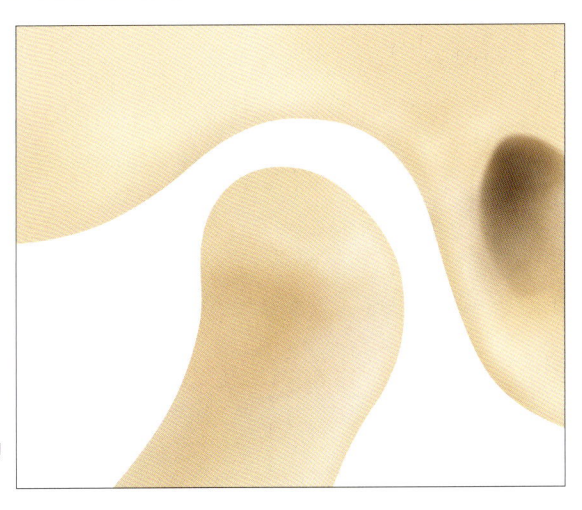

Fig.3-29 CRを下顎頭の三次元的位置でとらえることが重要である。

中心位(CR)の採得方法

①術者誘導法

患者をリラックスさせて座らせ、術者がCRポジションを誘導して前歯部に鉛製シム（シムストック）やリーフゲージもしくはワックスを咬ませ（*Fig.3-30a*）、空いているスペースにシリコーンバイト材を流し込んでCR採得する（*Fig.3-30b*）[18]。

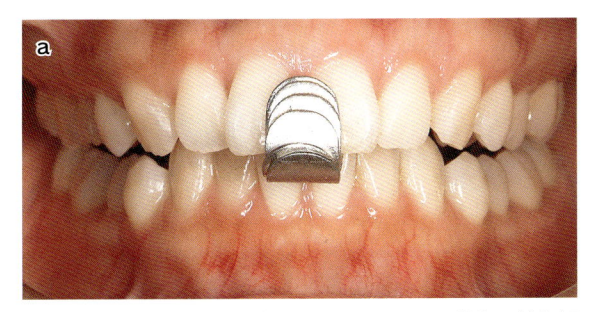

Fig.3-30a 筋肉の緊張がなくリラックスした状態で前歯部にシムを咬ませ、臼歯部が当たらない状態、すなわち臼歯部神経筋機構が働かない状態にしたところ。この位置で軽く開閉口させ、同じ位置で咬むことを確認する。

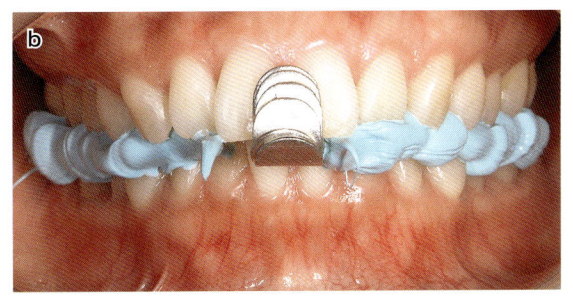

Fig.3-30b シリコーンバイト材でCRを採得する。この際、模型を正確に咬合器に装着する必要があるので、あまり弾力のあるバイト材は適さない。写真はブルームース（Parkell社）を使用。

②アクアライザーを併用した術者誘導法

術者誘導法を行う際にアクアライザーを使用させる方法。アクアライザー(**Fig.3-31a**)はパスカルの原理で左右臼歯部が同じ咬合力で咬むよう設計されており、筋のリラックスを図ることができる(**Fig.3-31b**)。

患者にアクアライザーを1週間ほど口腔内に入れて咬む練習をさせ、CR採得の前日の夕食後からはアクアライザーを外さないよう指示し、翌朝来院した際に術者が外して、術者誘導法同様に顎位を誘導し採得する[19]。

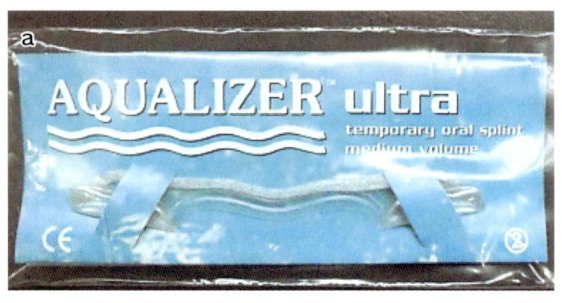

Fig.3-31a アクアライザーにはサイズが数種あるが、日本人にはultraが適合することが多い。

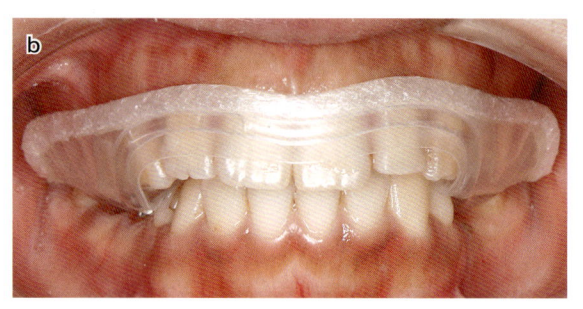

Fig.3-31b 水の充満したパットを写真のように咬むことにより、下顎を偏位させている原因を除外する。

③オクルーザルスプリントを使用する方法

オクルーザルスプリント(**Fig.3-32a**)は、筋肉をリラックスさせCRを誘導する作用がある。2～4週間、できるだけ長時間口腔内に入れるよう指示し(**Fig.3-32b**)、アクアライザー同様に使用する[20]。

オクルーザルスプリントに印記された咬耗面、咬耗点を参考にCRを決定する(**Fig.3-32c**、**3-32d**)。

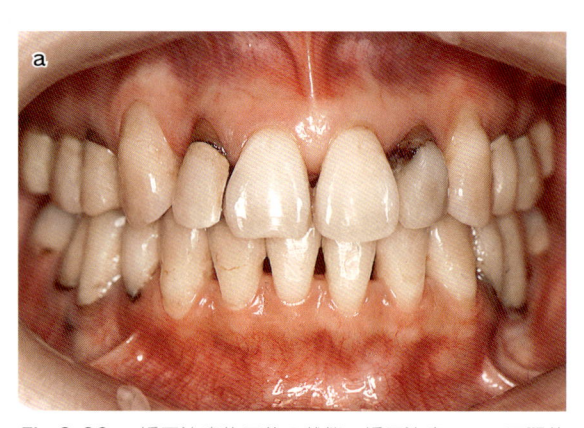

Fig.3-32a 矯正治療終了後の状態。矯正治療のみで下顎位が安定している患者はいない。真の下顎位がどこにあるかを確認する必要がある。

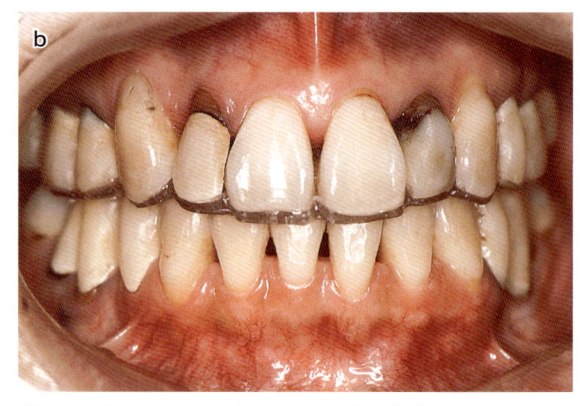

Fig.3-32b オクルーザルスプリントを装着して安定した下顎位を模索する。

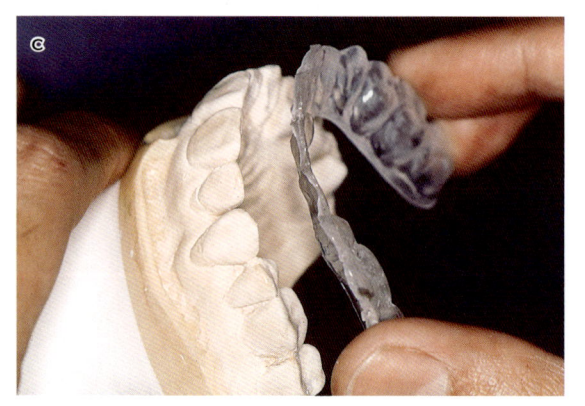

Fig.3-32c 2～4週間使用し、下顎位が安定したところでスプリントを製作した模型に戻す。

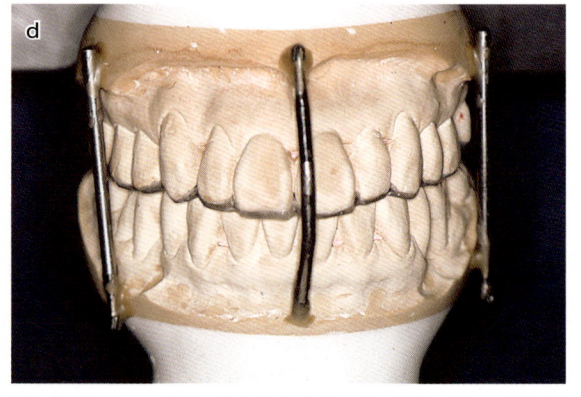

Fig.3-32d スプリントをセントリックバイトとして下顎模型を装着する。患者のもっとも安定した下顎位が咬合器上に再現される。

5 詳細スタディモデル

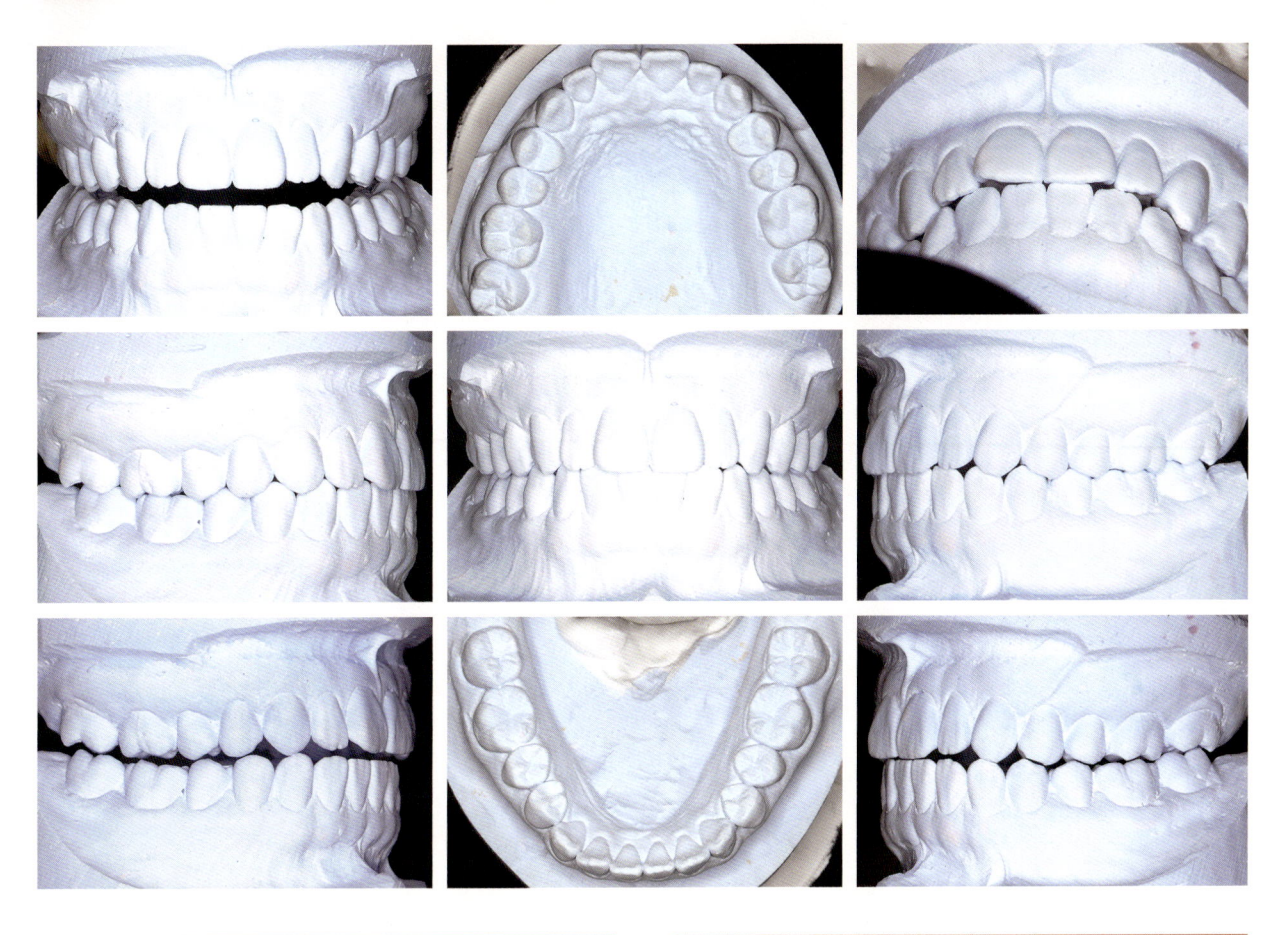

概要

詳細スタディモデルでは、基礎資料のスタディモデルとは異なり、印象採得や石膏注入などすべて精密に行う必要がある。

詳細スタディモデルでは、フェイスボウを使用し、模型をCRポジションで正確に半調節性咬合器に装着することで、主として咬合を診査する。

読み取らなければならないこと

基礎資料スタディモデルの診査項目に加え、
- 現在の咬頭嵌合位（ICP）とCRの相違
- 早期接触の有無（咬合調整の目安となる）
- アンテリアガイダンスの状態

詳細スタディモデルの製作〜咬合器装着方法（アルジネート印象材の場合）

- リムロックトレーを使用する（網トレーは変形しやすい）。
- トレーには接着剤を塗布する。
- 印象後はすみやかに石膏を流し、石膏硬化までのあいだは湿箱に入れて変形を防ぐ。
- 石膏が完全硬化したら湿箱から出して印象材から模型を取り出す。
- 模型をフェイスボウを使用して半調節性咬合器に装着し診査する（*Fig.3-33*）
  - CRポジションで装着する。
  - 上下片側ずつ石膏を盛り装着することで、浮き上がりを防止する。

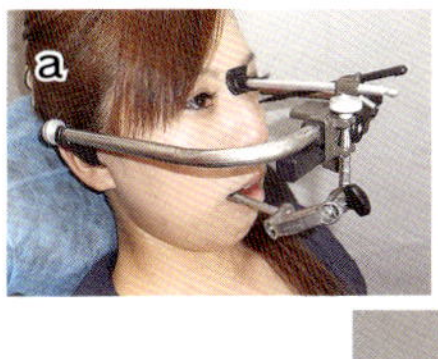

Fig.3-33a フェイスボウ。

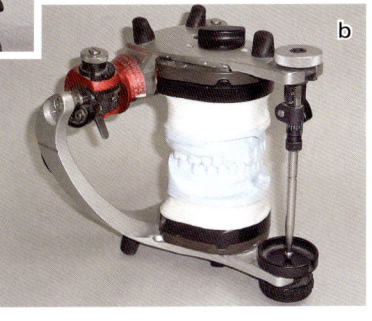

Fig.3-33b 半調整性咬合器にCRポジションで装着された詳細スタディモデル。

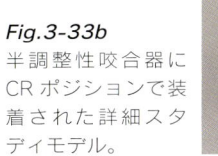

※シリコーン印象材を用いるほうが、より精密なスタディモデルを製作できる。

Chapter 3 診断に必要な資料

6 診断用ワックスアップ／セットアップモデル

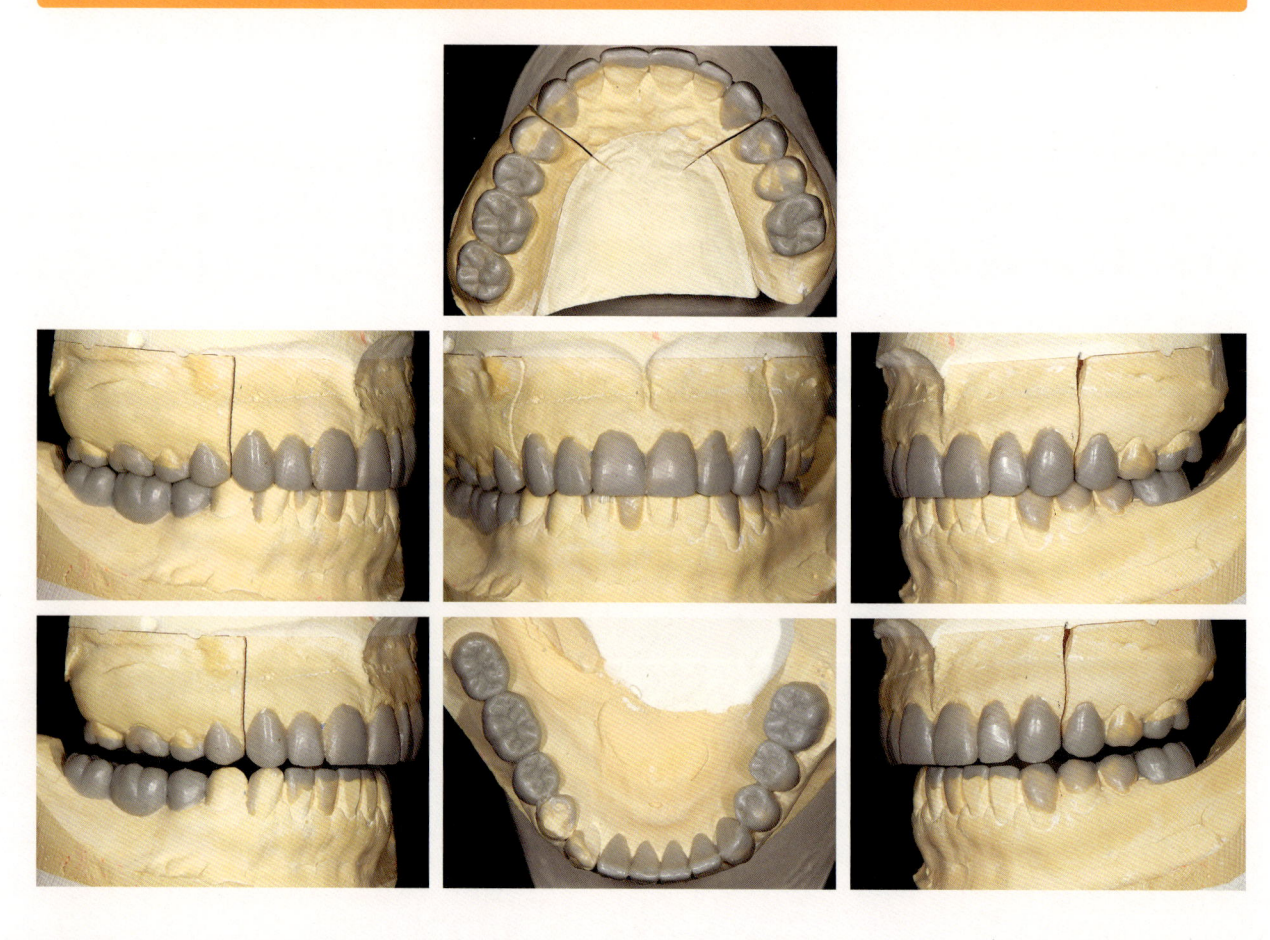

診断用ワックスアップの概要

　診断用ワックスアップは、詳細スタディモデル、つまり半調節性咬合器にCRポジションで装着された模型上で行う。
　咬合、歯の形などをワックスでシミュレーションすることで、最適な治療方法、治療手順の模索ならびにプロビジョナルレストレーションを製作する（*Fig.3-34*）。
　また、治療後のイメージを明確にすることで、患者にも治療後のイメージを説明することができる

a 現在の咬頭嵌合位
b CRポジション
c CRポジションでの診断用ワックスアップ

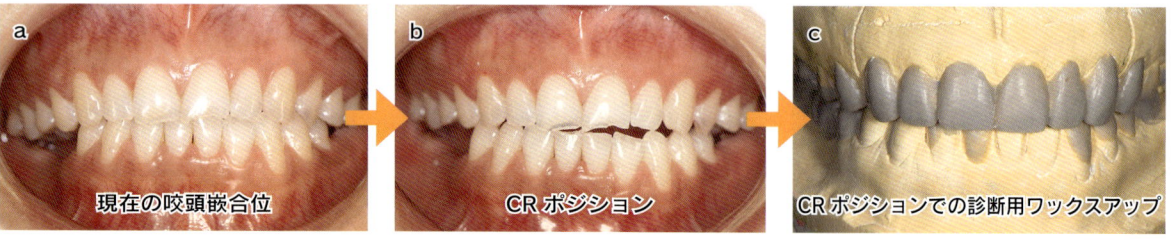

Fig.3-34a〜c　CRポジションを求めて診断用ワックスアップすることにより、治療ゴールを模索する。

診断用ワックスアップの意義

- 咬合や歯冠形態など、治療終了時の口腔内をシミュレーションすることで治療ゴールが明確になる。
- 綿密な治療計画の立案が可能になる。
- 最適なプロビジョナルレストレーション、あるいはモックアップシェルが製作できる。
- インプラント治療に際しては、インプラントの本数や埋入位置、角度、上部構造の形態、GBRの是非などをシミュレーションし、CT撮影用ステントや外科用ステントにも応用できる。
- 患者への説明用模型として使用する。

診断用ワックスアップ

セットアップモデルの概要

矯正治療後の予測模型を『セットアップモデル』という。詳細スタディモデルの歯の周囲歯肉部をワックスに置き換え動かせる状態にし（これを『セットアップ準備モデル』という／*Fig.3-35d〜f*）、通常の矯正力で動かすことを前提に、矯正治療担当医と共同で治療後の状態をシミュレーションする。

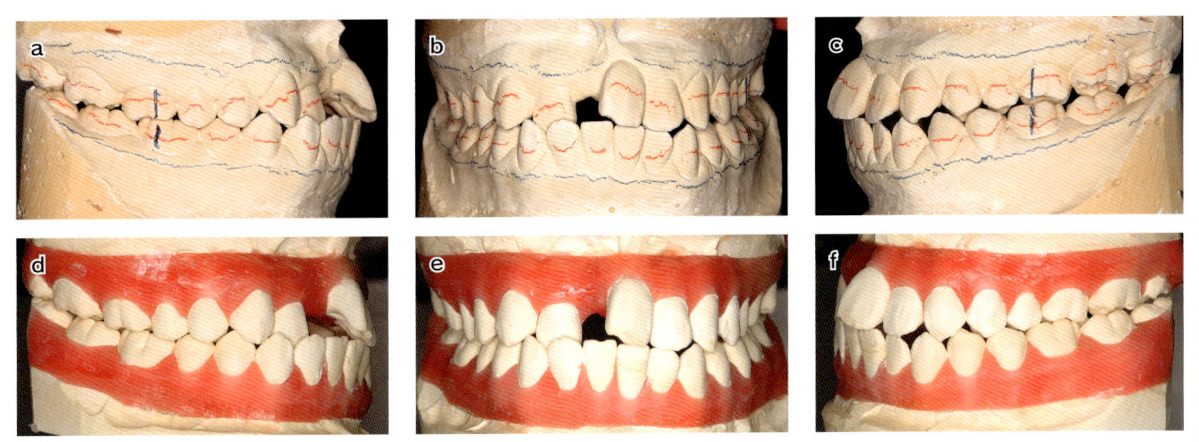

Fig.3-35a〜f スタディモデル（a〜c）とセットアップ準備モデル（d〜f）。

セットアップモデルの意義

- 矯正治療後の口腔内をシミュレーションすることにより、矯正治療のゴールと治療計画を明確にする。
- 矯正治療後に補綴処置を要するかどうかを検討する。
- 矯正治療前後のインプラント治療の要否の決定と、インプラントが必要な場合、適正なインプラントポジションを検討する。
- 患者への説明用模型として使用する。

セットアップモデル

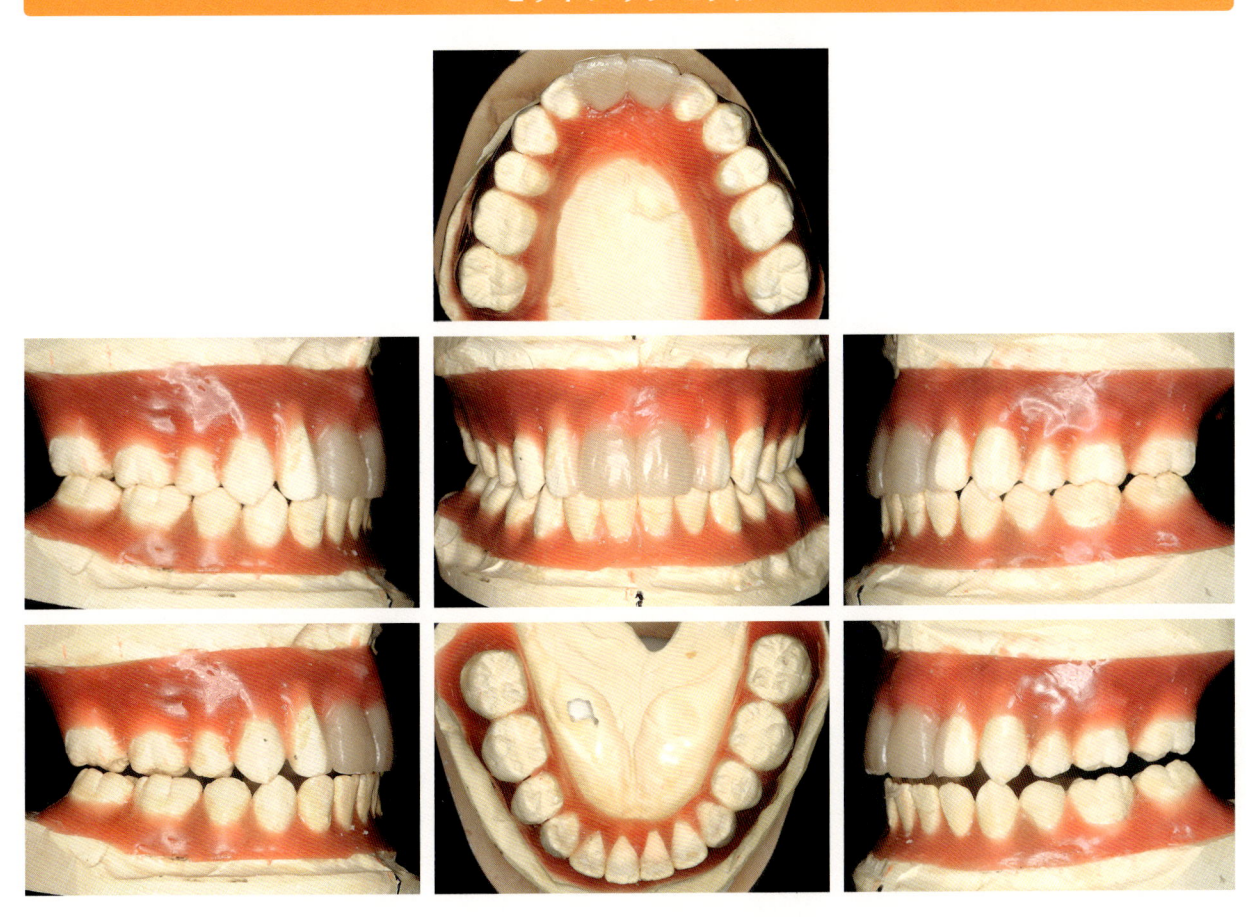

Chapter 3 診断に必要な資料

7 歯周病関連細菌検査

○ 歯周病細菌DNA（リアルタイムPCR法）

検査項目名	検査結果値 （コピー数）※1, ※2	比率 （歯周病菌数/ 総菌数）	備 考
総菌数	305,333,200		
1 A.アクチノマイセテムコミタンス	検出感度以下		
2 P.ギンギバリス	17,259,160	5.65%	
3 T.フォーサイシア（B.フォルサイサス）	2,548,680	0.83%	
4 T.デンティコラ	13,916,200	4.56%	
5 P.インターメディア	16,040	0.01%	

※1：検査結果値はコロニー数ではなくコピー数です。
※2：検出感度は 400コピー/1検体 です。

概要

口腔内でもっともプラークが多い部位でプラークのサンプルを取り、検査会社にて歯周病関連細菌（$A.a$ ならびに red complex と呼ばれる $P.g$、$T.d$、$T.f$）の菌数、菌比率などを診査する。

Key Point

細菌検査により、患者の口腔内細菌や口腔内清掃の状況を把握できるほか、
- 患者のモチベーションの向上
- 歯周病患者における適切なインプラント埋入時期の判断

も可能である。

8 CT

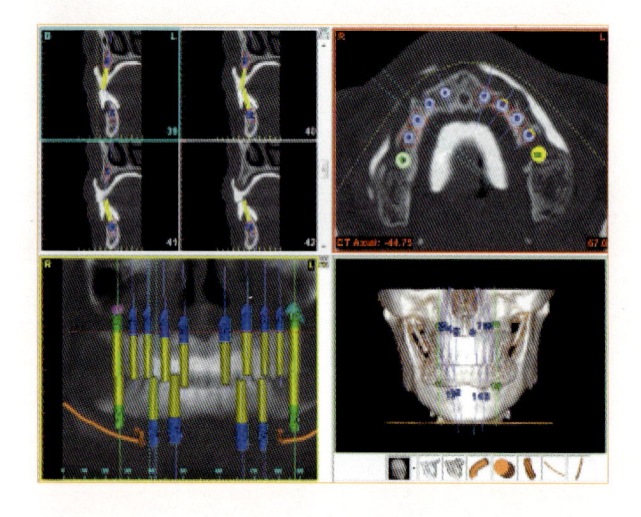

概要

歯周病、根尖病巣など硬組織疾患に対して、従来はエックス線写真にて診断を行っていたが、近年ではCTを併用することにより、情報量が飛躍的に増え、診断能力もはるかに高まっている。

CTでできること

- 骨の解剖学的形態の把握
- 三次元的な骨量、骨密度などの把握
- インプラントの3Dシミュレーション（必要に応じて外科用ステントを作製する）
- 術後の三次元的評価
- 歯周病患者における歯槽骨吸収の三次元的な把握
- 根尖病巣、歯の破折の診査

Key Point

近年では歯科用CT（コーンビームCT：CBCT）を導入する歯科医院も増えている。
CBCTは医科用CTに比べ装置がコンパクトで被曝線量がはるかに低く、より細かいスライス幅で撮影できるので、顎骨、歯槽骨、オトガイ孔、顎関節など精密な診断が可能である。

9 患者の過去の写真（顔貌写真、エックス線写真）

概要

患者の過去の顔貌写真やエックス線写真と現状を比較検討することで、現在に至るまでの時間的経緯、原因を推測する。

また、過去の顔貌を咬合高径や修復治療の参考にすることもできる。

【受診以前のパノラマエックス線写真（前医から取り寄せたもの）と20年前の顔貌写真（患者持参）】

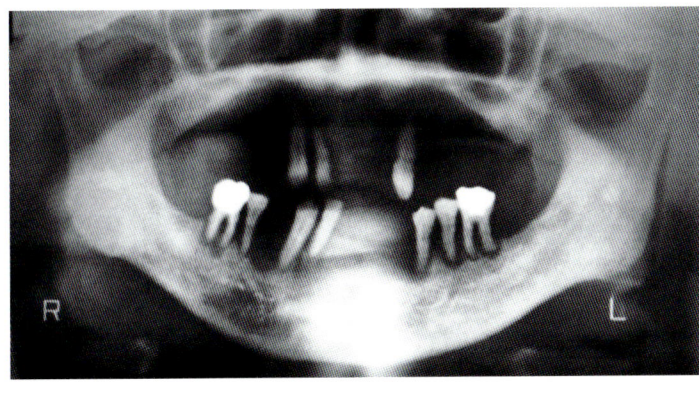

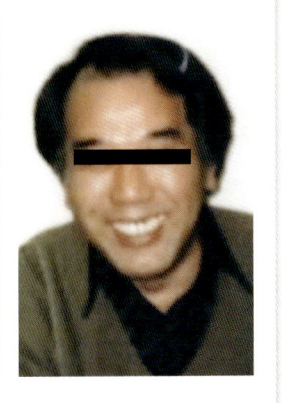

Fig.3-36a 過去のパノラマエックス線写真から歯を喪失した原因を推測し、過去の顔貌写真から治療時の咬合高径決定や審美回復の参考とする。

【初診時のパノラマエックス線写真と顔貌写真】

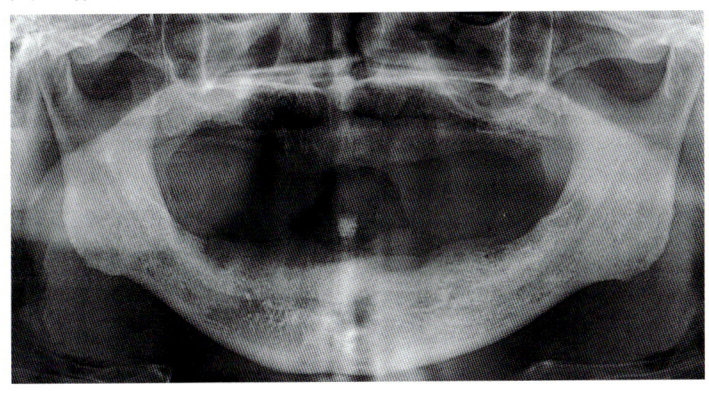

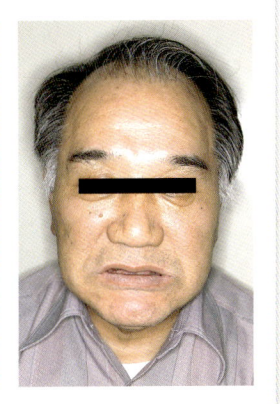

Fig.3-36b 過去のパノラマエックス線写真との比較により、この患者の歯の喪失は、歯周病によるものと推測される。

【治療後のパノラマエックス線写真と顔貌写真】

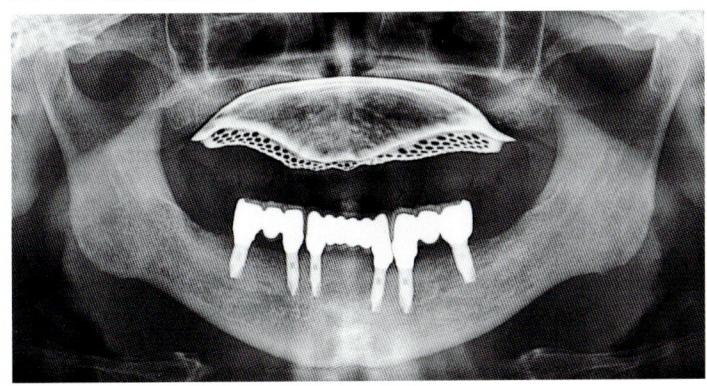

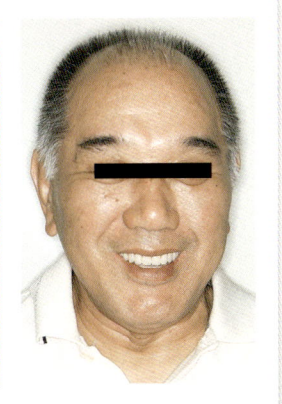

Fig.3-36c 20年前の顔貌写真を参考に補綴処置を行い、満足のいく結果が得られた。

Chapter 3-5
顎関節関連資料採得マニュアル

診断に必要な資料

1	開・閉口路口腔内写真
2	開口量
3	筋肉診査
4	顎関節聴診
5	Schuller法エックス線写真
6	顎関節断層写真（4分割パノラマ撮影）
7	CT

　われわれ歯科医師が患者の咬合について述べるには、顎関節の状態を正確に把握することを避けて通ることはできない。顎関節症（TMD）と思われる場合は、日本顎関節学会の分類[21]のどの型に該当するのか（**Table 3-1**）、咬合治療を行うべき症例なのかをしっかりと見極めた上で治療計画を立てる必要がある。症例によっては口腔外科と連携しながら治療を進めることも必要で、むやみに咬合治療に着手して顎関節の状態を悪化させることは避けなければならない。

　ここでは代表的な顎関節関連資料を紹介する。これ以外にも、顎関節腔造影写真、MRI、関節鏡検査、超音波検査などの顎関節検査方法があるが、それらは一般開業医で行われることは少ないので割愛する。

Table 3-1 顎関節の症型分類（2001年改訂）[21]

顎関節症Ⅰ型	咀嚼障害（咀嚼筋障害を主徴候としたもの）
顎関節症Ⅱ型	関節包・靱帯障害（円板後部組織・関節包・靱帯の慢性外傷性病変を主徴候としたもの）
顎関節症Ⅲ型	関節円板障害（関節円板の異常を主徴候としたもの） 　a：復位をともなう関節円板転位 　b：復位をともなわない関節円板転位
顎関節症Ⅳ型	変形性関節症（退行性病変を主徴候としたもの）
顎関節症Ⅴ型	Ⅰ〜Ⅳ型に該当しないもの

1 開・閉口路口腔内写真

概要

咬頭嵌合位から最大開口位までの軌跡(開口路)、また最大開口位から咬頭嵌合位までの閉口路を撮影し、偏位の有無、量などによって顎関節の問題点を診査する。

読み取らなければならないこと

- 左右顎関節の動き(*Fig.3-37*)
- クローズドロックの有無、程度

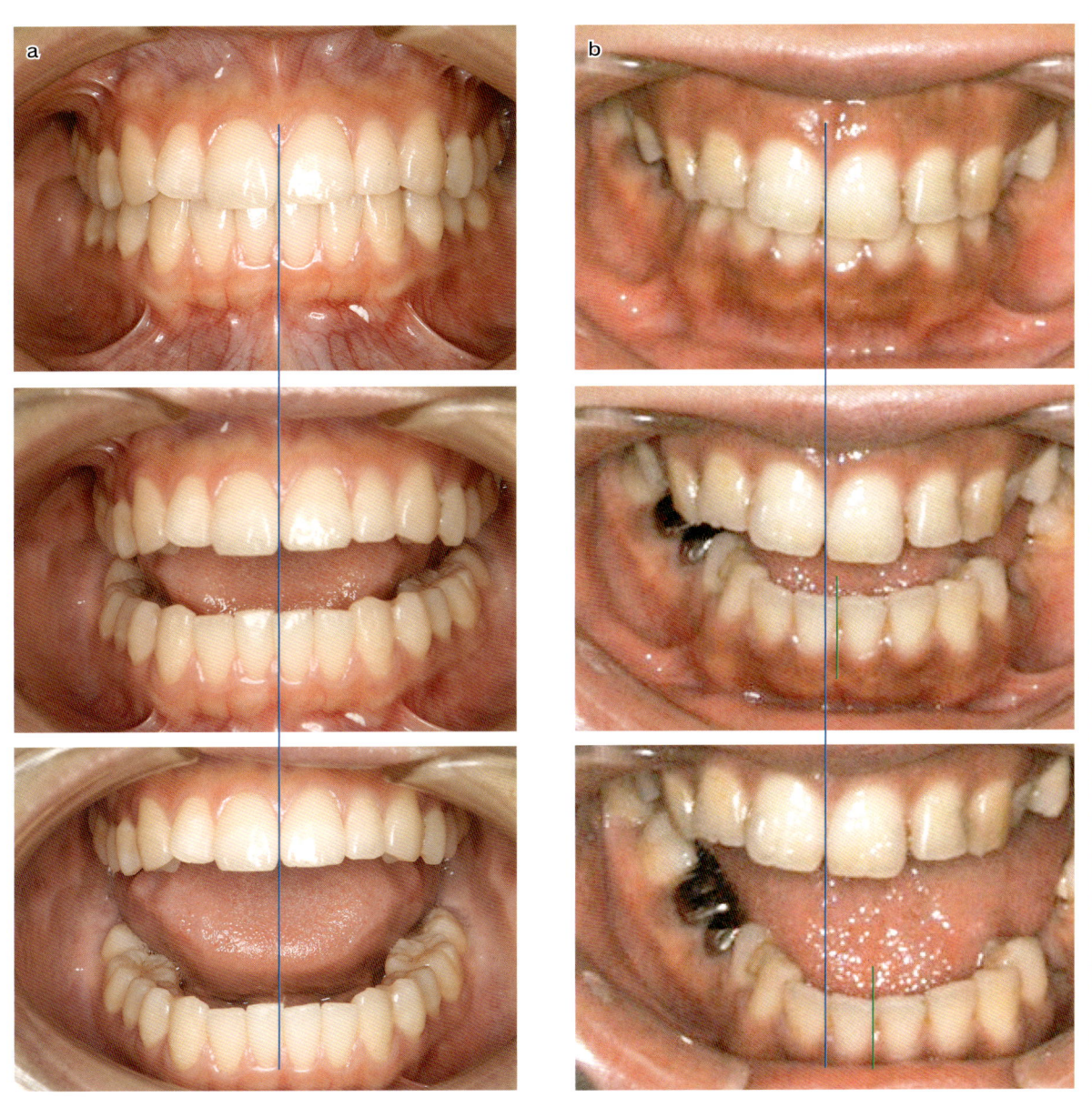

Fig.3-37a、b　正常な開・閉口路を示している口腔内写真(**a**)と、異常な状態を示している口腔内写真(**b**)。

2 開口量

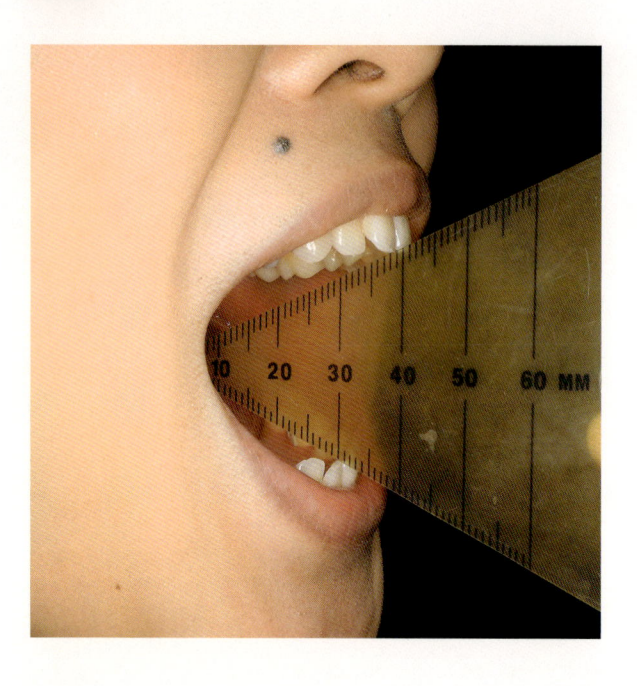

概要
市販の開口度計を使用して自力最大開口量、強制最大開口量を計測する。開口時の疼痛点も診査する。

読み取らなければならないこと
- 自力最大開口量
- 強制最大開口量
- 閉口時の疼痛点

Key Point
一般的に開口量40mm以上が正常とされている。自力最大開口量と強制最大開口量に5mm以上の差がある場合には筋性障害を疑い、差がなく開口量40mm以下の場合には円板性開口障害が疑われる。

3 筋肉診査

概要
筋肉や顎関節部の圧痛の有無、運動時の疼痛の有無を診査することにより、顎関節症の分類の診断をするとともに、筋肉、顎関節のダメージ程度を知り、改善策を治療計画に取り入れる。筋肉の疼痛は、基本的には随意的あるいは不随意的な筋肉の使いすぎ、筋肉の過負荷によって生じると考えてよい。

診査方法

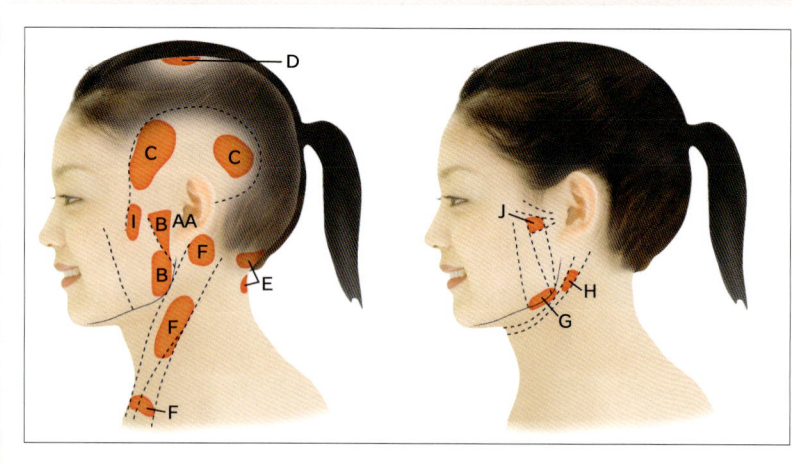

Fig.3-38 筋肉の診査部位[22]。
- A. 関節包の外側・背側
- B. 咬筋の深部・浅部
- C. 側頭筋の前腹・後腹
- D. 頭頂
- E. 僧帽筋の起始部
- F. 胸鎖乳突筋の停止部・体部・起始部
- G. 内側翼突筋
- H. 顎二腹筋の後腹
- I. 側頭筋腱
- J. 外側翼突筋

- 患者をリラックスさせた状態で、*Fig.3-38*に示した筋肉の触診（軽く押さえる）を左右同時に行い、疼痛に左右差があるかを問診する。
- 疼痛と同時に、筋の肥大の有無も診査する。
- 必要に応じて、顎を運動させたときや咬合時（ロールワッテを咬ませた状態）に、筋肉や顎関節に疼痛が出現するかどうかも診査する。

4 顎関節聴診

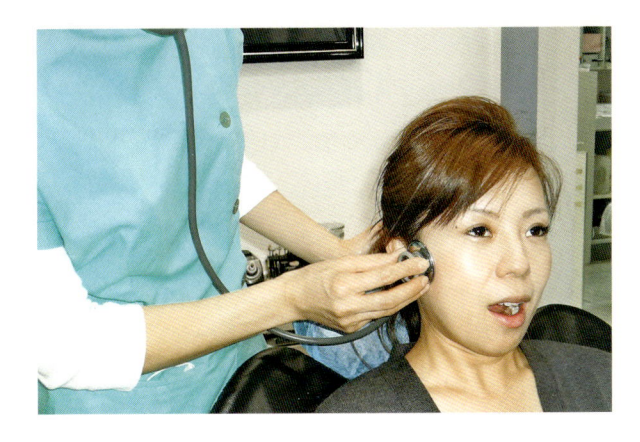

概要
聴診器を使用して運動時の顎関節の音を聴診することにより、顎関節の状態を把握する。

聴き取らなければならないこと
- 左右の顎関節に聴診器を当て、クリック音やクレピタス音など関節雑音の有無を診査する。
- 雑音と同時に、疼痛が発生するかどうかもチェックする。

Key Point
- クリック音（カックン、ポキポキ）からは関節円板のずれ、さらに相反性（開口時、閉口時ともに出る音）かどうかで、関節円板の復位があるかどうか（84ページ *Table 3-1* の顎関節の症型分類におけるⅢ型 a もしくは b）がわかる。
- クレピタス音（ザラザラ、ジャリジャリ）からは関節円板の穿孔が推測される。

5 Schüller法エックス線写真

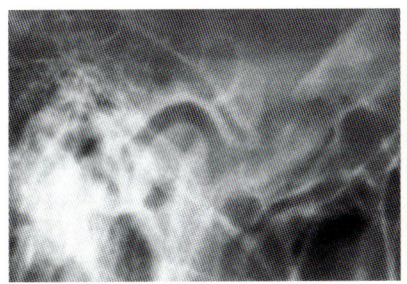

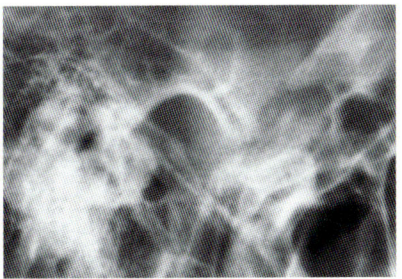

概要
顎関節頭の位置、形態、顎関節の動きなどを診査する。断層写真よりも鮮明な像を得ることができる。

撮影方法
左右顎関節像の重なりを避けるため、エックス線主線の角度を25°にして撮影する（*Fig.3-39*）。

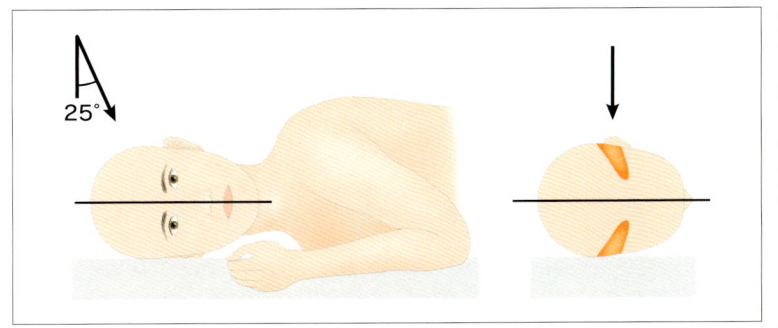

Fig.3-39　Schüller法エックス線写真の撮影方法。

Key Point
- デンタルエックス線写真撮影装置でも撮影は可能である。
- 頭部の固定装置を有し、常にほぼ一定の状態で撮影できる装置を使用すれば、規格写真として使用可能である。

6 顎関節断層写真（4分割パノラマ撮影）

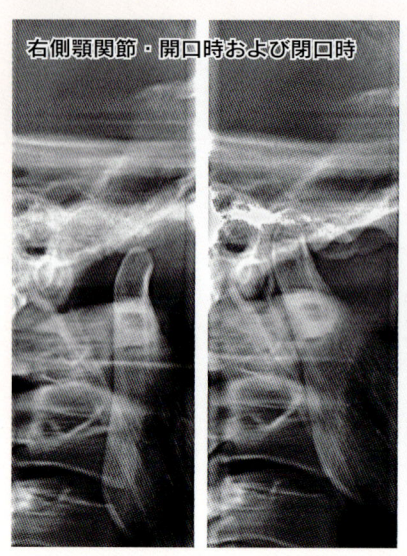

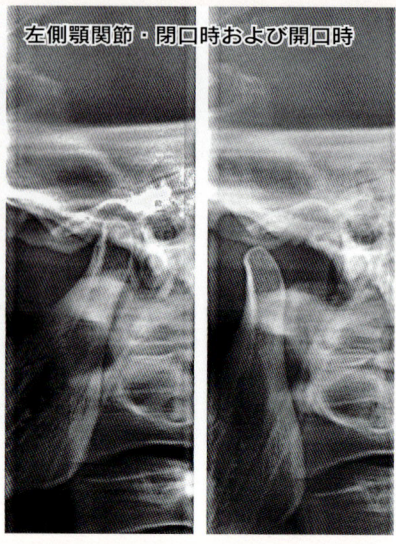

右側顎関節・開口時および閉口時　　左側顎関節・閉口時および開口時

概要
顎関節頭の位置、形態、顎関節の動きなどを診査するが、断層写真のため、像は鮮明ではない。パノラマエックス線写真同様、簡単に撮影が可能である。

7 CT

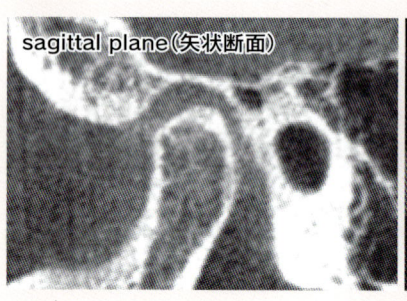

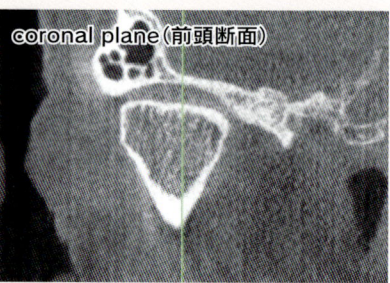

sagittal plane（矢状断面）　　coronal plane（前頭断面）

概要
顎関節の解剖学的形態を三次元的に診査する。矢状断面や前頭断面のほか、任意の断面で診査が可能である。

なお、歯科用コーンビームCTでも撮影可能である。

Key Point

CTの撮影データを用いて画像処理をすることにより、顎関節の3D画像を構築することができる（*Fig.3-40*）。

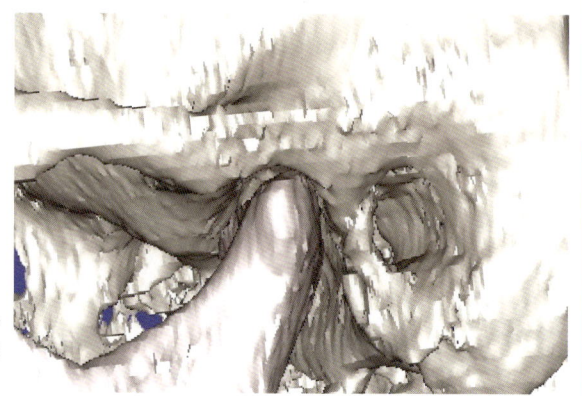

Fig.3-40 顎関節3D画像（画像作製：マテリアライズデンタルジャパン）。顎関節を任意の方向から立体的に診査することが可能である。

Chapter 4

資料を読む際の基本コンセプト

　一般的に歯科臨床教育では、「最初に必ず資料を採りましょう」と指導されている。しかし教科書でも実習でも、資料を採ることが目的になってしまい、『その資料をどのように使うのか』ということがおざなりにされているように感じる。また日本の歯科医療現場では、長年の保険制度の影響から十分な資料を採得する習慣が定着せず、場当たり的な処置が多くなってしまった。

　本来医療というものは、医療者による確実な診断がなくてはならないはずである。一度立ち止まって、

- 何が問題なのか
- その問題はどこから来ているのか

ということを、しっかりと考えるべきだろう。

　資料は、その診断をするために必要なものである。ゆえにただ漫然と眺めるのではなく、『目の前にいる患者の問題はどこに起因しているのか』ということを常に考えながら読み込んでいくべきである。

　Chapter 4では、資料を読む際の基本コンセプトについて解説する。資料は、以下の3つの観点から読み込んでいきたい。

1. 口腔内の現状を把握する
2. 現状の原因を把握する
3. 将来を予測する

木原 敏裕

Chapter 4-1
資料の読み込みかた・1
——口腔内の現状を把握する

患者の口腔内の現状を把握することは、資料を読み込む上でもっとも大事なことである。常に正常像（*Fig.4-1*）と比較しながら、下記に示す5つの観点から口腔内の現状を把握していく。

- 骨格………Ⅰ級、Ⅱ級、Ⅲ級（*Fig.4-2*）
- 歯列………正常、叢生、空隙、先天欠如（*Fig.4-3*）
- 顎関節……正常、両側変形、片側変形（*Fig.4-4*）
- 支持組織…歯肉、歯根膜、骨（*Fig.4-5*）
- 歯…………形態、色調、う蝕、欠損（*Fig.4-6*）

資料を読み込むにあたっては、その患者の問題が、①骨格にあるのか、②歯列にあるのか、③顎関節にあるのか、④支持組織にあるのか、⑤歯そのものにあるのかのように、大きな視点から小さな視点に向かって考えることが重要である。

すなわち、「ここにう蝕がある」「この部位に垂直的な骨欠損がある」ということをみる前に、全体的な骨格の問題はないのか、歯列そのものに異常はないのかなど、いちばん大きな病的状態がどこにあるのかを、最初に理解する必要がある。

Fig.4-1 病的状態を把握する上で必要不可欠な正常像の知識

正常像とは	骨格 上下、左右、前後の バランスが取れている	歯列 Ⅰ級関係で審美的、 機能的に問題がない
顎関節 左右対称で 機能的に問題がない	支持組織 健康な状態を保っている	歯 色、形が正常であり、 欠損がない

Fig.4-2 骨格について把握すべきこと

I級（正常な状態）

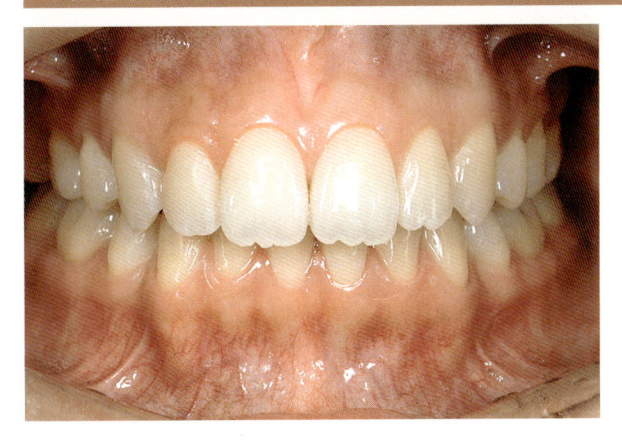

- 骨格的に上下顎骨のバランスがよい。
- 上顎の正中が顔貌の正中と一致しており、上下顎の正中もほぼ一致している。
- 上顎中切歯の切縁と口唇とのバランスがよく、咬合平面が揃っている。
- 上下顎の犬歯、第一大臼歯がI級関係にある。

II級

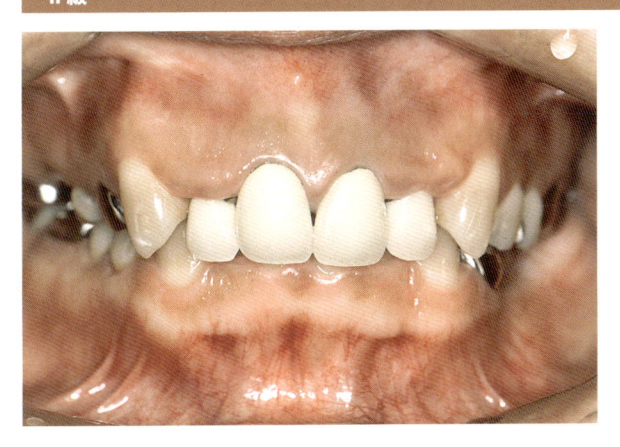

- 骨格的に上顎骨に対して下顎骨が遠心側にある。
- 上顎前歯部が多くみえ、下顎前歯があまりみえない。
- 下顎犬歯、第一大臼歯が上顎に対して遠心側にある。
- 顔貌の正面観では、上顎前歯部が多くみえる。

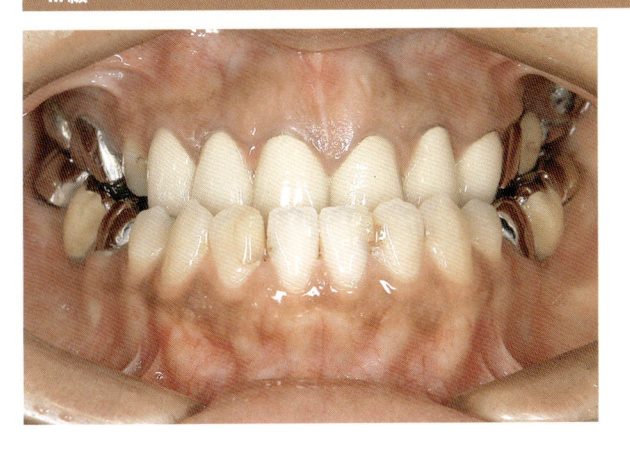

III級

- 骨格的に上顎骨に対して下顎骨が近心側にある。
- 下顎犬歯、第一大臼歯が上顎に対して近心側にある。
- 顔貌の正面観では、下顎前歯部が多くみえる。

Fig.4-3 歯列について把握すべきこと

正常

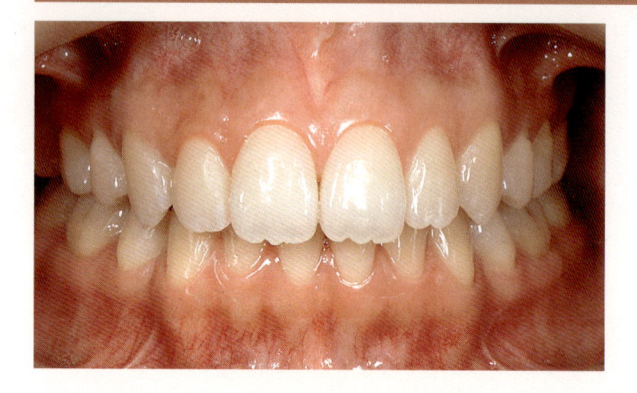

Ⅰ級関係にあり、咬合平面、咬合高径が適切な関係にある。

叢生

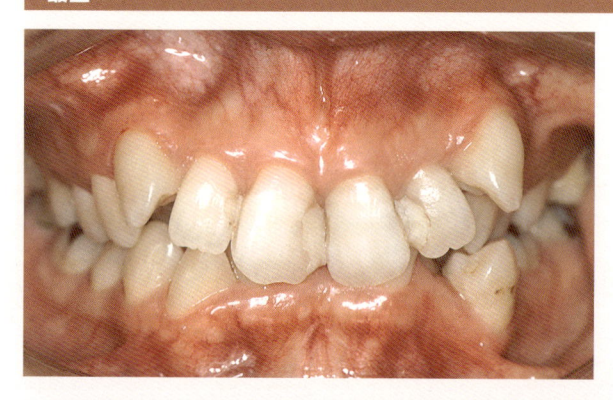

顎骨が小さいにもかかわらず歯のサイズが大きいため調和がとれず、正しい位置に歯の配列ができていない。

空隙

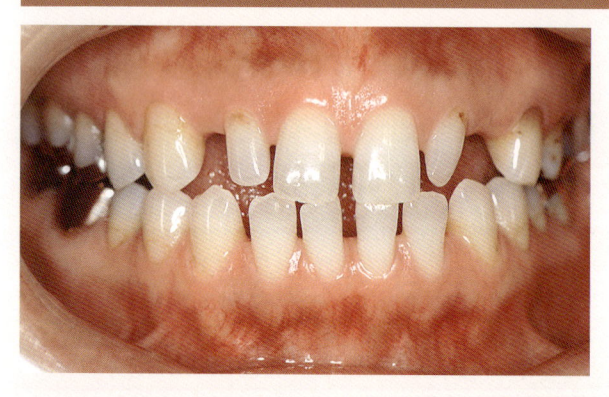

顎骨が大きく歯のサイズが小さいため、空隙が生じている。

先天欠如

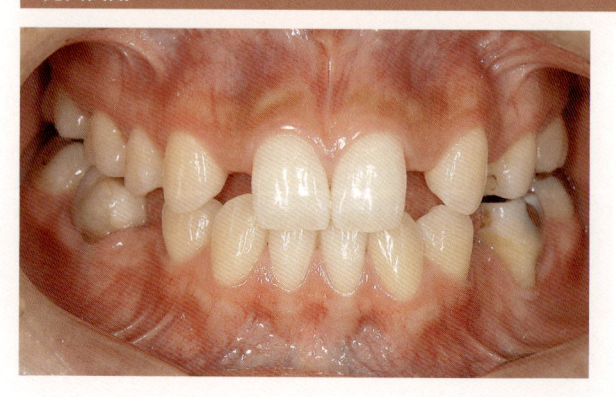

先天的に永久歯が欠損しているため、トゥースポジションが悪い場合が多い。

Fig.4-4 顎関節について把握すべきこと

正常

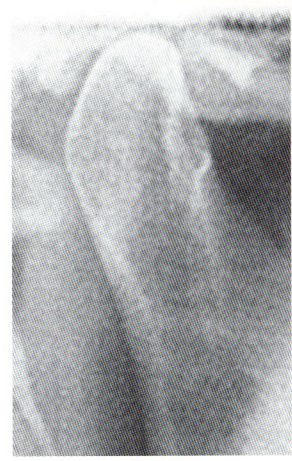

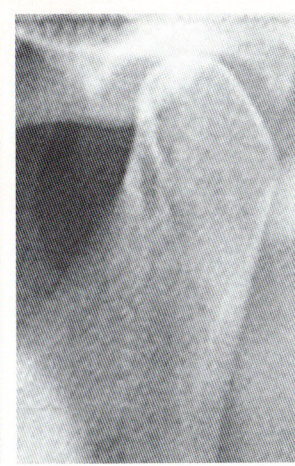

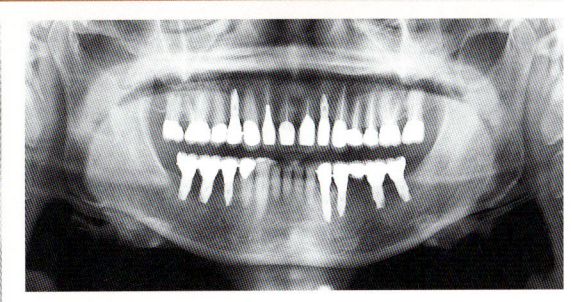

関節窩と下顎頭が機能的に動きやすい形（丸み）をしている。

両側変形

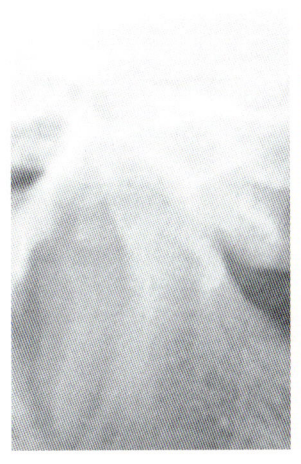

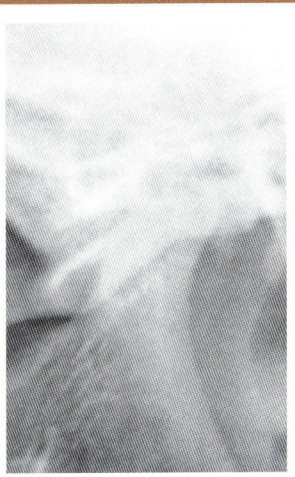

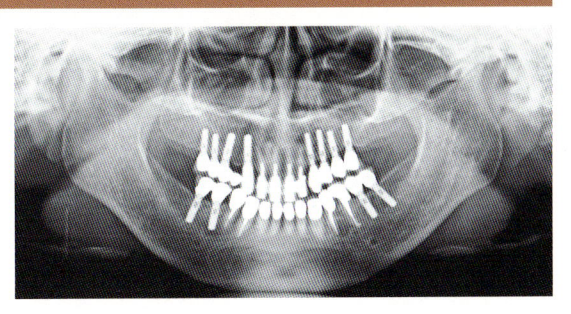

両側の下顎頭の形態に変形があり、スムースな動きができない場合がある。

片側変形

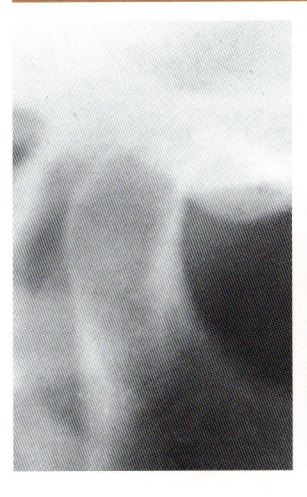

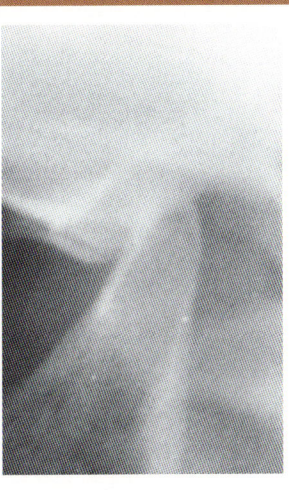

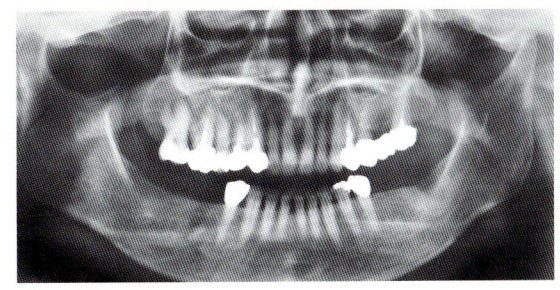

片側の下顎頭に変形があり、左右均等な動きをとれない場合がある。

Fig. 4-5 支持組織——歯肉・歯根膜・骨——について把握すべきこと

歯肉

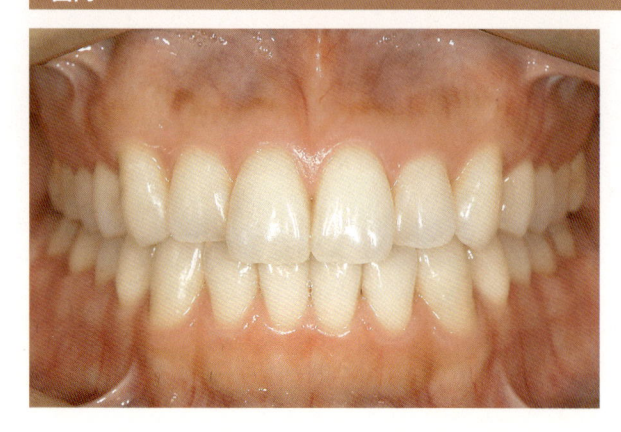

- 歯肉の厚みによって、抵抗性の高い歯肉と抵抗性の低い歯肉に分かれる(biotype)。
- 付着歯肉の役割は重要である。天然歯においてもインプラントにおいても、付着歯肉の少ない症例は病的変化が起こりやすくなる。

歯根膜

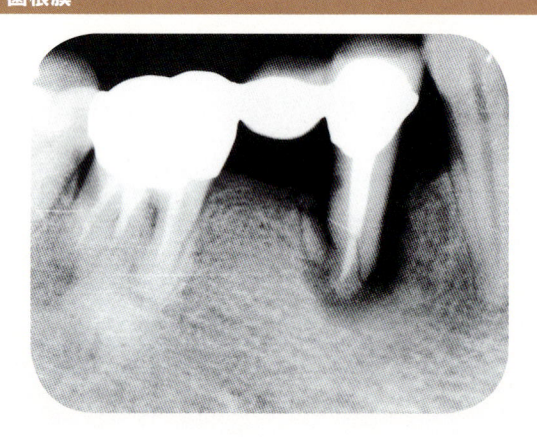

- 拡大もしくは消失することがある。
- 拡大は咬合力に対する抵抗、消失は炎症の存在を示唆している。

骨

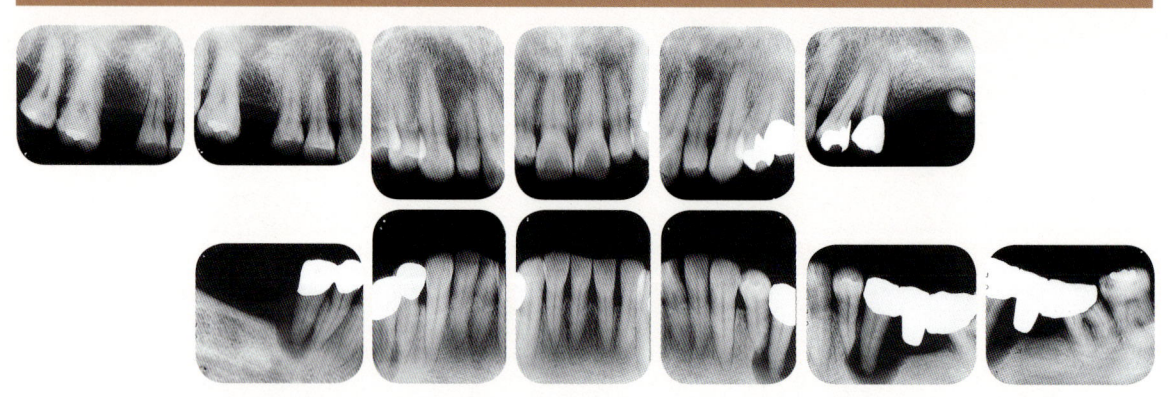

- 正常な骨梁に対して、歯根膜と同様に、咬合力での変化と炎症による変化が現れる。
- 近年の歯科治療においては、1番目の歯としての乳歯、2番目の歯としての永久歯、そして3番目の歯としてのインプラントが定着してきたことから、単に歯の治療、歯肉の治療で終わることなく、『骨の維持』の重要性が増して来ている。つまり、すべての歯をなくしたとしても、骨が十分に残っていれば、インプラントを用いて咀嚼の回復を図ることが可能となった。
- う蝕による抜歯、歯周病による抜歯の際に、どのようにすればできるだけ骨を残すことができるかを考えて処置することが重要である。

Fig.4-6 歯——形態・色調・う蝕・欠損——について把握すべきこと

形態

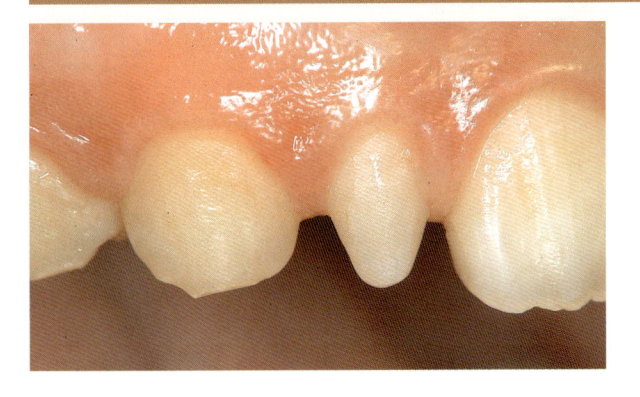

- 大きな歯、小さな歯、四角い歯、丸い歯など、その形はさまざまである。
- 『どれがよいか』ではなく、『その人、個人にとっていちばんバランスがよいのはどのような形態なのか』を考える必要がある。

色調

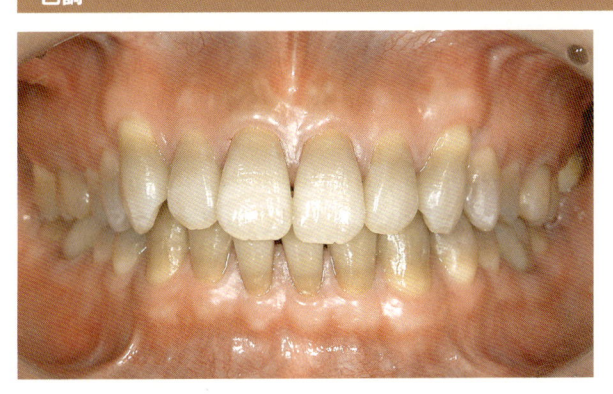

- テトラサイクリンによる歯の着色など、患者が本来持っている歯の色が自然なのか不自然なのかを認識する必要がある。
- 歯の色に関しては、術者側の考えだけでなく、患者の意識がそこにあるのかどうかが重要である。

う蝕

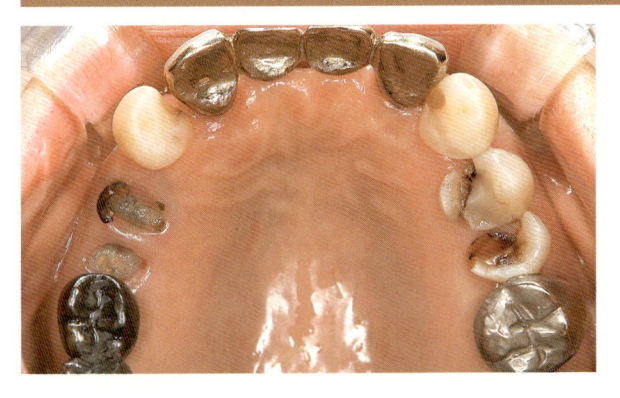

- 患者の口腔内をみて、う蝕に対する抵抗性が高いのか低いのかを判断する。
- う蝕が存在しても、それがプラークコントロールの問題なのか抵抗力の問題なのか、もしくは医原性疾患によるものなのかの判断が必要である。

欠損

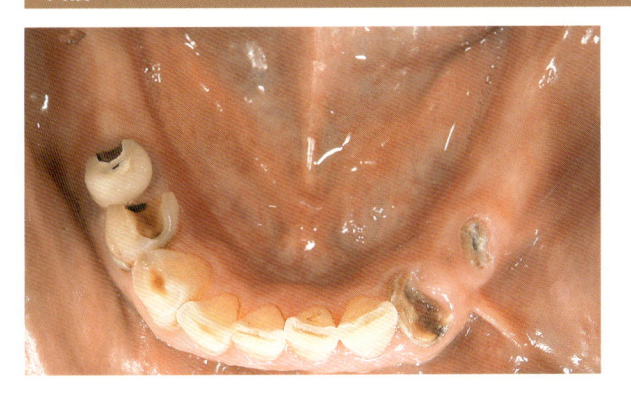

- 欠損の部位だけをみるのではなく、残存している歯の状態によって欠損の原因を考える。
- 欠損の原因は、大きく分けてう蝕、歯周病、歯根破折、事故などであることから、患者のリスクがどこにあるのかをみることが重要である。

Chapter 4 資料を読む際の基本コンセプト

Chapter 4-2
資料の読み込みかた・2
――現状の原因を知る

　大きな視野から小さな視野に移り、問題点がどこにあるのかが理解できると、歯科医師の性から「さぁ、これからどうしようか」と考えてしまう習性がある。しかしここでいちばん大切なことは、『問題を起こした原因はどこにあるのか』を知ることである。つまり、骨格、歯列、顎関節、支持組織、歯において何らかの問題が生じているならば、その原因は先天的なのか後天的なのかを探ることが大事である。なぜなら、原因がわかれば、それに対する対処法は自然と出てくるようになるからである。

　多くの歯科医師は、「早く何とかしたい」「早くゴールに辿り着きたい」と思いがちだが、それでは『本質的な問題を解決する』という目的を見失ってしまうこととなる（*Case 4-1*）。

Case 4-1　左右の関節の形態が非対称になっている症例

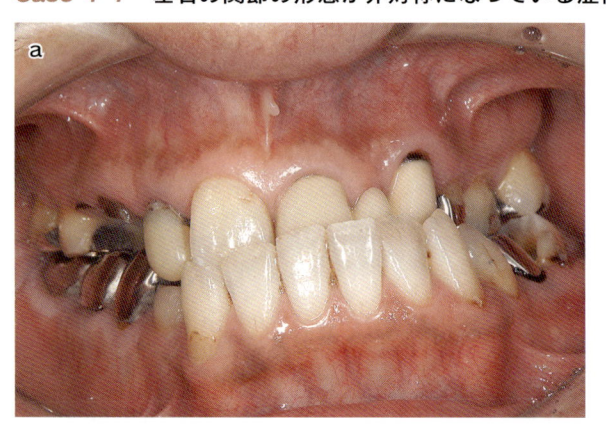

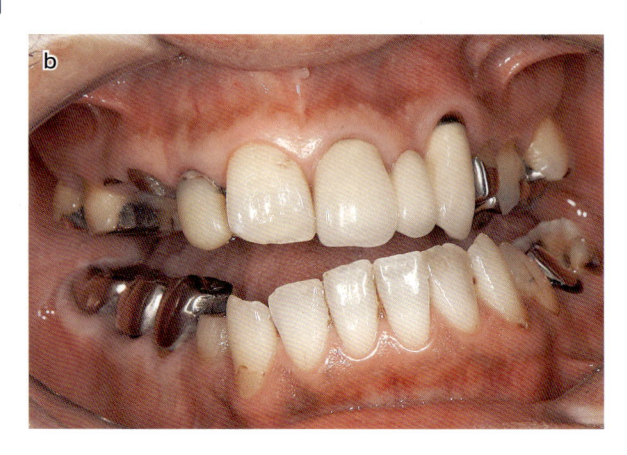

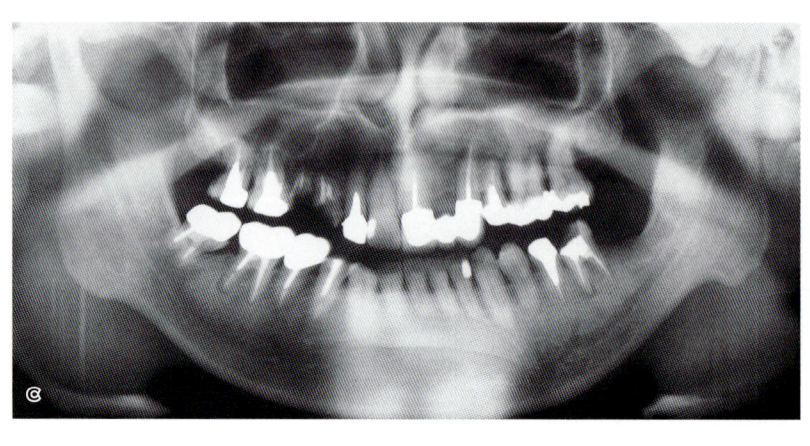

Case 4-1a〜c　45歳・男性。オートバイによる事故で左側下顎頭を骨折し、そのまま癒着して、左右の関節の形態が長年にわたって非対称となってしまった。ゆえにこの原因は、後天的なものと考えることができる。

Chapter 4-3
資料の読み込みかた・3
——将来を予測する

　現状がわかり、原因が理解できれば、治療ゴールをどこに設定すればよいのかが判断できる。つまり、

- 現状からどのようにすれば安定するか
- 骨格、歯列、顎関節、支持組織、歯の5つの項目のどれを治療すれば安定が得られるか

が明確になる（**Case 4-2**）。

　また、治療ゴールが明確になれば、治療後のリスクがどこに残るのかを理解することもできる。歯科治療の最終的な到達点は補綴処置で終わることが多く、必ず人工物としてのリスクを抱えてしまうことになる。ゆえに『どこにリスクがあるのか』を把握することで、個々の患者の状況に即したメインテナンスを行うことができるのである。

Case 4-2　どこを治療すればいいのか？

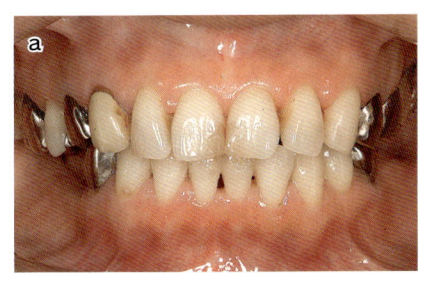

Case 4-2a、b　57歳・女性。本来は歯列に大きな問題はなかったであろう。安易な歯科治療により、臼歯部に欠損を生じてしまった。

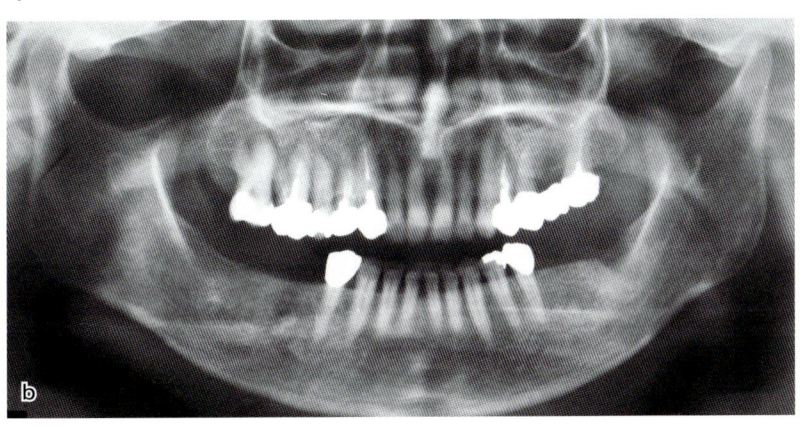

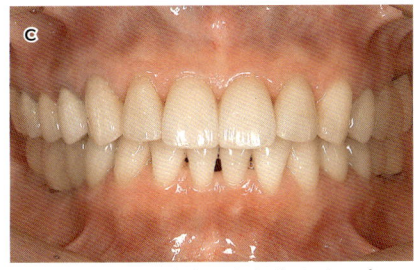

Case 4-2c、d　欠損した部位はインプラントで、天然歯の色と形態は補綴で修復すれば、患者が本来持っていたような状態を回復することができる。骨格、歯列には問題のない症例である。

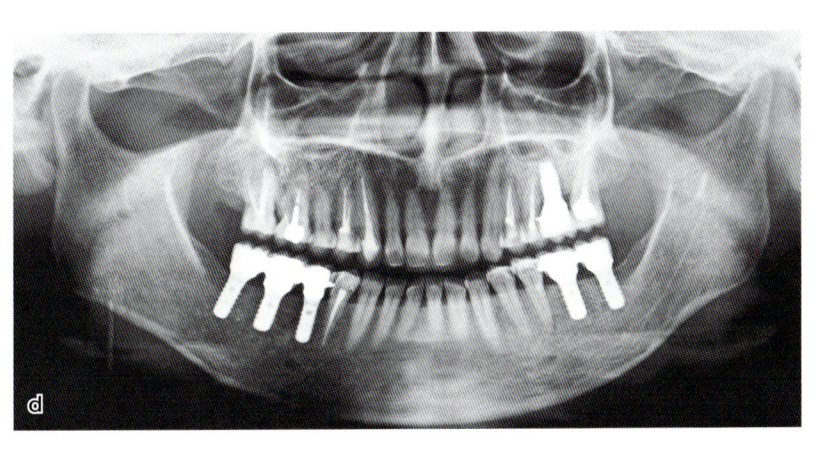

Chapter 5

診査・診断に活かすパノラマエックス線写真と口腔内写真の読み込みかた

　われわれ歯科医師は、採得した資料から患者の口腔内が崩壊に至った原因を考えるために、まず問題点を抽出する。しかし、せっかく採得した資料もその読みかたがわからなければ、問題点を抽出できず、ただ「資料を採っただけ」になってしまう。そうならないために、Chapter 5では

- 採得した資料からわかることは何か
- 資料のどこをみて、どう考えるか

を検討していく。

　資料を読み解く上で重要なことは、『採得した資料が正常像とどう違うか、具体的に何が違うのか』をみつけることである。残念ながら現在の日本においては、何かトラブル（主訴）がないと人は患者として来院しない傾向がある。そのため歯科医師は、正常像を観察できる機会が少ないのが現状である。しかし、患者の口腔内を本章で挙げるポイントの順序に沿って観察する習慣をつけることができれば、『何が正常で何が異常なのか』がわかるようになってくるであろう。

　『何かおかしい』というサインは、資料のなかに必ず存在する。『資料をよく読む』ということは、そのサインを見極めることなのである。

　ここでは、資料を

　　1）問診
　　2）パノラマエックス線写真
　　3）口腔内写真（口唇および顔貌写真とともに）

の3つに絞って考えていく。そしてその資料毎にチェックすべき項目を挙げ、それぞれ正常像、問題を持つ像を示し、比較検討できるようにした。

　なお、本来なら資料は『顔貌から歯へ』のように大きくとらえて小さいものをみていくのだが、ここではもっとも身近な資料であるパノラマエックス線写真のみかたに重点をおいた。

　臨床現場では、まずは問診で患者とのコミュニケーションをとり、主訴をよく理解することからスタートする。その主訴を踏まえて、パノラマエックス線写真をチェックポイントに沿って読影すれば、口腔内写真、口唇および顔貌写真もスムーズに読み解くことができるようになるであろう。

山崎　正子

Chapter 5-1
問診における "歯科的既往歴" を読み解く

　患者が来院して、最初に採る資料が問診である。問診は、ただ現症を聞き取るだけではなく、資料採得の第一歩だと考えるべきである。特に患者との良好な関係づくりは、問診から始まっていることを認識しておきたい。また、問診をしっかり行うことによって、患者にとって必要な資料は何かがわかるようにもなってくる。

　*Fig.5-1*は、問診の一般的事項である。なかでも、特に重要な問診におけるチェックポイントとして、以下に示す3つが挙げられる。

1） 主訴：患者の訴えによく耳を傾け、理解することはもとより、生活習慣などその背景をも考える。
2） 全身的既往歴：過去に罹患した疾患や現在も治療中の疾患、また服用している薬剤についても、年代順によく聴取しておく。
3） 歯科的既往歴：患者の口腔内には、今まで受けてきた歯科治療の痕跡が残っているので、口腔内をよく観察し、どのような経緯をたどって現在に至ったかを年代順によく聴取する。それによって、患者が歯科治療に対してどのようなスタンスを持っているかもよくわかる。患者が歯科治療に対して協力的なのかどうか、痛みだけが取れればいいのか、本当はちゃんと治したいのかなどを把握しておきたい。

　『問診は主訴を聴くこと』と安易に考えず、患者の希望や要望も踏まえ、患者自身を理解するように心がけながら、しっかりと聴取したい（*Case 5-1*）。

Fig.5-1 問診時に聴取すべき一般事項とそのポイント

1. 主訴
    1） 自覚症状のうち、現在もっとも苦痛であること、不快で改善を望んでいることを聴取する。
    2） 患者の訴えによく耳を傾ける。
2. 現病歴
    1） 今の病気が発病してから現在までの経過で、いつ、どこに、どのように病気が始まり、どのような経過をたどったか、内服の有無やその薬剤名なども含めて、順を追って聴取する。
    2） 前医で治療を受けていれば、いつ、どのような治療を受け、経過はどうだったかを聴取する。
3. 既往歴
    1） 全身的既往歴（過去に罹患した疾患、外傷や手術歴、入院歴）を年代順に聴取する。
    2） 歯科的既往歴（過去に受けた歯科治療）を年代順に聴取する。
4. アレルギーの有無（既往）
    特に薬剤については注意を要する。内服（抗菌薬、下熱鎮痛薬など）や注射によって、薬疹や吐き気などの既往の有無を聴取する。
5. 家族歴
    1） 家族のう蝕罹患率や歯の喪失傾向
    2） 咬合状態（Ⅲ級傾向やⅡ級傾向がみられるか）
    3） 全身疾患（特に糖尿病などの生活習慣病）
    4） 喫煙の有無
6. 生活習慣
    1） 趣味
    2） 生活スタイル

Case 5-1　咀嚼障害を訴えて来院した患者への問診

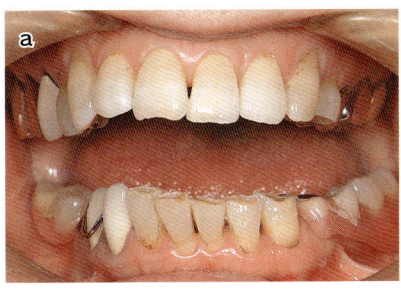

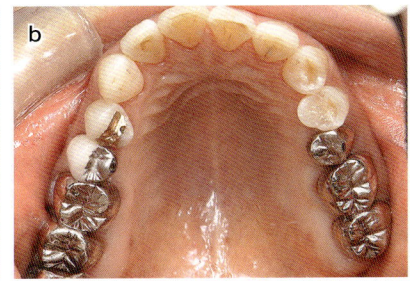

【症例の概要】
年齢・性別　55歳・女性
初診　2007年6月1日
職業　薬剤師
主訴　咀嚼障害
全身的既往歴　特記事項なし
歯科的既往歴　下記参照

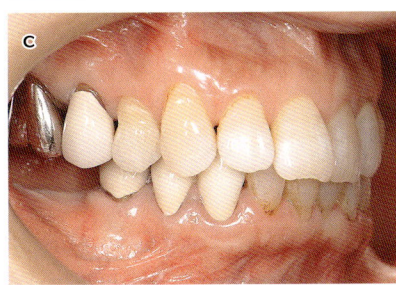

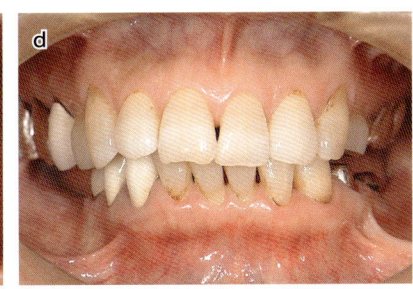

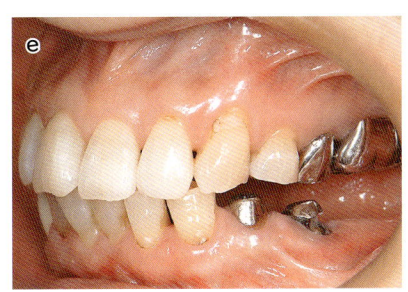

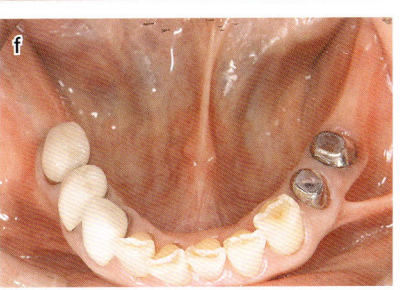

Case 5-1の患者の歯科的既往歴

- 1983年に|7を疼痛のため抜歯、抜歯後はそのまま放置。

- 1987年に|76を根管治療後の疼痛のため抜歯し、|543の天然歯を抜髄して|76543の延長ブリッジを装着した。

- その後|6に痛みが出て、当時の主治医より「また抜歯する」と言われたため転医。

- 転医先で|6を抜歯し、|45にマグネットを装着して|4567のパーシャルデンチャーを装着。

- 下顎右側のブリッジが何度も外れるため、1992年に|76を切断し、|45のマグネットはそのままで、|76|4567のパーシャルデンチャーを装着。

- パーシャルデンチャーは|45でよく破損し、何度も修理をくり返してきた。

- 「噛めない」と思いながら現在に至る。

- 来院の半年前、仲のよい写真屋へパスポートの写真を撮りに行ったときに、顔の歪みを指摘された。

- 「治るとは思ってないが、顔の歪みの相談をしたい」ということで筆者の歯科医院に来院した。

Case 5-1　咀嚼障害を訴えて来院した女性の口腔内状況と、問診時に時系列で聴取した患者の歯科的既往歴。

Chapter 5　診査・診断に活かすパノラマエックス線写真と口腔内写真の読み込みかた

1）主訴と歯科的既往歴を総合的に判断するとみえる"患者像"

Case 5-1の患者の主訴は、『咀嚼障害』である。この患者の歯科的既往歴を分析することで、どのような状況下で咀嚼障害になってきたのか推察することができるだろう。以下は、この患者の歯科的既往歴のなかで重要なポイントを書き出したものである。

①1983年、つまり31歳で7を抜歯しており、40歳の時点ではすでに7 6|6 7を抜歯して下顎両側遊離端欠損となっている。年齢からしても早すぎる喪失である。
②抜歯の原因は疼痛であって、動揺ではない。
③補綴物は脱離したりパーシャルデンチャーが破損したりと、トラブルが多い。

これらの歯科的既往歴から、歯周病由来というよりも、咬合由来の咀嚼障害と推察できるであろう。

また、患者の「治るとは思っていないが、顔の歪みの相談をしたい」という言葉にも注目したい。主訴は咀嚼障害であるが、来院の動機はむしろ顔の歪みにあるのかもしれない。

患者はこれまでメタルボンドやマグネットを使用した治療を受けていることから、「ちゃんと治したい」という意識があることも推察できるだろう。

2）この患者に必要な資料は何か？

Case 5-1の患者の歯周病の病態は軽度である。抜歯に至った経緯や補綴物のトラブルが多いこと、顔の歪みなどを考えると、それらは咬合が関与していると考えられる。ゆえに問題点の抽出のためには、基礎資料のみでは足りず、詳細な資料が必要となる。具体的には、下記の資料が必要となるだろう。

- 犬歯ガイドの口腔内写真
- 顔貌写真
- 側面および正面のセファロエックス線写真

このように、特に歯科的既往歴の詳細な聴取をすることで、次のステップである資料採得において必要な資料がみえてくる。過不足のない資料を採得するためにも、問診、特に歯科的既往歴の詳細な聴取は重要である。

Case 5-1の治療結果については、152ページにて解説

Chapter 5-2
パノラマエックス線写真の5つのチェックポイント

　パノラマエックス線写真は、多くの歯科医師にとってもっとも身近な資料といえるだろう。パノラマエックス線写真は全体をみることができ、左右側、上下顎を対称に比較検討できるなど、1回の撮影で多くの項目を読影できる利便性がある。しかしその反面、得られる情報を正しく整理・分類しなければ、それらの情報を活かすことはできない。

　*Fig.5-2*に、パノラマエックス線写真の読影時にチェックすべき5つの項目と読影順序を挙げる。この5つの項目をパノラマエックス線写真から読影し、把握しておきたい。なお、この読影順序は、パノラマエックス線写真という1つの資料においても、『大きなもの（骨格）から小さなもの（1本の歯）をみる』という、資料をみる基本に則っている。したがって以降にて解説するパノラマエックス線写真の5つのチェックポイントは、その項目だけでなく、チェックする順序にも注意したい。

Fig.5-2　パノラマエックス線写真の5つのチェックポイント

1. **骨の状態**
    1) 骨格：下顎の形態、下顎角の形態、左右下顎枝の長さの対称性、下顎の偏位の有無（下顎角とメントン（オトガイ最下点）を結んだ線でチェックする）
    2) 欠損部の状況：骨量、骨質の状態
        上顎……歯槽骨頂から上顎洞底・鼻腔底までの距離（骨量）およびエックス線の透過性（骨質）
        下顎……歯槽骨頂から下歯槽管上壁・オトガイ孔までの距離（骨量）およびエックス線の透過性（骨質）
    3) 骨吸収の有無：骨レベルの連続性の有無
2. **下顎頭の状態**
    1) 変形の有無：左右対称性の有無
    2) 左右下顎頭の高さの違い：咬合平面の傾き、下顎の偏位の有無
3. **咬合平面および上下顎咬合平面が作る空隙幅**
    1) 臼歯部咬頭頂から前歯切縁を結んだ線の連続性、左右対称性の有無
    2) 上下顎の咬合平面によってできる空隙幅の、前歯部と臼歯部の均等性の有無
4. **上下顎歯列の正中**
    正中の一致・不一致の確認
5. **個々の歯の状態**
    1) う蝕の有無
    2) 根管充填の状態：再根管治療の必要性の有無
    3) 補綴物の状態：適合性の良否
    4) 歯と根の形態：咬耗などによる形態異常の有無、歯根形態のチェック
    5) ホープレス歯の有無：う蝕、骨吸収、歯根破折など

Fig.5-3 パノラマエックス線写真のチェックポイント　1．骨の状態

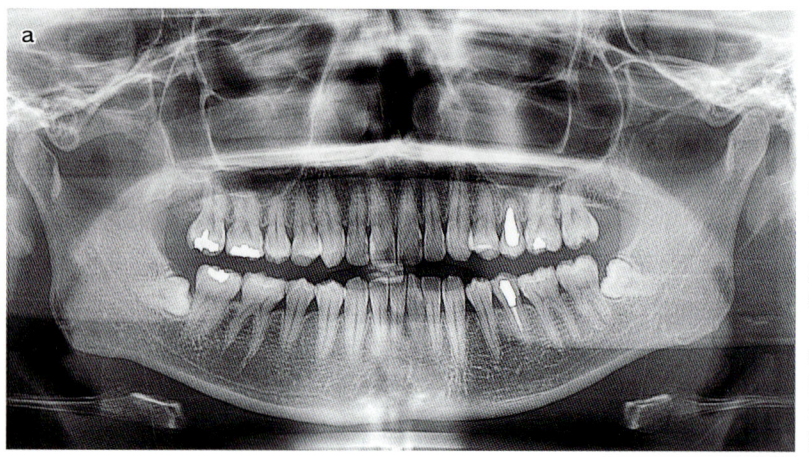

Fig.5-3a 26歳・女性。下顎は下顎角の大きさ、臼歯部と前歯部の歯槽骨部の高さも含め、全体的にバランスが取れている。骨吸収は軽度で、骨レベルも連続性が取れている。しかし上顎に関しては、歯槽骨頂から上顎洞底までの距離が短く骨量が少ない。|5は根尖病巣も認められるが、装着されているメタルコアの大きさを考えると、再根管治療は不可能と考えられ、歯根破折のリスクもあり予後が不安である。上顎臼歯が保存不可能に至った際の抜歯には、けっして乱暴に行わず注意深く丁寧に行い、骨を残すことを心がけたい。

骨の状態

パノラマエックス写真では、まず下顎全体の形態やバランスをチェックした上で、その特徴的なことを把握しておく（**Fig.5-3**）。

まず、咬筋の付着部である下顎角の発達の度合いは、咬合力の強弱に関わってくるので、診断、治療計画を考える上でチェックが必要である。

欠損部の骨量に関しては、上顎は上顎洞底と鼻腔底までの距離、下顎は下歯槽管上壁までの距離（骨量）の計測が必要である。頬舌的な骨の厚みはCT写真やスタディモデルなどで三次元的に確認する。

骨質は骨梁をみる。骨梁とは骨にみられる細かい網状の模様のことで、それが密なほどパノラマエックス線写真では不透過性が高く、骨は硬く健康である。加齢により徐々に減少し、粗になると骨全体も透過性が高くなり脆くなってくることもあるので、インプラント治療においては骨量とともに骨質のチェックも重要である。

骨吸収の原因は、

1）歯周病（炎症）
2）咬合性外傷（力）
3）歯周病と咬合性外傷の共存したもの
4）根尖病巣

に分けられる。垂直的か水平的か吸収の形態をみるとともに、片顎のみや部分的に限局した骨吸収は、歯周病のみによるものとは考えにくいことを理解して、骨吸収の原因を考えることが大切である。また、歯の動揺度にも注意しておきたい。骨吸収の度合いと動揺度は必ずしも一致しない。動揺度は歯の予後を判断する際に重要となってくるので、触診をして動揺度を確認しておくことが必要である。

骨の状態　チェックポイント

1) 骨格：下顎角の形態、下顎の形態
2) 欠損部の状況：骨量・骨質
3) 骨吸収の有無：
   - 歯周病由来
   - 咬合由来
   - 骨レベルの連続性

Fig.5-3b 54歳・女性。下顎をみると、咬筋の付着部である下顎角が大きい。このことは、咬筋が発達していて咬合力が強いことを示唆する。この患者は⑤⑥⑦⑧のブリッジ脱離で来院した。⑤⑥⑦⑧という補綴力学を無視したブリッジの設計が⑧の崩壊、ブリッジ脱離の原因の1つであるが、咬合力が大きく関与していることは十分に考えられる。よってこの欠損部には、片側遊離端のパーシャルデンチャーではなく、インプラントが適応となるであろう。咬合力の強さは治療計画立案時に慎重に考慮すべき点である。

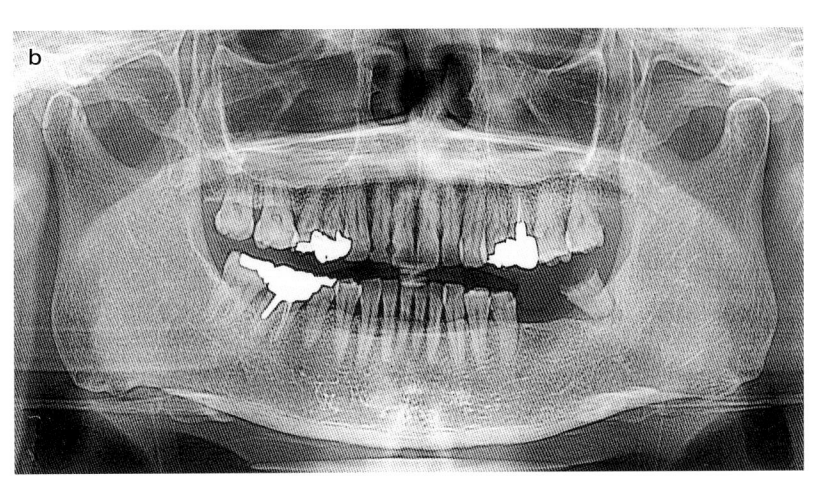

Fig.5-3c 20歳・男性。このパノラマエックス線写真は、*Fig.5-3b*、*d*と比べてもわかるように、縦長である。これは、下顎前歯部歯槽骨部が下前方に成長しているため、臼歯部歯槽骨部の高さに比べて前歯部歯槽骨部が高いからであり、下顎前突の骨格の特徴である。この場合の下顎前歯部は、高さは十分でも骨幅は薄い。下顎前突はAngleの分類Ⅲ級の歯列となるので、口腔内などで咬合状態、犬歯ガイドの確認などが必要である。

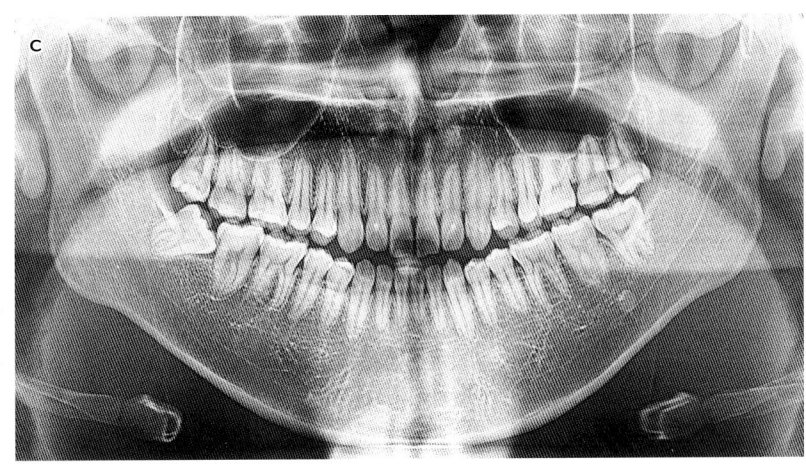

Fig.5-3d 36歳・男性。顎骨自体のバランスは悪くないが、36歳という年齢であるにもかかわらず、全体的に重度の水平的骨吸収を認める。この骨吸収がこの年齢で起こった原因を、問診や口腔内診査の資料から、**104ページ**に示した4つのポイントに沿って考えておく必要がある。問診にて全身的疾患はないものの、1日2箱喫煙するというヘビースモーカーであることがわかった。また口腔内の清掃性は不良で、上顎には不適合なパーシャルデンチャーが装着されていた。以上のことより、複合的に骨吸収が起こったと考えられる。

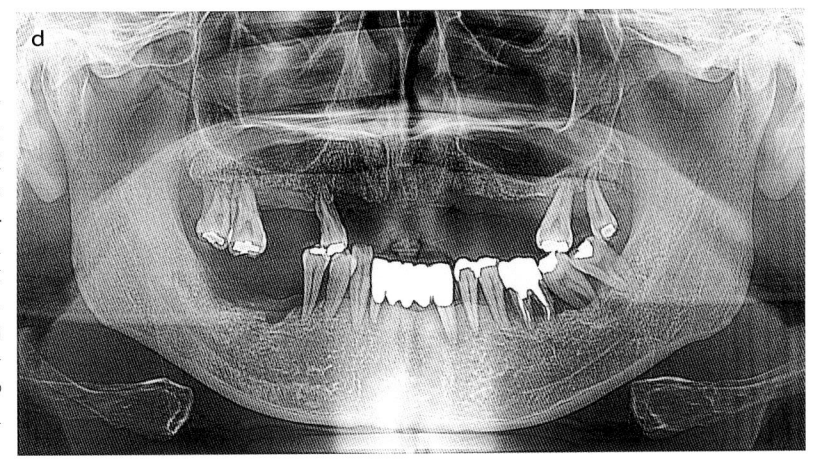

Fig.5-4 パノラマエックス線写真のチェックポイント　2．下顎頭の状態

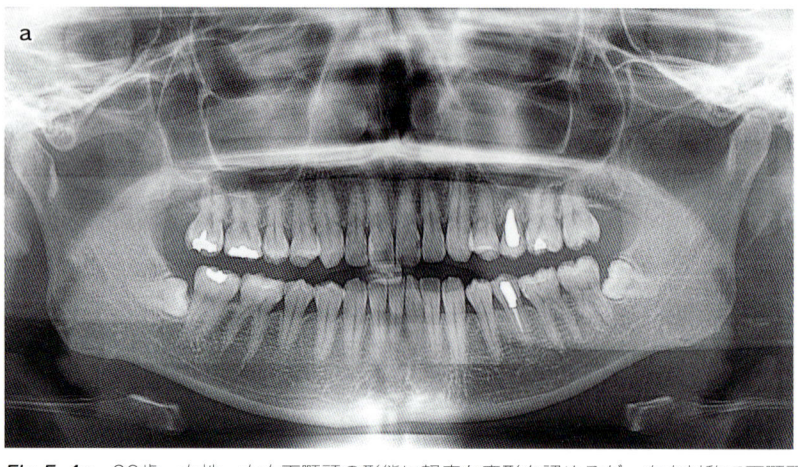

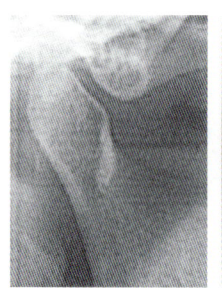

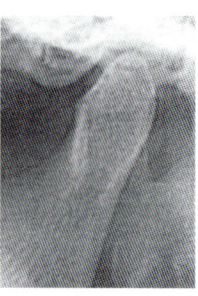

Fig.5-4a 26歳・女性。左右下顎頭の形態に軽度な変形を認めるが、左右対称で下顎頭の高さとともに大きな問題はない。問診と診査により顎関節症状は現症・既往ともになく、咬合平面の傾きも認められない。パノラマエックス線写真にて、形態の変形や高さに大きな左右差がある場合は、問診で顎関節症状の有無をその既往も含めて聴取しておきたい。また、口腔内にて犬歯ガイドや開閉口時の下顎の偏位の有無なども診査し、資料採得した口腔内写真でも確認することが重要である。咬合平面の傾きをみるには、わずかな開口位の口腔内写真とともに確認することが有効である。

下顎頭の状態

顎関節は、左右一対で運動する関節である。その下顎頭の形態や高さに左右で大きな違いがあると、開口障害、疼痛やクリック音などの顎関節症状が現症として出ていることが多い。問診では、その既往も含めて聴取を行いたい (***Fig.5-4***)。

下顎頭の高さに左右差がある場合は、下顎頭の低いほうに咬合平面が傾いている。咬合平面は補綴治療を行う際の基準となるものの1つであり、審美的にも機能的にも重要となってくるので、咬合平面の傾きには注意を要する。さらに下顎頭にこういった問題があると、スムースな顎運動を行えない場合が多い。よって資料として採得した口腔内写真より、歯列の形態、犬歯ガイドの有無や咬合平面の傾きなどをよく診査することが必要である。パノラマエックス線写真とわずかな開口位の口腔内写真はほぼ同じような状態にあるので、両方をよく比較しながら診査したい。

また、下顎頭の高さに左右差があると下顎に偏位がある場合が多いので、開閉口時の下顎の偏位や顔貌の正貌写真でのオトガイ部の位置のチェックも必要である。正面セファロエックス線写真による、顎骨の左右の対称性の確認も有効である (**確認方法は158ページ参照**)。

なお、たとえ顎関節の症状がなくても下顎頭の変形や高さに左右差が大きくある場合は、補綴処置を行う際に、プロビジョナルレストレーションを装着して顎位の安定を図るなどの注意を払う必要がある。

下顎頭の状態チェックポイント

1）変形の有無：左右対称性の有無
2）左右の下顎頭の高さの違い：咬合平面の傾き、下顎の偏位の有無

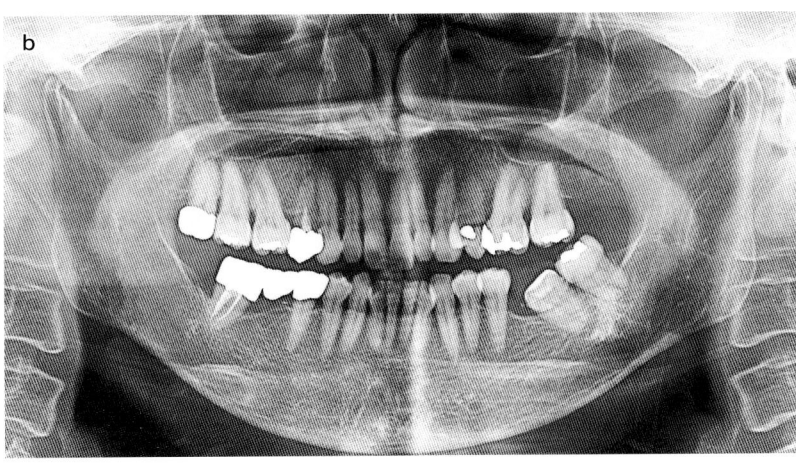

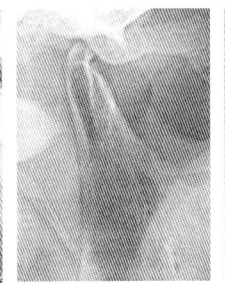

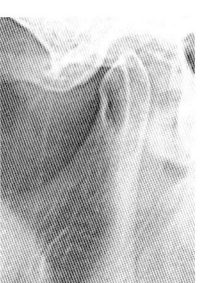

Fig.5-4b 46歳・女性。左右下顎頭の形態に著しい変形があり、その左右差も大きい。パノラマエックス線写真をみて下顎頭に大きな左右差がある場合は、問診にて顎関節症状の現症と既往を聴取する。患者は4年前に開口障害の既往があるものの、現在は特に症状はない。下顎頭の高さに大きな違いはなく、咬合平面の傾きは認められないが、6が欠損しており78の近心傾斜が大きく、この傾斜によって下顎の咬合平面が乱れている。78は抜歯が適応であるが、顎関節に問題がある場合は、78を2本同時に抜歯したり、抜歯後そのまま放置したりするような不用意なことはせず、患者の口腔内の状態を大きく変えることは避けるべきである。

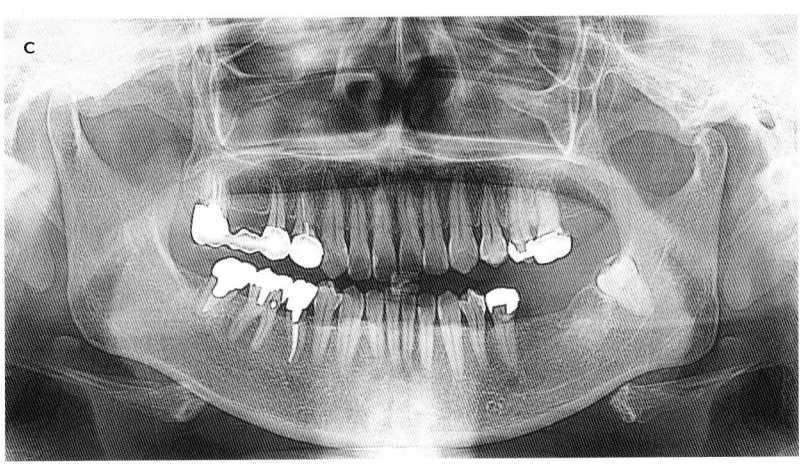

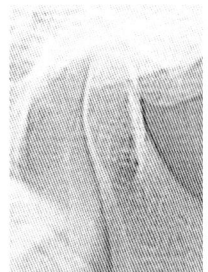

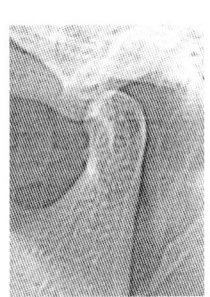

Fig.5-4c 56歳・女性。左右の下顎頭の形態に軽度の違いがあるが、開口障害や疼痛などの顎関節症状はなく、その既往もない。しかし、下顎頭の高さが左右で大きく違い、左下がりで、下顎咬合平面も左下がりとなっている。パノラマエックス線写真では下顎が右側に偏位しているのがわかる（下顎の偏位の確認方法：左右の下顎角とメントン（オトガイ最深部）を結んだ線で確認する。また、左右の下顎枝の長さの違いをチェックすることも重要である）。この患者は外科矯正治療を拒否したため安定しにくい口腔内であるが、メインテナンスを欠かさないようにして現状維持に努めていくことが重要である。

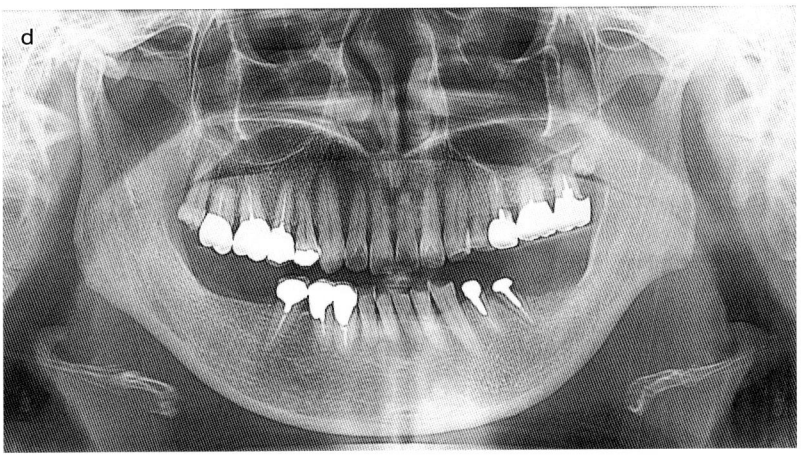

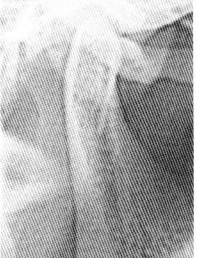

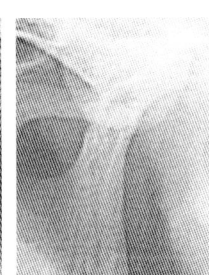

Fig.5-4d 55歳・女性。パノラマエックス線写真では、一見すると大きな問題はないようにみえる。しかし下顎頭をよくみると、左右の形態と高さに違いがあることがわかる。顎関節症状は左側顎関節にクリック音が認められるものの、開口障害や疼痛は現症・既往ともにない。下顎頭は左下がりで、咬合平面も左下がりである。またパノラマエックス線をよくみると、下顎が左に偏位しているのがわかる（***Fig.5-4c*** 参照）。みた目の感じよりも問題が内在していることがわかる。よってすぐに欠損部にインプラントと考えずに、口腔内をよく診査して、欠損となった原因を考えるべきである。

Fig.5-5 パノラマエックス線写真のチェックポイント　3．咬合平面および上下顎咬合平面が作る空隙幅

Angleの分類I級歯列

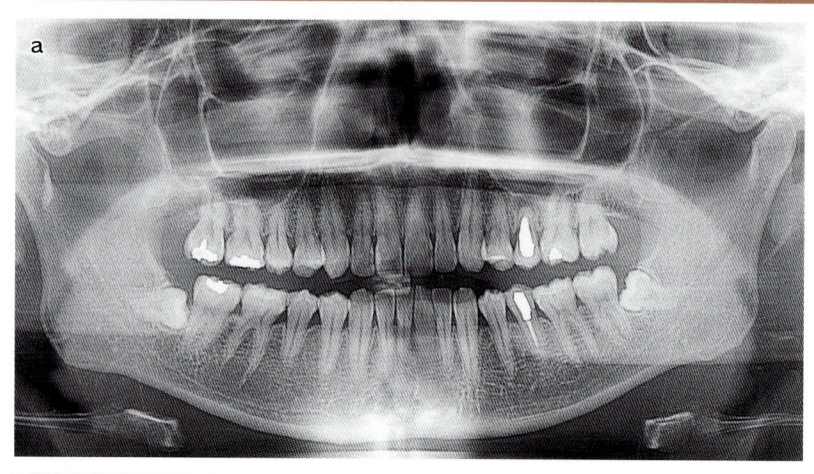

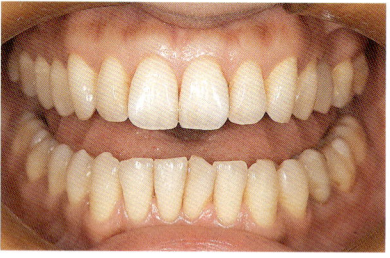

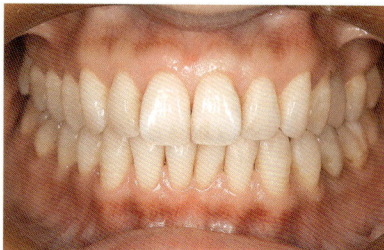

Fig.5-5a 26歳・女性。Angleの分類I級歯列における咬合平面の特徴は、その連続性と左右対称性である。また上下顎咬合平面が作る空隙幅は、臼歯部と前歯部でほぼ同じである。歯列がI級と推測できれば、前歯部の被蓋が正常で、犬歯ガイドが取れ、ディスクルージョンが得られていると考えられる。またその誘導の型もM型（146ページ参照）であることが推測される。このような歯列は口腔内も安定しており、清掃状態に問題がなければ、多くの場合、補綴物や根管治療の痕跡は少ない。また逆に、口腔内が安定している場合はI級歯列であることが多いので、日常臨床でもチェックをしてみると診断に役だつこととなる。

咬合平面および上下顎咬合平面が作る空隙幅

咬合平面および上下顎咬合平面が作る空隙幅　チェックポイント

1）咬合平面が、臼歯部から前歯部にかけて連続した左右対称のラインか？
2）上下顎咬合平面が作る空隙幅
- Angleの分類I級
  臼歯部～前歯部にかけて、ほぼ同じ幅
- Angleの分類II級
  臼歯部より前歯部のほうが狭い
- Angleの分類III級
  臼歯部より前歯部のほうが広い

咬合平面は、上顎は臼歯部咬頭頂と前歯部切縁を結んだ線、下顎は下顎臼歯部咬合平面から前歯部切縁を結んだ線で、補綴治療の基準線となる（136および150ページ参照）。口唇や顔貌写真とともにみて、水平基準線（瞳孔間線、口角を結んだ線）と咬合平面前方部（1|1切縁を結んだ線）が平行になることが望ましいが、パノラマエックス線写真でみる咬合平面は、上下顎ともに臼歯部咬頭頂から前歯切縁を結んだ線とし、臼歯部から前歯部へかけて連続した左右対称のラインであるかをチェックする（*Fig.5-5*）。

欠損があり対合歯が挺出して咬合平面が乱れたり咬合平面が傾斜している場合や、叢生がある場合など、咬合平面が連続した左右対称のラインを描かない原因は多々あるが、その乱れた咬合平面をいかに整えるかを考えることは、審美と機能の両面において非常に重要なことである。

咬合平面はわずかな開口位の口腔内写真でみるのが基本だが、パノラマエックス線写真はほぼ同じような状態になるので、咬合平面を推測するのに役立つ。特にAngleの分類II級の下顎咬合平面は、臼歯部と前歯部に段差がある特徴的な咬合平面なので覚えておきたい。

上下顎咬合平面が作る空隙幅はAngleの分類I～III級の歯列によって特徴があり、パノラマエックス線写真をみるだけで歯列が推測できる。歯列が推測できれば、犬歯ガイドが正常か否か推測することができる。そしてそれができれば、必要な資料は何かがわかるようになる。

Angleの分類Ⅱ級歯列

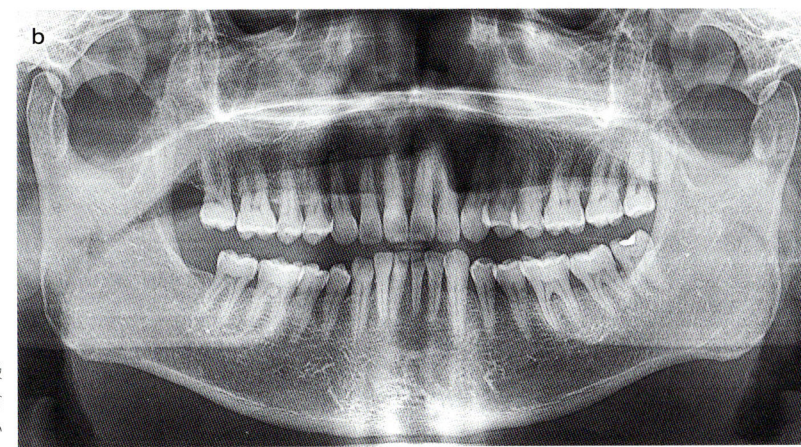

Fig.5-5b 75歳・男性。Angleの分類Ⅱ級歯列における咬合平面の特徴は、下顎の咬合平面にある。Ⅱ級歯列は下顎が後退している歯列なので、下顎前歯部が挺出することによって前歯部が咬合する。そのため咬合平面は臼歯部と前歯部に段差があり、前歯部が高くなっている。よって上下顎の咬合平面が作る歯列間の空隙幅は、前歯部が臼歯部に比して狭い。Ⅱ級歯列と推測できれば、前歯部の被蓋は深く、犬歯ガイドの型はD型と考えられる。口腔内で犬歯ガイドの状態を確認して、ディスクルージョンが得られているかチェックが必要である。

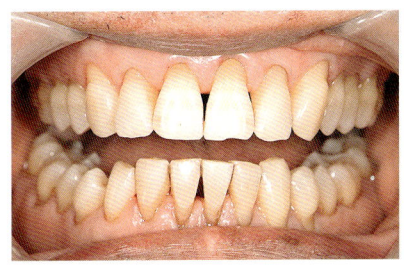

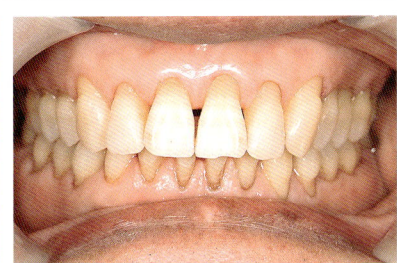

Angleの分類Ⅲ級歯列

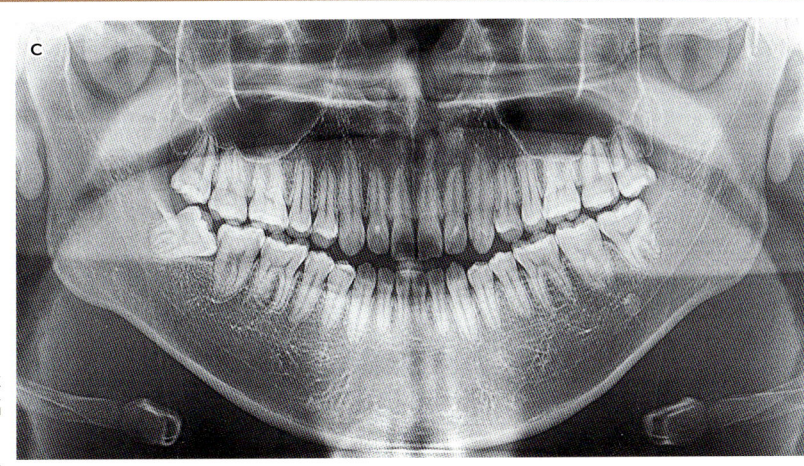

Fig.5-5c 20歳・男性。Angleの分類Ⅲ級歯列の特徴は、上下顎咬合平面が作る空隙幅にある。Ⅲ級歯列は下顎が前下方に成長しているため、前歯の被蓋が浅いもしくはないことから、上下顎咬合平面が作る空隙幅は、前歯部が臼歯部に比して広い。この歯列間の空隙幅によりⅢ級歯列と推測できれば、被蓋がないために犬歯ガイドが取れず、ディスクルージョンが得られにくいと考えられる。口腔内で確認することが重要であるが、将来的に臼歯部にトラブルを起こすリスクは高いので、注意深くメインテナンスを継続していくことが必要である。

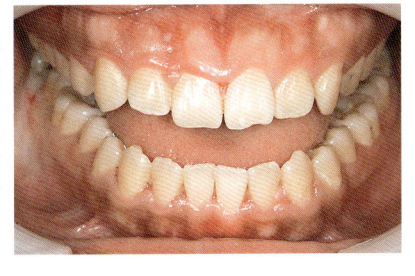

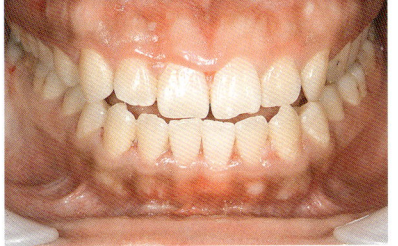

上下顎歯列の正中

　上下顎歯列の正中は、審美的にも機能的にも一致するのが望ましい。
　一般に正中は審美面で考えることが多いが、パノラマエックス線写真にて読む上下顎の正中は、おもに機能的な面を考える（**Fig.5-6**）。上下顎歯列の正中にずれがあると、歯列の偏位によって犬歯の位置が左右で非対称となり、片側または両側の犬歯ガイドに問題を生じることになることから、機能的にも正中の確認は重要である。パノラマエックス線写真にて正中を確認して、一致していない場合は、上下左右の犬歯の位置と対咬関係をみると同時に、口腔内写真の正面観にて上下顎歯列の正中、顔貌写真にて顔貌の正中と上顎歯列の正中が一致するか否かの確認が必要となる（**133ページ参照**）。また、口腔内写真の側方面観で左右犬歯の対咬関係、犬歯ガイドの有無、その型の確認も必要になってくる。
　このようにパノラマエックス線写真から推測することによって、次にどのような資料が必要か、そして資料のどこをどうみるかがわかるようになってくる。
　なお、パノラマエックス線写真は咬頭嵌合位で撮影されたものではないので、上下顎歯列の正中の一致・不一致は参考程度と考えたい。

上下顎歯列の正中　チェックポイント

1）上下顎歯列の正中が一致しているか否か
- 一致している：叢生などがない場合は、左右犬歯の対咬関係が正常で、犬歯ガイドに問題がない。
- 一致していない：正中にずれがあり、左右の犬歯ガイドが左右で違っていても、ディスクルージョンが得られて機能的に問題がない。
- 一致していない：正中にずれがあり、片側もしくは両側ともに犬歯ガイドが得られず、機能的にも審美的にも問題がある。

2）左右犬歯の対咬関係、犬歯ガイドの有無の確認＊

＊犬歯の対咬関係、犬歯ガイドについては、**146ページ参照**

Fig.5-6 パノラマエックス線写真のチェックポイント　4．上下顎歯列の正中

①上下顎歯列の正中が一致している

Fig.5-6a〜f　25歳・男性。パノラマエックス線写真では上下顎歯列の正中は一致している。最大咬頭嵌合位（ICP）での確認のため、口腔内写真の正面観にて正中の一致の確認をする。この患者は、正面観においても上下顎歯列の正中が一致している。また側方面観にて左右犬歯の対咬関係を確認すると、上顎犬歯尖頭が下顎犬歯遠心上部鼓形空隙に位置しており、犬歯の位置関係は良好である。また側方運動時にも、上顎犬歯近心斜面と下顎犬歯遠心斜面がガイドしてディスクルージョンが得られている犬歯関係Ⅰ級（M型）で（**146ページ参照**）、機能的に問題がない。

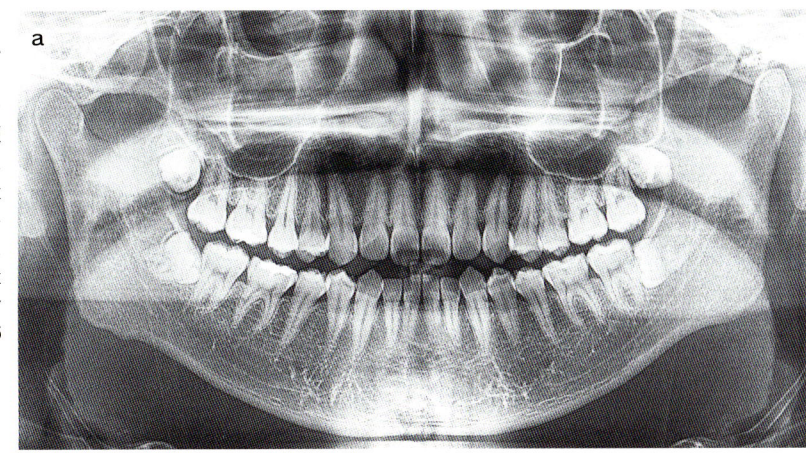

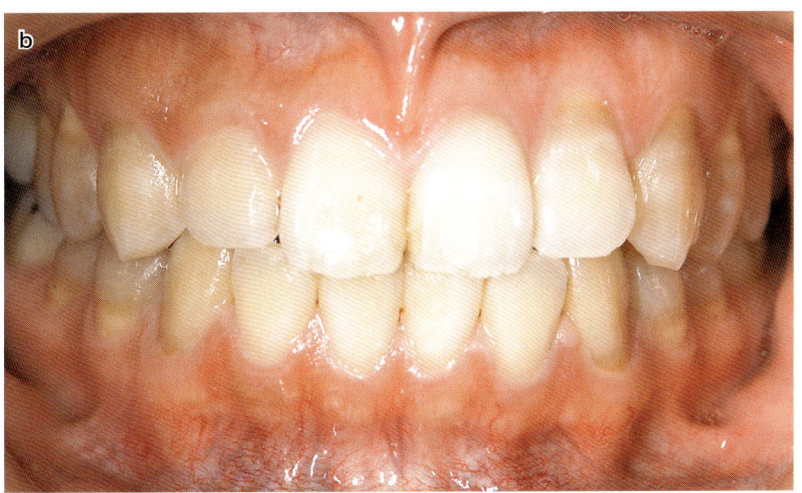

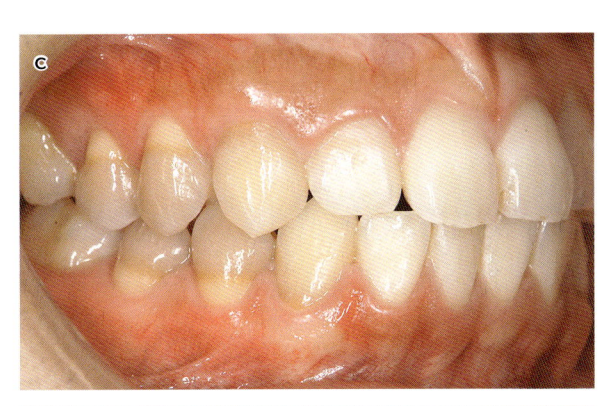

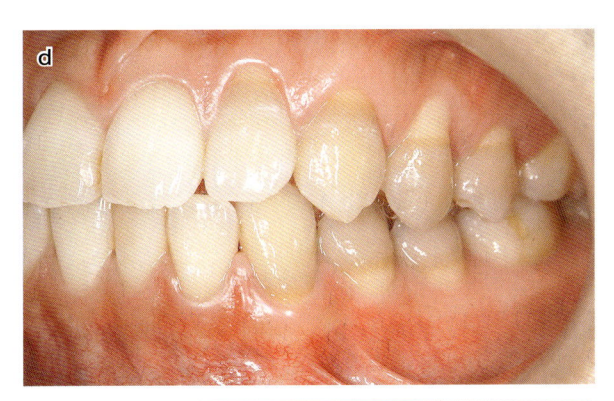

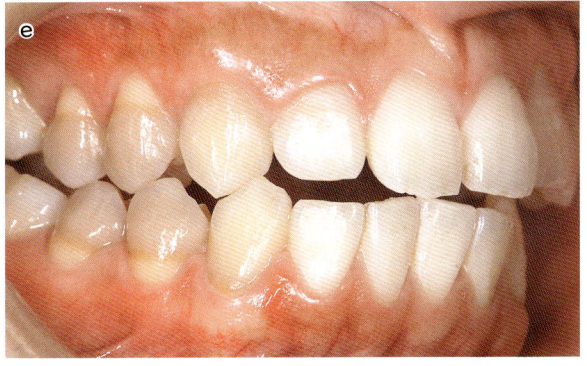

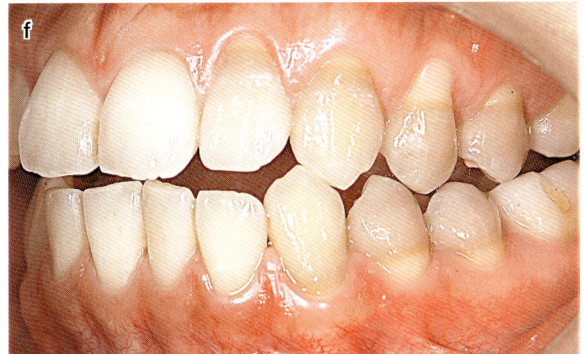

Chapter 5　診査・診断に活かすパノラマエックス線写真と口腔内写真の読み込みかた

②上下顎歯列の正中が一致していない（機能的に問題なし）

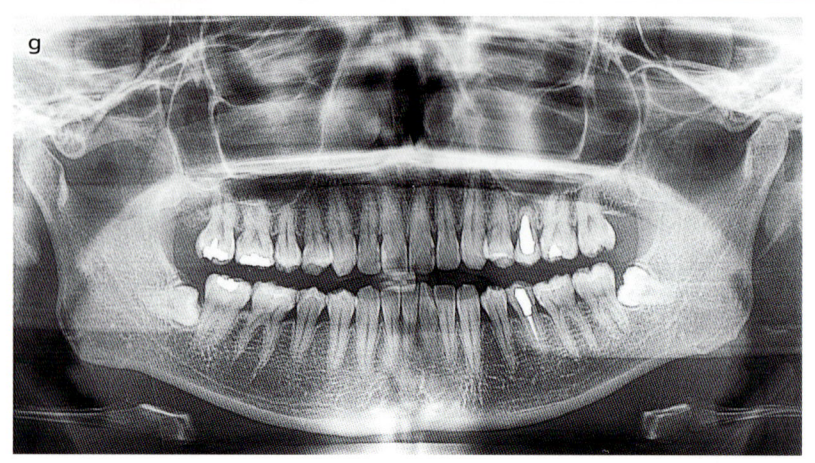

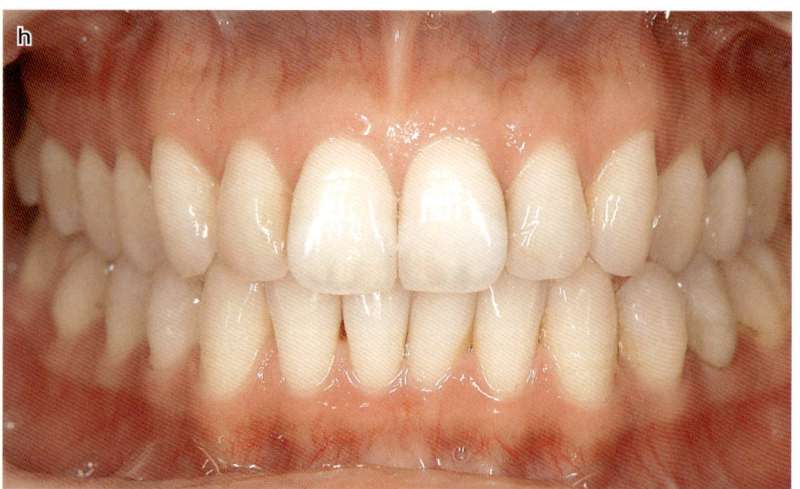

Fig.5-6g〜l 26歳・女性。パノラマエックス線写真では下顎歯列が左側に偏位しているため、上下顎歯列の正中は一致していない。最大咬頭嵌合位（ICP）での確認のため、口腔内写真の正面観にて正中の確認をする。この患者は、正面観においても上下顎歯列の正中が不一致である。しかし側方面観にて左右犬歯の対咬関係を確認すると、上顎犬歯尖頭が下顎犬歯遠心上部鼓形空隙に位置しており、犬歯の対咬関係は左右とも良好である。また、側方運動時にも上顎犬歯近心斜面と下顎犬歯遠心斜面がガイドしてディスクルージョンが得られている犬歯関係Ⅰ級（M型）で（**146ページ参照**）、機能的に問題がない。下顎歯列が左側に偏位しているが、|2が捻転しているため下顎左側犬歯が上顎左側犬歯よりも遠心に位置せず、Ⅰ級（M型）の犬歯ガイドが得られている。このように上下顎歯列の正中が不一致でも、機能的に問題がない場合もある。

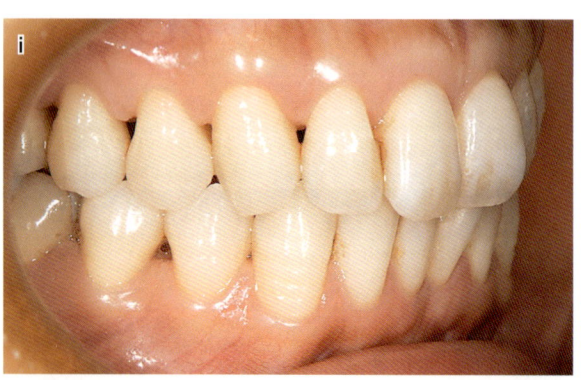

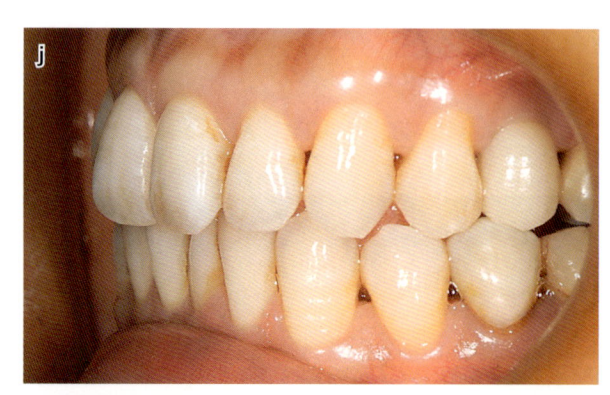

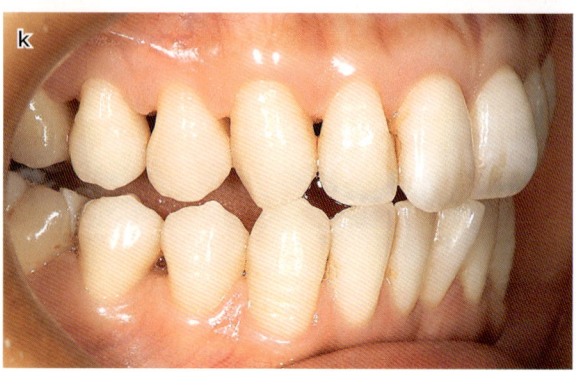

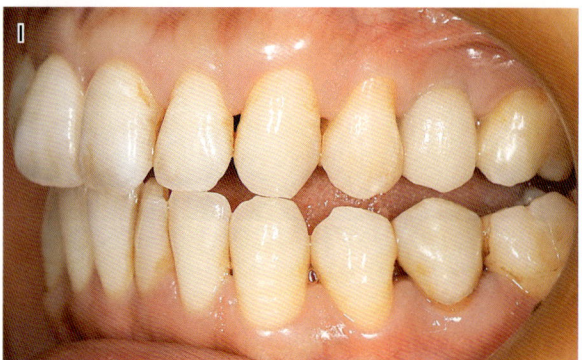

③上下顎歯列の正中が一致していない（機能的に問題あり）

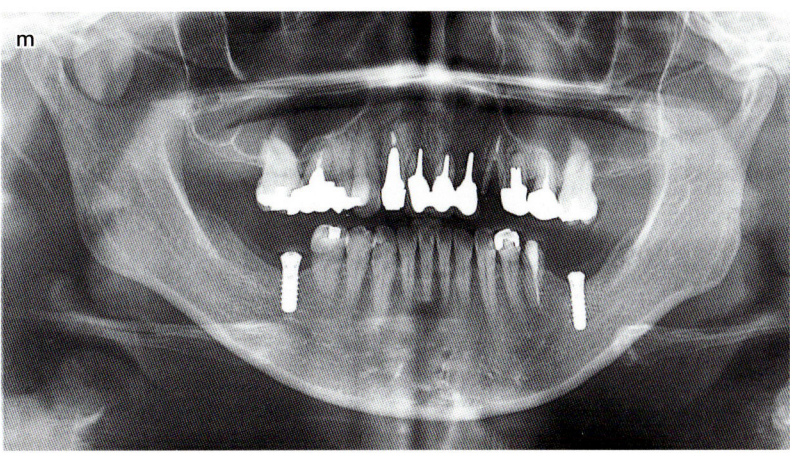

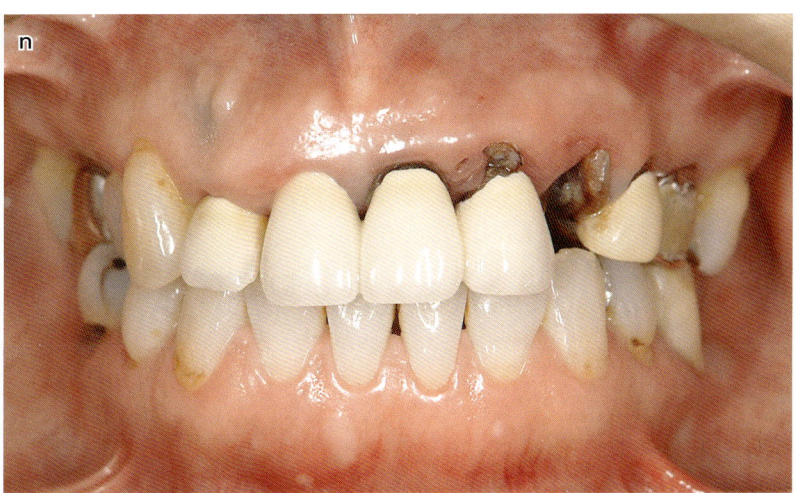

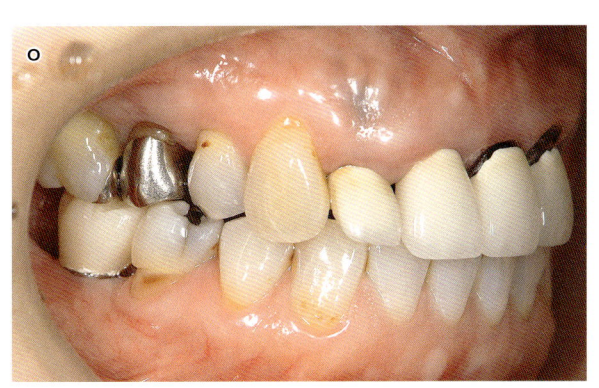

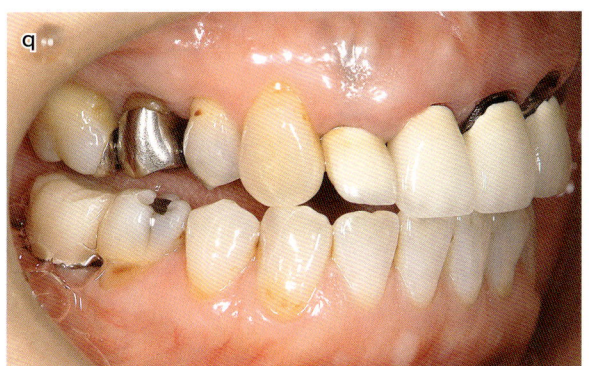

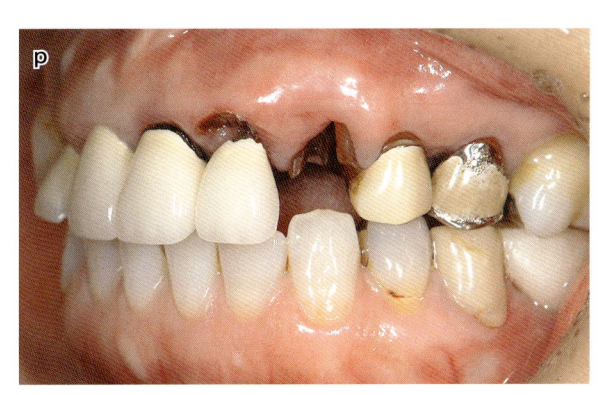

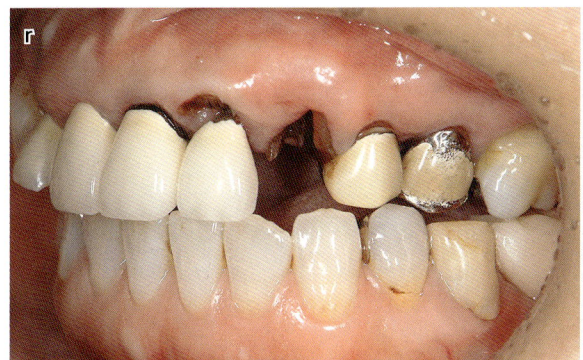

Fig.5-6m～r 52歳・女性。パノラマエックス線写真では上顎歯列が右側に偏位しているため、上下顎歯列の正中は一致していない。最大咬頭嵌合位（ICP）での確認のため、口腔内写真の正面観にて正中の確認をする。この患者は、正面観においても上下顎歯列の正中が不一致である。また側方面観にて左右犬歯の対咬関係を確認すると、右側は上顎犬歯尖頭が下顎犬歯遠心上部鼓形空隙に位置しており、側方運動時にも上顎犬歯近心斜面と下顎犬歯遠心斜面がガイドしてディスクルージョンが得られているM型で（**146ページ参照**）、機能的に問題がない。しかし|3の歯根の位置から犬歯関係Ⅱ級（D型）の対咬関係と推察でき、その犬歯の対咬関係が悪いほうから補綴物が崩壊してきている。このように上下顎歯列の正中が不一致の場合は、機能的に問題を生じる場合がある。

Fig.5-7 パノラマエックス線写真のチェックポイント　5．個々の歯の状態

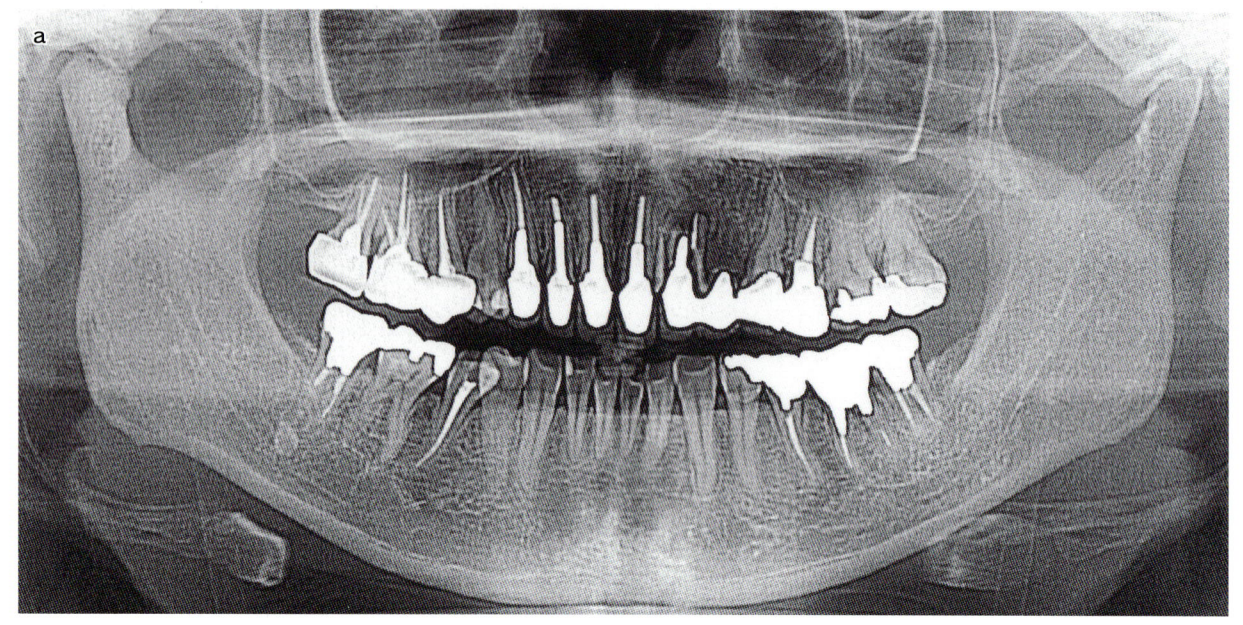

Fig.5-7a　55歳・女性。主訴は6の冷水痛であった。個々の歯の状態を確認していくと、多くの問題点を抱えているのがわかる。今まで患者が受けてきた治療の痕跡を確認しながら、歯科的既往歴とともに確認していく。また、55歳でここまで補綴処置がなぜ必要であったかを考えることも重要である。

個々の歯の状態

最後に、個々の歯の状態をチェックする。個々の歯の状態は、デンタルエックス線写真の10枚法、14枚法で精査するのが基本だが（**Fig.5-7**）、パノラマエックス線写真による個々の歯の診査は、上下左右を比較観察しやすいというメリットがある。

同じ口腔内の同名歯でも、左右で形態が違ったり、位置がずれていたりすることがあるので、1本の歯に何かおかしいと感じたら、その反対側の同名歯や対合歯を確認する必要がある。また、そのように観察する習慣をつけていくことが重要である。

1）う蝕の有無

隣接面のう蝕や補綴物が装着された歯頸部の二次う蝕などをチェックする。10枚法や14枚法のデンタルエックス線写真と口腔内での精査が必要になってくる。

**個々の歯の状態
チェックポイント**

1）う蝕の有無
2）根管充填の状態
3）補綴物の適合状態
4）歯と歯根の形態
5）ホープレス歯の有無

2）根管充填の状態

再根管治療が必要か否か、根管充填の状態をチェックする。歯によってはその歯根の形態により再根管治療が不可能な場合もあり、状況によっては抜歯の対象となる場合がある。

3）補綴物の適合状態

パノラマエックス線写真で補綴物の適合状態、特に歯頸部における適

b

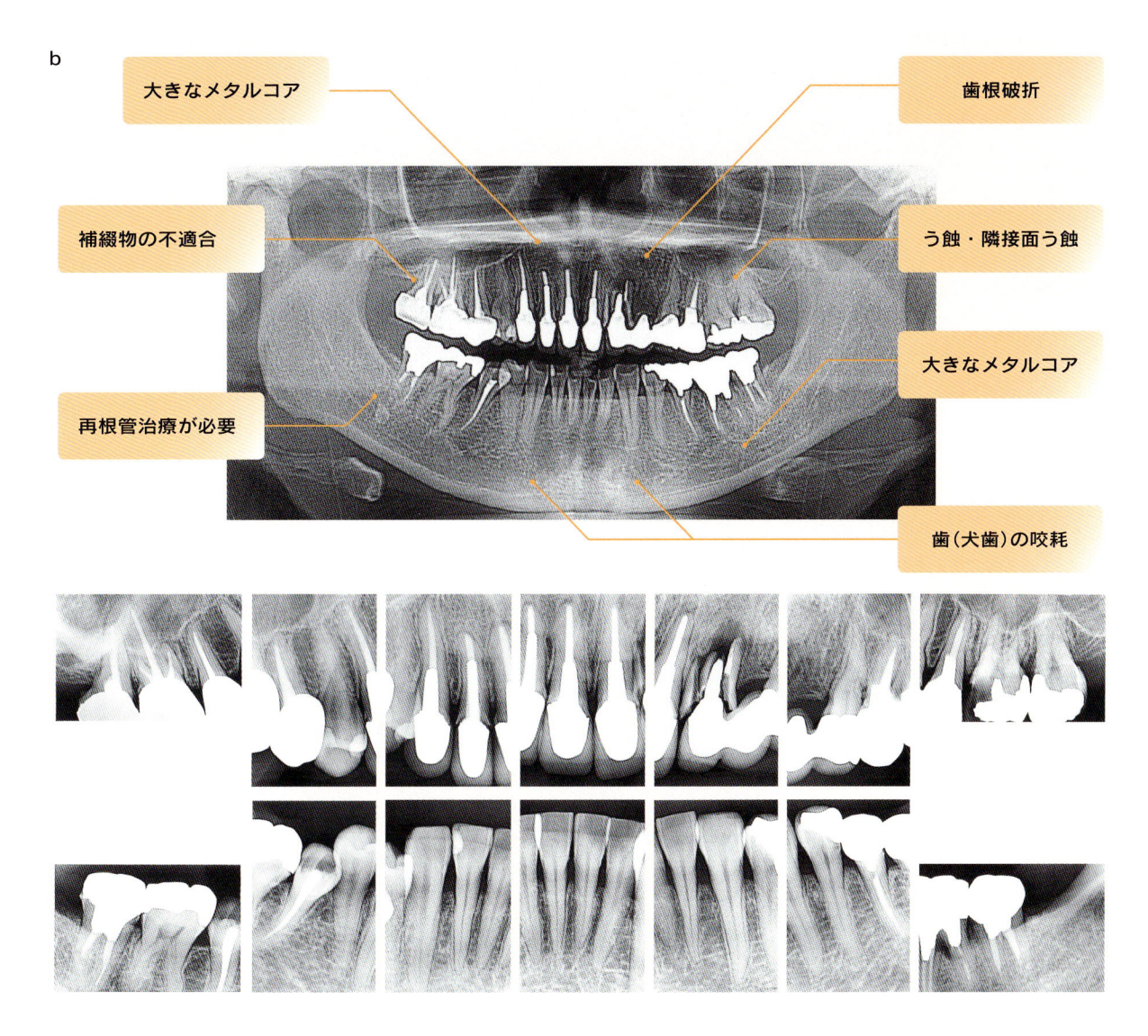

大きなメタルコア	歯根破折
補綴物の不適合	う蝕・隣接面う蝕
	大きなメタルコア
再根管治療が必要	
	歯（犬歯）の咬耗

Fig.5-7b パノラマエックス線写真とデンタルエックス線写真14枚法。個々の歯はデンタルエックス線写真にて精査する。

合状態が良好か不良かをチェックする。
　メタルコアが装着されている場合は、その大きさも歯の予後を左右する重要なチェックポイントとなる。歯に比してメタルコアの割合が大きい場合は、歯根破折を起こすリスクが高い。

4）歯と歯根の形態
　咬耗などにより上下左右の歯冠形態に違いはないかをチェックする。特に犬歯歯冠形態の左右差や、歯根の屈曲などの形態や長短、複根の存在などは注意深く観察する。

5）ホープレス歯の有無
　う蝕、歯根破折、骨吸収、根尖病巣などをチェックする。パノラマエックス線写真をみた時点でホープレスと診断される場合がある。

Chapter 5-3
パノラマエックス線写真ではわからないこと

　パノラマエックス線写真は情報量が多い重要な資料である。しかしパノラマエックス線写真だけでは、歯の頬舌的位置などは読み取れないこともある(*Fig.5-8*)。

　*Fig.5-9*は、30歳・男性の患者である。前述したチェックポイントに沿ってパノラマエックス線写真(*Fig.5-9a*)を読んでみた結果は、以下のとおりである。

- 骨の状態：顎骨のバランスは取れており、骨レベルも連続性がある。
- 下顎頭の状態：左右で若干形態が異なるが、顎関節症状はない。
- 咬合平面および上下顎咬合平面が作る空隙幅：咬合平面は整っている。上下顎咬合平面が作る空隙幅はほぼ均一で、Angleの分類Ⅰ級歯列のようにみえる。
- 上下顎歯列の正中：上顎に比して下顎が左側にずれて、やや不一致を認める(口腔内写真の正面観／*Fig.5-9b*においても、やや不一致を認める)。
- 個々の歯の状態：臼歯部に修復処置や補綴処置がなされているが、ほとんど問題はない。

　しかし、口腔内写真の側方面観をみると、前歯部歯軸が傾斜していることがわかる(*Fig.5-9c*)。

　さらに口周辺の側方写真をみると、鼻唇角が小さく、下口唇がE-Lineよりも外側であり、前突傾向が認められる(*Fig.5-9d*)。側方セファロエックス線写真にて確認すると、診断は上下顎前突となる(*Fig.5-9e*)。

　このように、歯軸の傾斜はパノラマエックス線写真だけではわからない。パノラマエックス線写真は二次元的資料なので、口腔内写真の側方面観、口唇や顔貌の側貌写真および側方セファロエックス線写真を参考にして、採得した資料を三次元的に関連づけてみることが必要である。

　118ページの *Case 5-2*は、エックス線写真や口腔内写真という二次元的資料に、スタディモデル、CTなどの三次元的資料を加えてより深く読み込み検討した症例である。採得した資料を関連づけて総合的にみることによって、診断にいかに役立てていくかを考えてみたい。

Fig.5-8 パノラマエックス線写真では読み取れない歯の頬舌的位置①

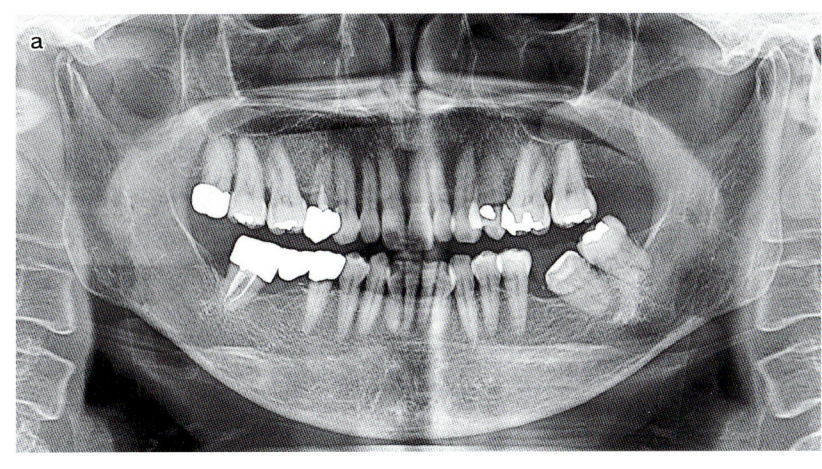

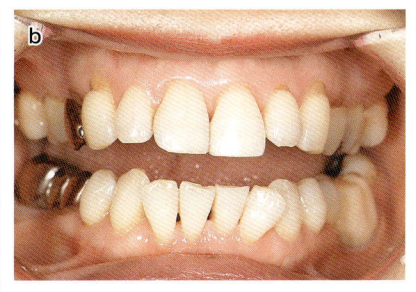

Fig.5-8a、b 46歳・女性。パノラマエックス線写真では7┐8の近心傾斜のみわかるが、口腔内写真をみると7┐は頬側転位、8┐は舌側傾斜している。

Fig.5-9 パノラマエックス線写真では読み取れない歯の頬舌的位置②

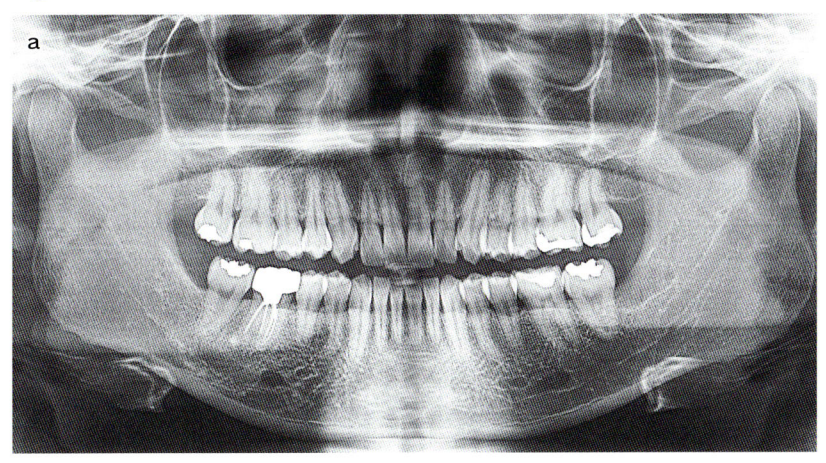

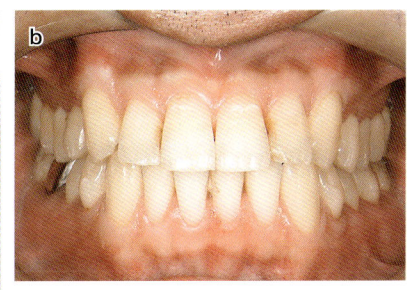

Fig.5-9a、b 30歳・男性。パノラマエックス線写真では咬合平面も連続した左右対称のラインを描き、上下顎咬合平面が作る空隙幅も一見ほぼ均一で、Angleの分類Ⅰ級歯列のようにみえる。口腔内写真正面観にて、上下顎歯列の正中の不一致を認める。

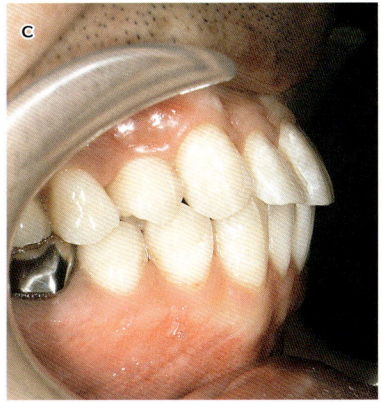

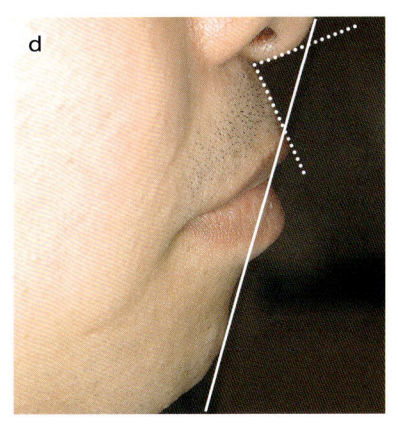

Fig.5-9c、d 口腔内写真の側方面観より上顎前歯の歯軸傾斜と前突傾向が認められる。また顔貌の側貌写真では、鼻唇角が男性の平均角度（90〜95度）より小さいことがわかる。このように、パノラマエックス線写真と口腔内写真正面観のみでは、前歯部歯軸の傾斜度はわからない。したがって口腔内写真の側方面観、顔貌の側貌写真、セファロエックス線写真などによる診査が必要となってくる。

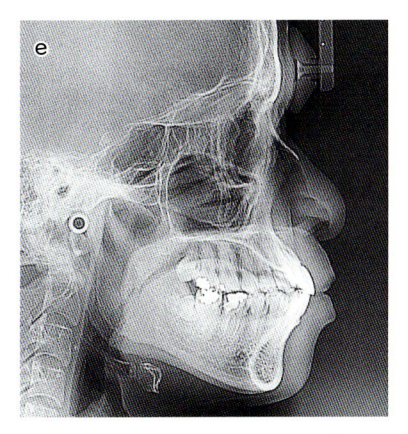

Fig.5-9e セファロエックス線写真にて確認したところ、診断は上下顎前突となる。

Chapter 5 　診査・診断に活かすパノラマエックス線写真と口腔内写真の読み込みかた

Case 5-2　二次元的資料と三次元的資料をあわせて骨吸収の原因を探った症例

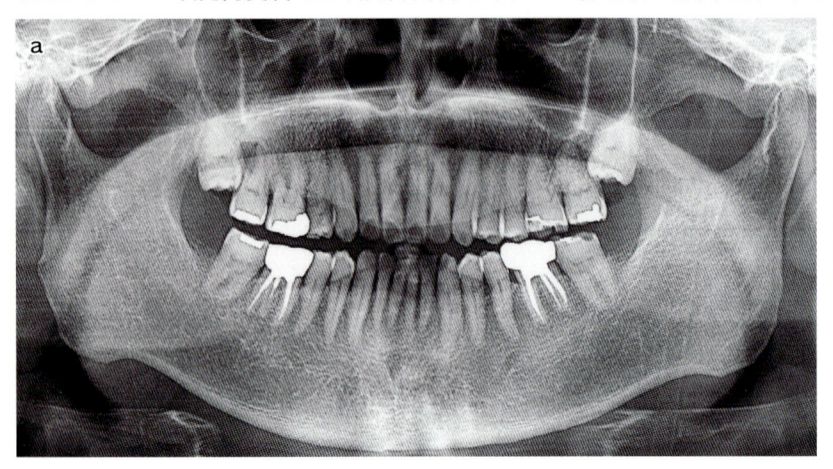

【症例の概要】
年齢・性別　65歳・男性
初診　2012年6月13日
職業　会社員
主訴　7̲の咬合時の違和感
全身的既往歴　特記事項なし
歯科的既往歴　特記事項なし

Case 5-2a　咬合時の違和感は来院する2週間程前より感じるようになった。パノラマエックス線写真で、7̲のみの根分岐部に限局した骨吸収を認める。7̲以外には水平的・垂直的な骨吸収は認められず、歯周組織に大きな問題はない。

検討：なぜ7̲の骨吸収は起こったのだろうか？

パノラマエックス線写真をみて考えられることは、8̲の影響もしくは歯根破折である。しかしパノラマエックス線写真だけでは、この骨吸収がなぜ起こったのかはわからない。そこで、デンタルエックス線写真撮影と歯周組織検査を行った上で、咬合診査（ICP、CRのチェック）ならびにCTを撮影して調べてみた。なお、歯髄診断は（＋）であった。

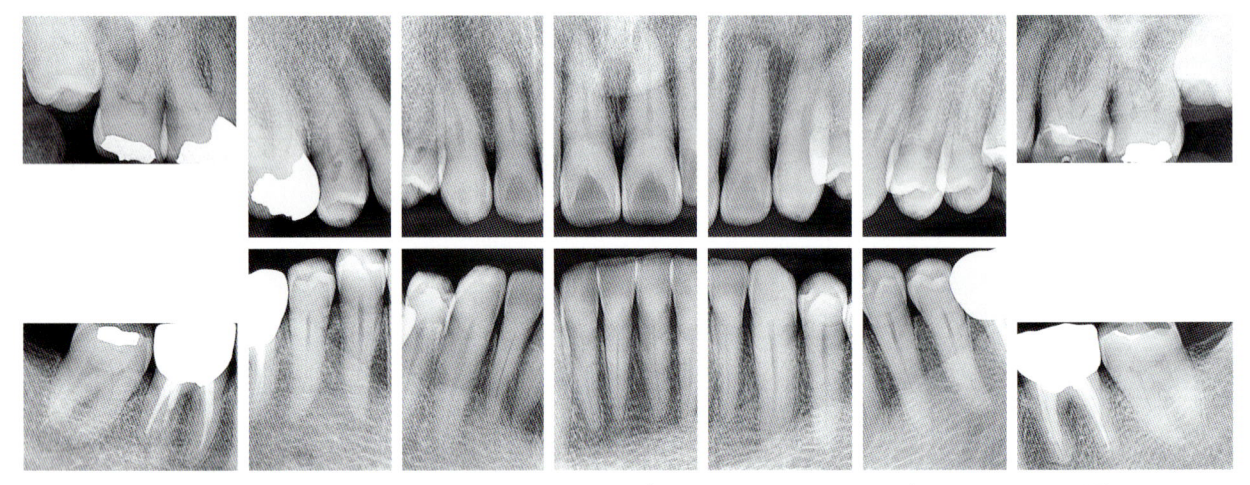

Case 5-2b　パノラマエックス線写真で確認したように、骨吸収は7̲根分岐部に限局している。7̲以外は骨レベルも連続している。

Case 5-2c　7̲の頬側中央には4mm、頬側遠心は5mm、遠心口蓋側には8mmの深いポケットがある。頬側の根分岐部にはプローブは入らなかった。8̲があるため、遠心根分岐部にもプローブが入らなかった。なお、動揺はまったくない。限局的な骨吸収のために、この骨吸収は歯周病のみによるものとは考えにくい。

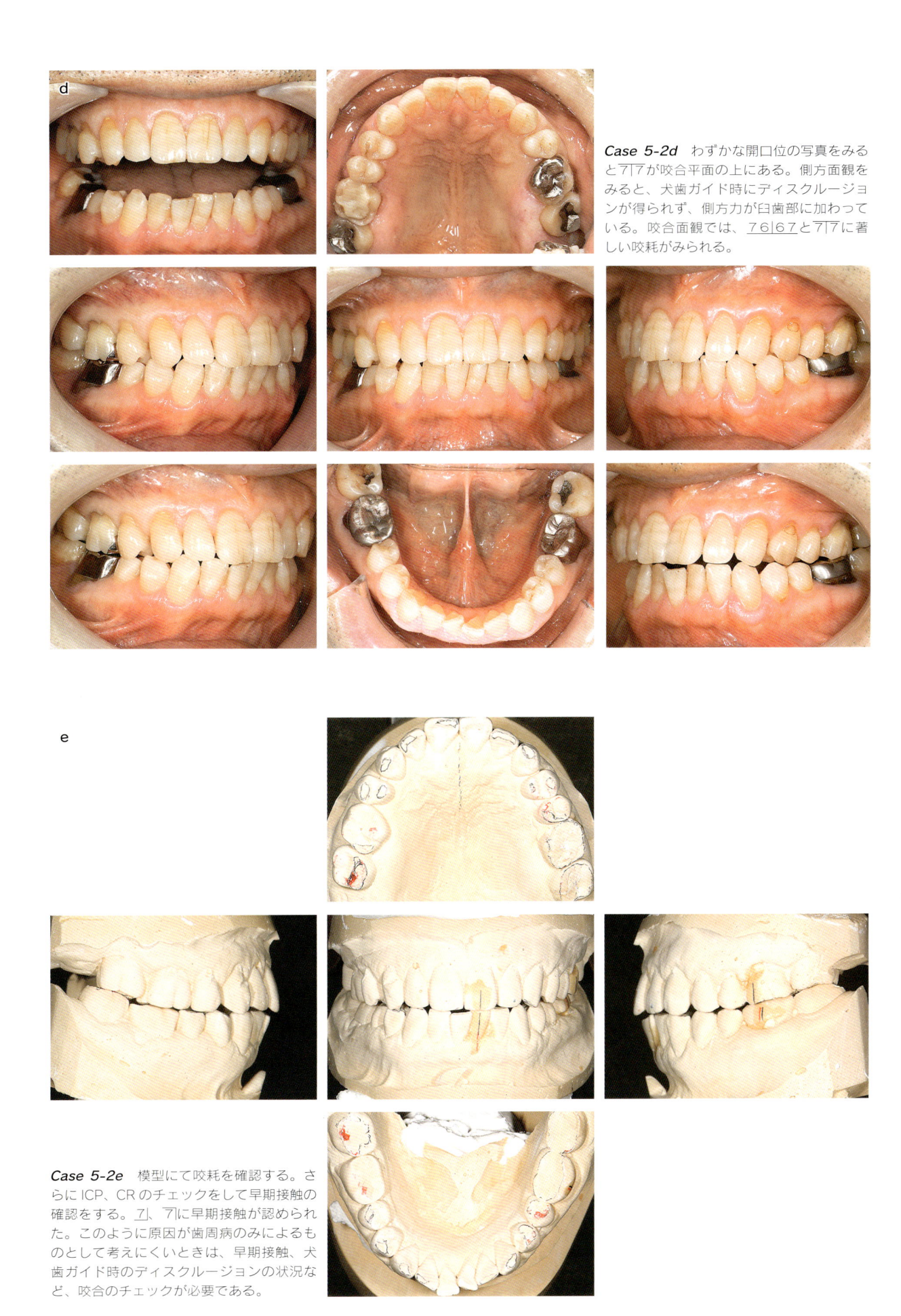

Case 5-2d わずかな開口位の写真をみると 7|7 が咬合平面の上にある。側方面観をみると、犬歯ガイド時にディスクルージョンが得られず、側方力が臼歯部に加わっている。咬合面観では、76|67 と 7|7 に著しい咬耗がみられる。

Case 5-2e 模型にて咬耗を確認する。さらに ICP、CR のチェックをして早期接触の確認をする。7|、|7 に早期接触が認められた。このように原因が歯周病のみによるものとして考えにくいときは、早期接触、犬歯ガイド時のディスクルージョンの状況など、咬合のチェックが必要である。

Chapter 5 診査・診断に活かすパノラマエックス線写真と口腔内写真の読み込みかた

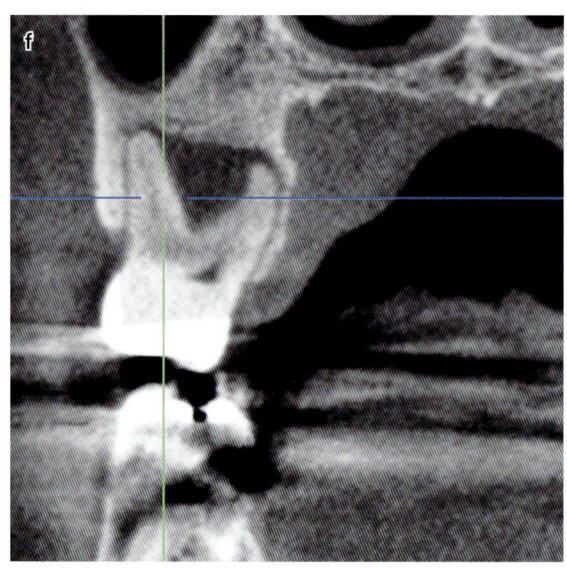

Case 5-2f 頬側、口蓋側の皮質骨は残っている。

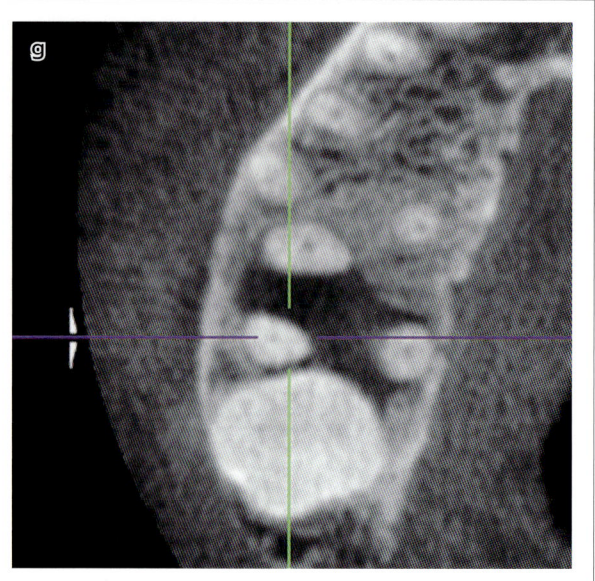

Case 5-2g 7̲の遠心根分岐部は、8̲とのあいだの骨が吸収している。

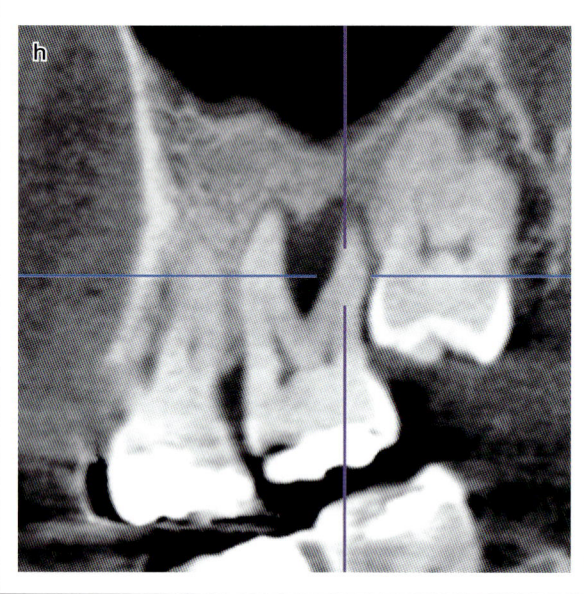

Case 5-2h 根分岐部の歯根に異常は認められない。

Case 5-2f〜h CTにて、歯根部の骨吸収の状態を三次元的に確認する。根分岐部を中心とした骨吸収が認められるが、頬側、口蓋側の皮質骨は吸収していない。パノラマエックス線写真では、8̲と7̲の歯間の骨の状態はわからないが、CTでは歯間の骨はなく、7̲遠心の根分岐部から骨吸収が起こった可能性も考えられる。また、前述したようにこのような骨吸収の起こりかたで疑われるものの1つに歯根破折があるが、CTでは根分岐部の歯根に破折線は認められなかった。

診断

診査によりわかったことは、以下のとおりである。

1. 犬歯ガイドでのディスクルージョンがなく、臼歯部に側方力がかかっている。
2. 7̲|、|7̲に早期接触が認められた。
3. 8̲7̲間の歯槽骨はなく、7̲の遠心根分岐部より海綿骨の骨吸収が起こり、皮質骨は残ったと考えられる。

よってこの吸収は、歯周病（炎症）と咬合性外傷（力）の共存（**104ページ参照**）により複合的に起こったものと診断できる。

Chapter 5-4
症例検討
パノラマエックス線写真を読む

　ここまで、パノラマエックス線写真を読み込むための5つのチェックポイントを挙げて、そのポイント毎に正常像、異常像をみてきた。この5つのチェックポイントの順番に沿ってパノラマエックス線写真を読影すれば、かなりの情報を得ることができるようになるだろう。

　ここでは、1人の患者のパノラマエックス線写真を、問診で聴取した内容とともに提示する。問診内容を理解して、パノラマエックス線写真を5つのポイントに沿って読影し、そこから得られた情報で治療計画を考えてみたい。

　重要なことは、患者の要望にどこまで応えられるか、予後の予知性を高めるためにはどうするか、今後安定してメインテナンスを行いやすくするにはどうするかなどを考慮にいれて治療計画を立案することである。どこまで読み取れるか、ぜひチャレンジしてほしい。

Case 5-3　インプラント治療を希望され来院した患者の症例

【患者概要】
年齢・性別　64歳・男性
初診　2008年12月11日
職業　自営業
主訴　噛めない。インプラントの相談をしたい
全身的既往歴　特記事項なし

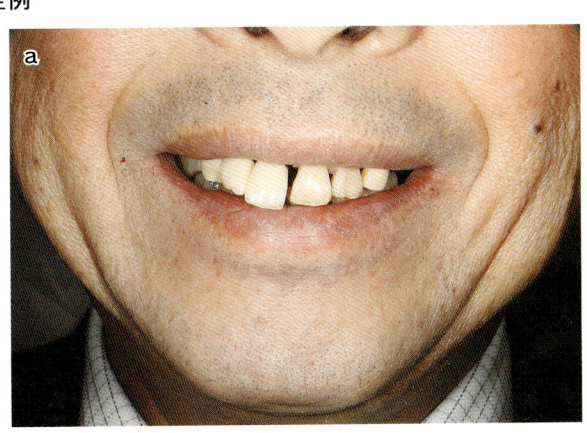

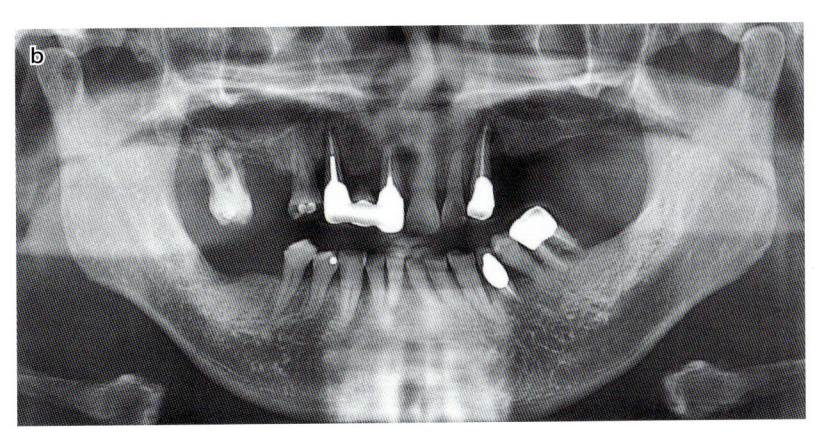

Case 5-3a、b　患者の来院時の顔貌写真とパノラマエックス線写真。この情報だけで、どのような患者か想像できるだろうか。

患者への問診

【患者への問診から得られた情報】

- 今まで『歯がグラグラになって抜歯する』ということをくり返してきた。
- 抜歯するたびにパーシャルデンチャーを製作してきたが、パーシャルデンチャーにはどうしても馴染めずに装着できなかった。
- 今までなんとか噛めていたが、上顎前歯部の動揺が強くなり、噛みしめることができなくなった。
- ゴルフ仲間の歯科医師より紹介され来院した。
- 趣味のゴルフは月に10回程ラウンドする（クラブチャンピオンにもなったことがある）。

【問診からわかること】

- 『動揺が激しくなって抜歯に至った』とのことで、歯周病の検査が必要である。
- 現在パーシャルデンチャーは使用しておらず、インプラントを希望している。
- ゴルフが趣味で、それも相当数のラウンドをするとのこと。
- 噛みしめられなくなったことが来院の直接的な動機である。
- かなり食いしばりが強く、歯への負担が大きいことが示唆される。

これらを踏まえてパノラマエックス線写真を再度読影する

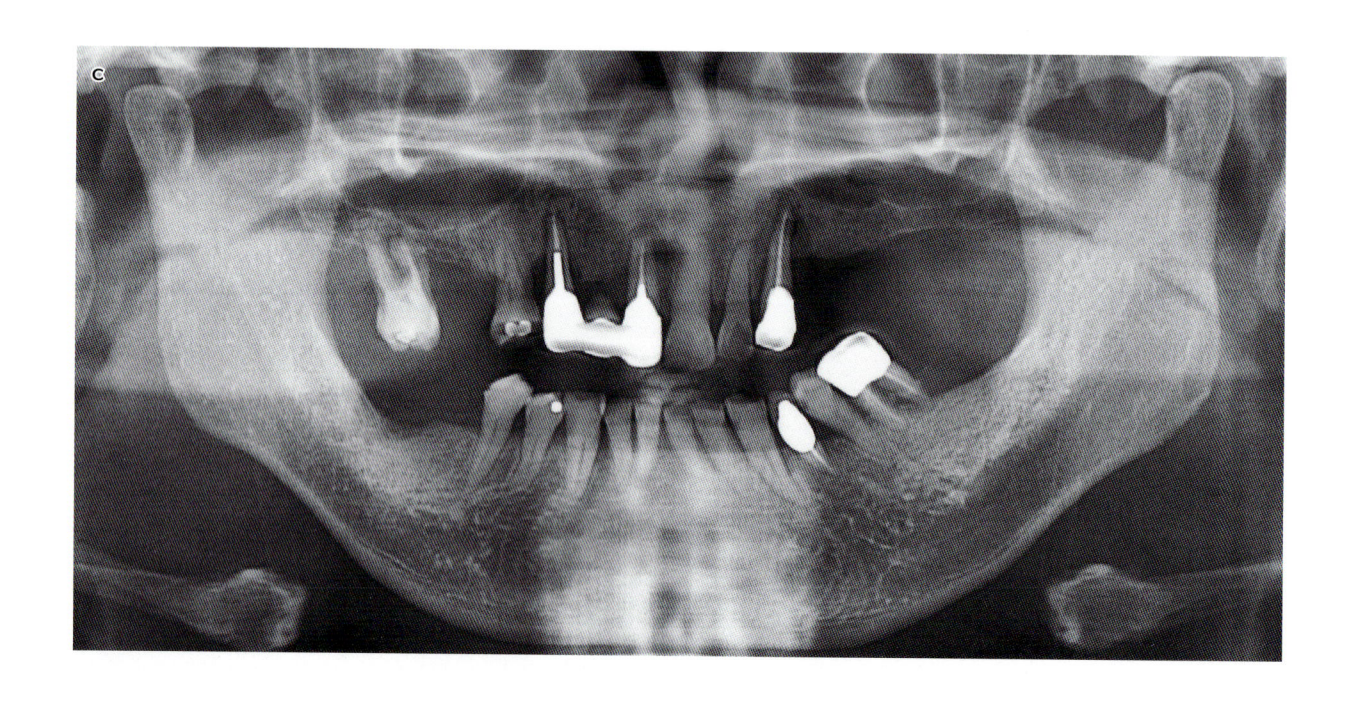

パノラマエックス線写真のチェックポイント

1．骨の状態
- 下顎はしっかりしている。
- 上顎の左右臼歯欠損部は上顎洞底までの骨量がないが、下顎の欠損部は骨量・骨質ともに十分である。
- 上顎は骨吸収が進行し、骨レベルは不揃いである（垂直的骨吸収）。
- 上顎の進行した骨吸収に対して、下顎の骨吸収はあまり認められない（水平的骨吸収）。
- 下顎は5̲ 6̲の挺出に伴い骨が添加され、左上がりの骨ラインとなっている。

2．下顎頭の状態
- 下顎頭は大きくやや平坦化しているものの、左右のバランスは悪くない。
- 咬合力が強いこと、または強い咬合力が加わっていたことをうかがわせる形態をしている。
- 下顎頭の高さの左右差はほぼ問題ない。

3．咬合平面
- 7̲、5̲ 6̲、5̲の挺出により咬合平面は乱れている。

4．上下顎歯列の正中
- 上下歯列の正中はやや不一致（口腔内写真をみる際の参考とする）。

5．個々の歯の状態
（デンタルエックス線写真による精査が必要）
1）う蝕の有無
　4|2、5̲4̲|5̲にう蝕あり。
2）根管充填の状態
- 再根管治療が必要な歯はない。
3）補綴物の状態
- 大きなメタルコアが入ってる歯は将来歯根破折を起こす可能性が高いので、チェックが必要である。
- 口腔内の診査により、すべての補綴物に歯頸部う蝕が認められた。
4）咬耗
- 4|、4̲|3̲に咬耗が認められる。
5）ホープレス
- 詳細な歯周組織検査が必要であるが、|7、|3、1̲|、|3̲は骨吸収が大きく、保存不可能の可能性が高い。
- |4は近心傾斜と歯冠歯根比が悪いため抜歯と判断。
- 5̲ 6̲は近心傾斜、挺出のため抜歯と判断。

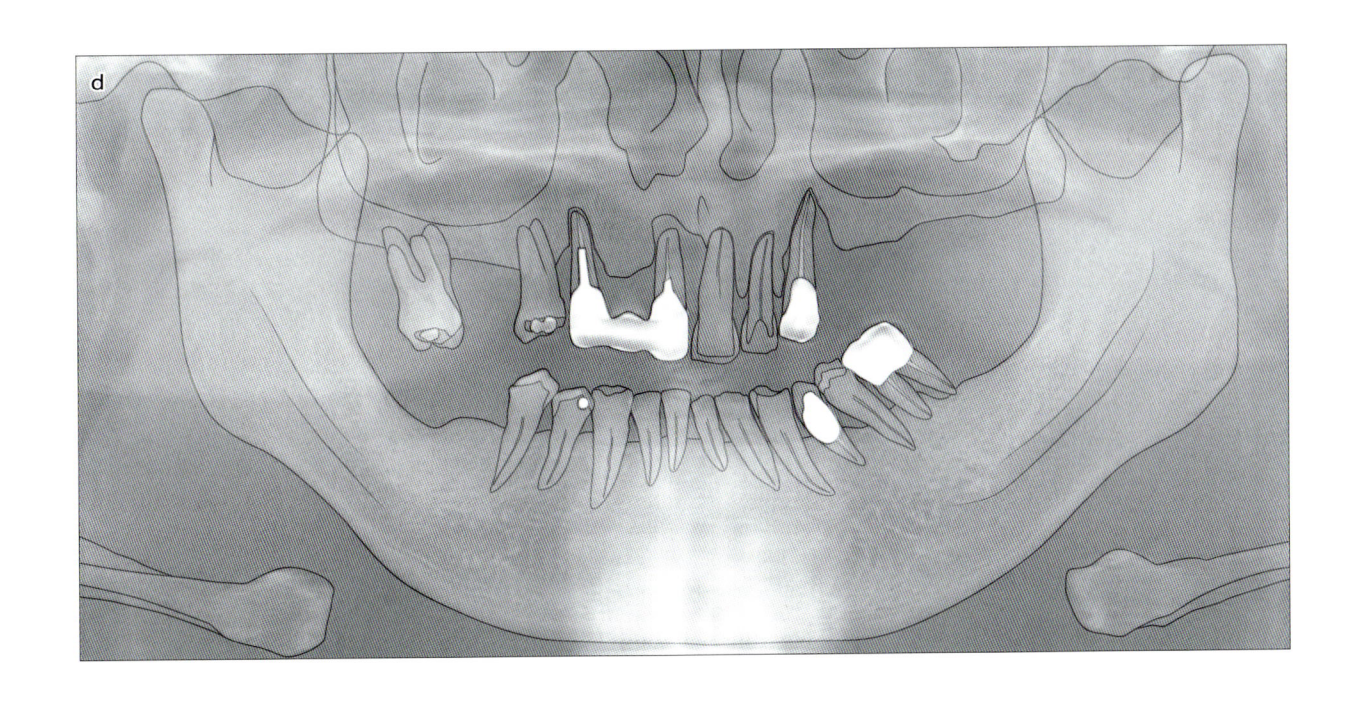

このパノラマエックス線写真から何がわかるか

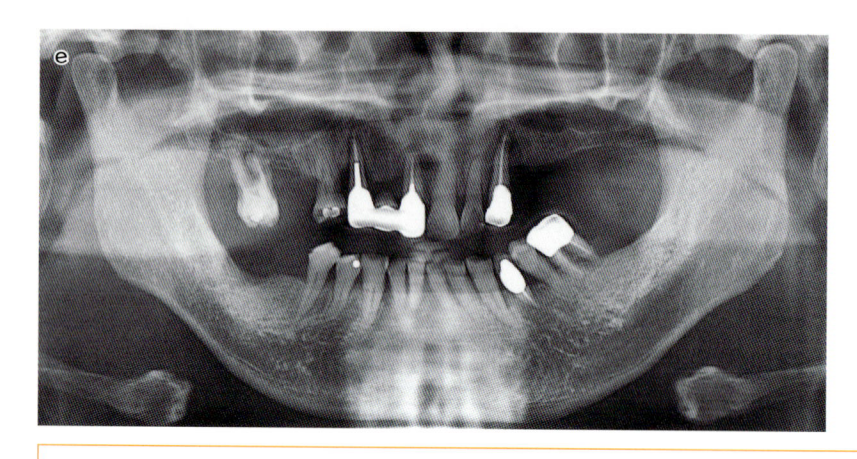

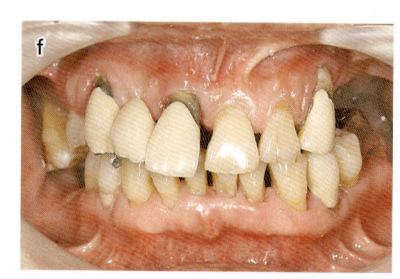

1. 上顎の骨吸収が進行している理由
- 下顎は骨吸収があまり認められないため、この骨吸収は歯周病のみが原因とは考えられない。
- 下顎はしっかりしていて、下顎頭の形態からも咬合力の強さがうかがえる。
- 趣味はゴルフであり、また「上顎前歯部の動揺により噛みしめられなくなった」と主訴にあることからも、下顎による上顎の突き上げにより骨吸収が進行したと思われる。

2. インプラントの適応症例か
- 患者はインプラントを希望して来院した。しかし上顎の臼歯部欠損部は上顎洞底までの骨量がない。もしここにインプラントの埋入を考えるならば、サイナスリフトが必要となる。
- 上顎に関しては、審美性と機能性、清掃性を考えると複雑な上部構造となるため、コンプリートデンチャーでの対応とした。
- 下顎の欠損部は骨量・骨質ともに十分であるが、|456がホープレスと診断されて抜歯後インプラントとなった場合、|56の骨レベルは挺出に伴い左上がりとなっているため、骨レベルを平坦化しておかないと適切な歯冠長を付与できず、歯冠歯根比が悪くなるので注意が必要である。

考察を踏まえ行った治療

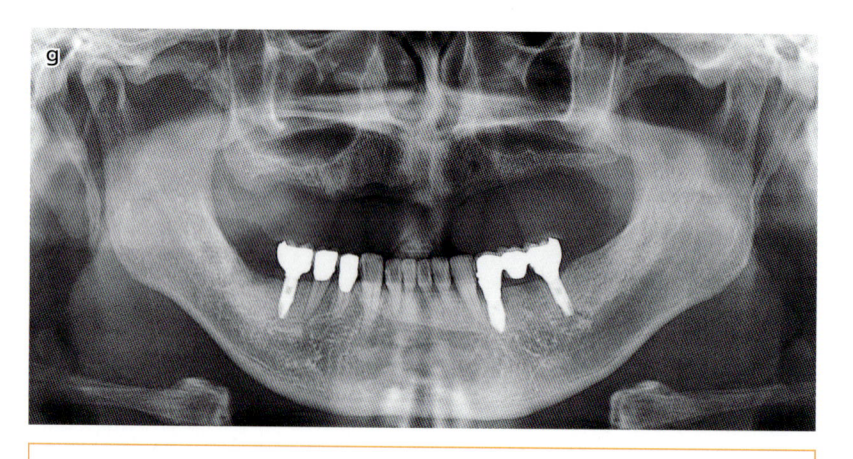

- 上顎はコンプリートデンチャー、下顎はインプラントと補綴にて治療を行った。
- 下顎は天然歯（有髄で補綴）とインプラントになり、予後の予知性は高いものとなった。

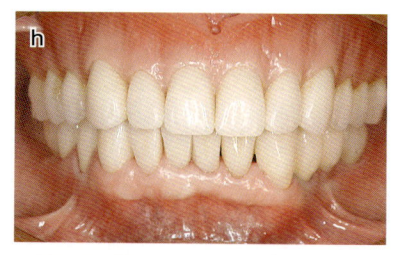

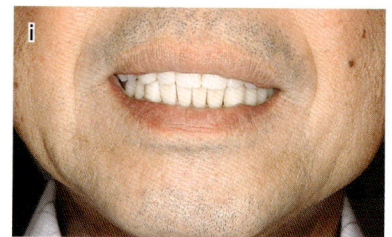

Chapter 5-5
顔貌写真を読む

　多くの歯科医師は、今まであまり顔貌写真を撮ることはなかったことと思う。しかし、顔貌の診査なくして審美治療は始まらないといっても過言ではないほど、顔貌写真は診査・診断に不可欠な写真である。歯科医師が治療のために患者と取る距離は、顔貌全体を観察できる距離ではない。ゆえに顔貌写真が重要となってくるのである。顔貌写真では、歯と口唇および顔貌全体をみるので、スマイル時の写真も撮るようにしておきたい。
　ここでは、顔貌の正貌および側貌写真の基準線について解説を行う。調和した顔貌では、これらの基準線は規則正しい配分をもったラインとなる。この基準線を理解しておけば、後に述べる口腔内写真のチェックポイントを口唇や顔貌写真とともに関連づけてみることができるようになるであろう。

顔貌の正貌写真における基準線

1）水平線
　瞳孔間線（左右の瞳の中心を結んだ線）が大地の水平線と平行であれば、水平の基準線となる。また、左右の眉を結んだ線（眉上縁線）、口唇線（左右の口角を結んだ線）がそれぞれ平行であれば、仮想線として理想的である（*Fig.5-10*）。

2）正中線
　正中線は、眉間と鼻尖および顎の先端を結んだ線のことである（*Fig.5-11*）。顎の先端はしばしば左右に偏位するので、その場合は眉間と鼻尖を結んだ垂線とする。水平線と正中線の直交が、顔面の調和には重要である（**133ページ参照**）。

3）顔貌の垂直的比率
　顔貌の調和には、垂直的比率も関与する。上顔面1/3は髪の生え際から眉間、中央1/3は眉間から鼻下点、下顔面1/3は鼻下点から顎の先端で構成される（*Fig.5-12a*）。調和の取れた顔貌は、この水平線で垂直的に3等分される。
　なお下顔面は、顔貌の審美性にもっとも大きく関与するので、顔貌の診査をする際には注意が必要である。鼻下点から下唇下縁までの距離は、下唇下縁から顎の先端までの距離と等しい（*Fig.5-12b*）。

顔貌の正貌写真における基準線
1）水平線
2）正中線
3）顔貌の垂直的比率

Fig.5-10 　顔貌の水平線

【眉上縁線】
左右の眉上線を結んだ線

【瞳孔間線】
左右の瞳孔を結んだ線

【口唇線】
左右の口角を結んだ線

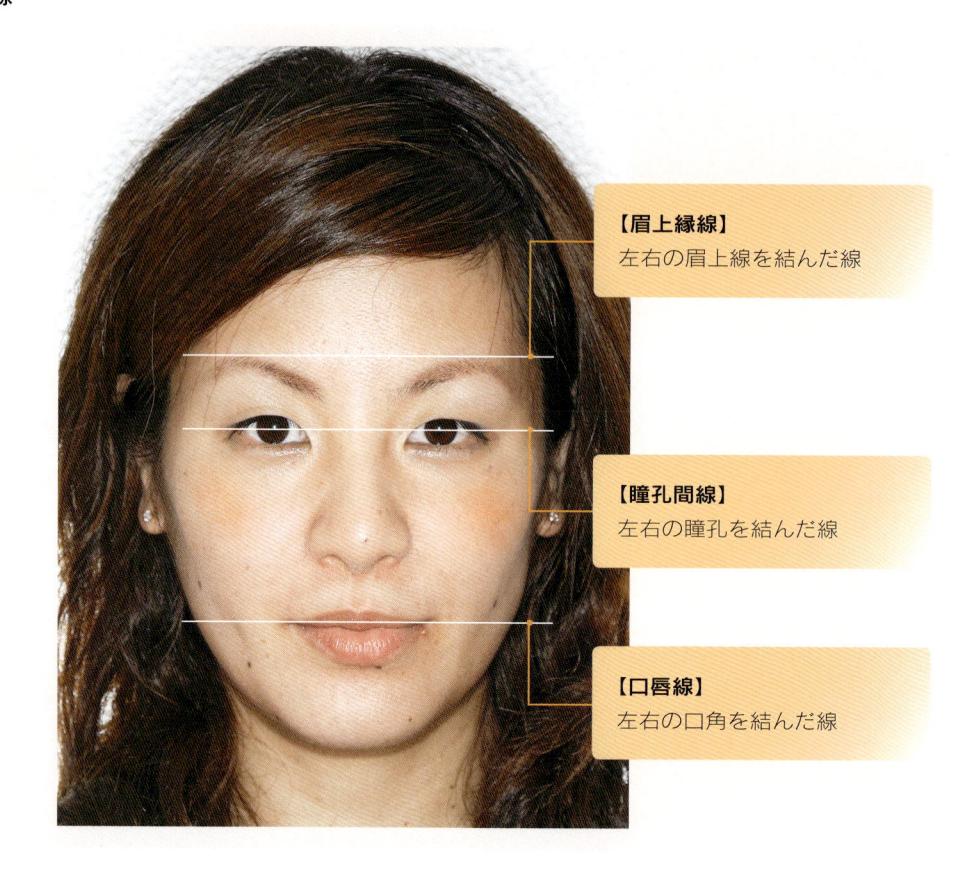

Fig.5-11 　顔貌の正中線

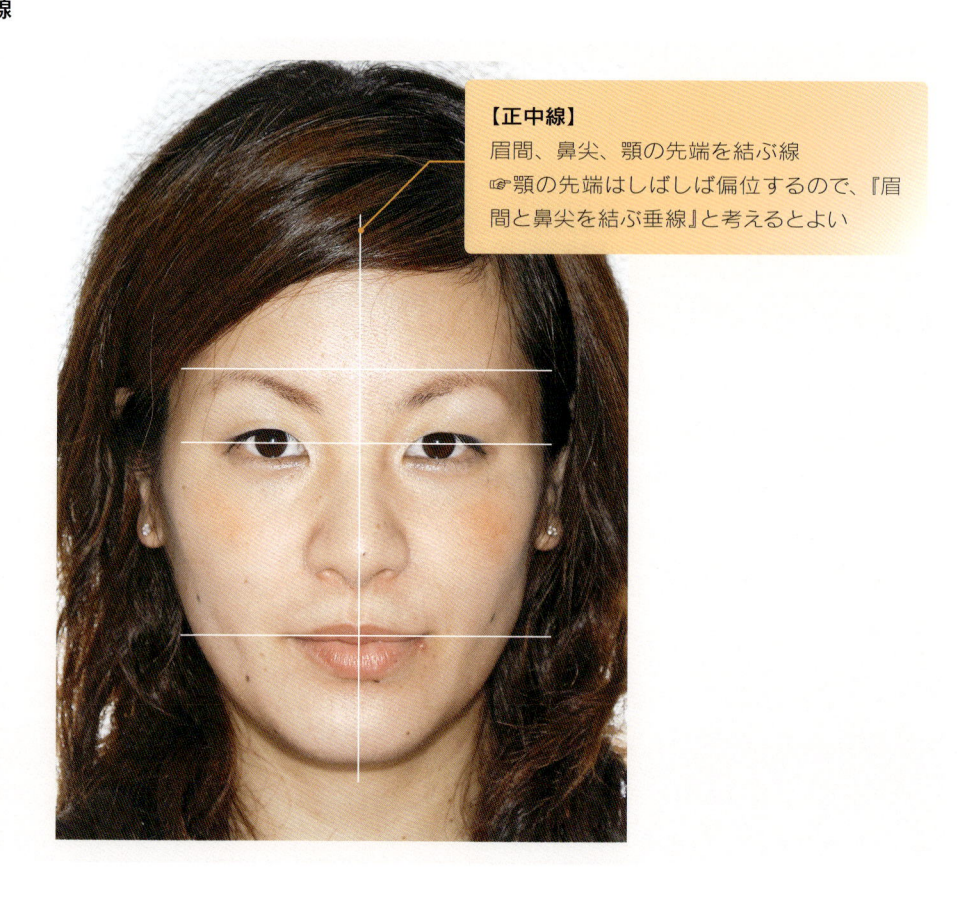

【正中線】
眉間、鼻尖、顎の先端を結ぶ線
☞顎の先端はしばしば偏位するので、『眉間と鼻尖を結ぶ垂線』と考えるとよい

Chapter 5　診査・診断に活かすパノラマエックス線写真と口腔内写真の読み込みかた

Fig.5-12a 顔貌の垂直的比率

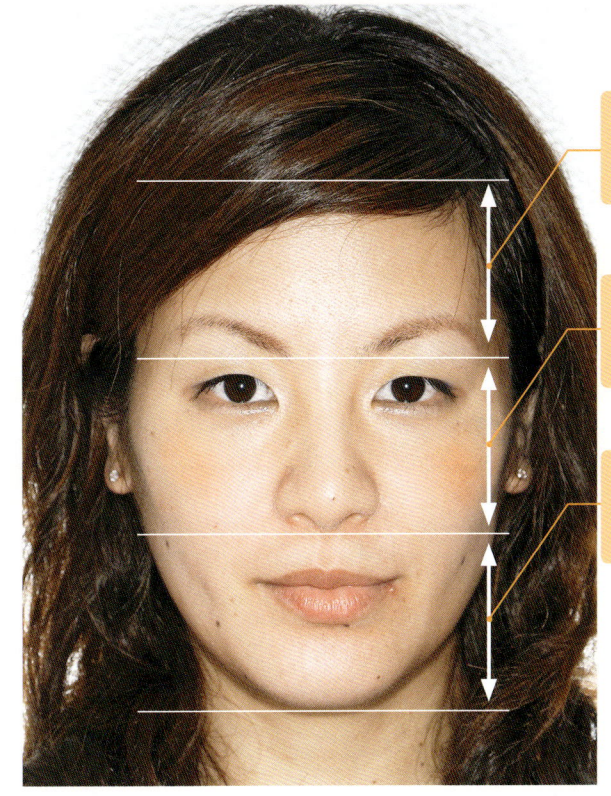

【上顔面1/3】
髪の生え際から眉間

【中央1/3】
眉間から鼻下点

【下顔面1/3】
鼻下点から顎の先端

Fig.5-12b 下顔面の垂直的比率

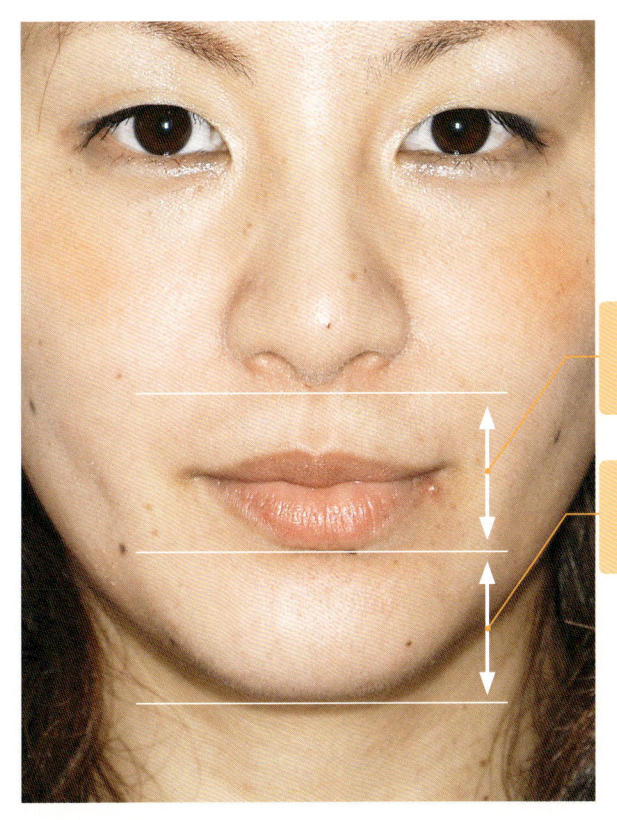

【鼻下点から下唇下縁】
（1/2）

【下唇下縁から顎の先端】
（1/2）

Chapter 5 　診査・診断に活かすパノラマエックス線写真と口腔内写真の読み込みかた

127

Fig.5-13 顔貌の側貌写真の評価基準（鼻唇角、E-Line、顔面角）

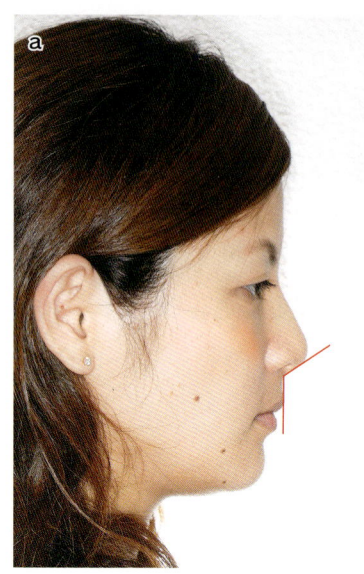

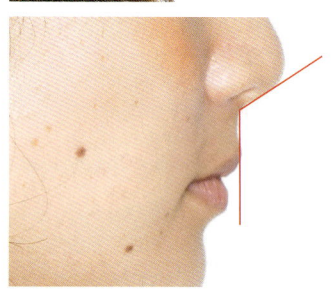

Fig.5-13a 鼻唇角。鼻底面から鼻下点—上唇外縁を結んだ線。上顎前歯歯軸の角度を推察するのに役立つ。

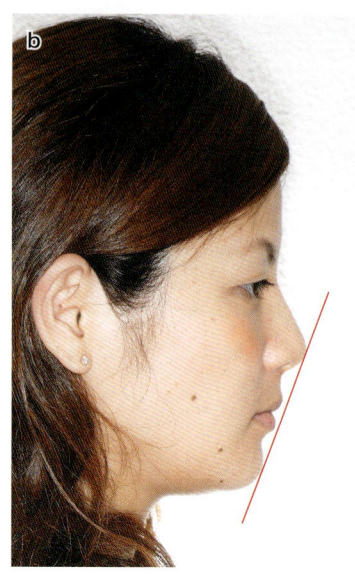

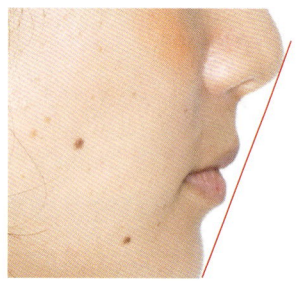

Fig.5-13b E-Line。鼻尖～オトガイを結んだ線。上下前歯の前突・後退を推察するのに役立つ。

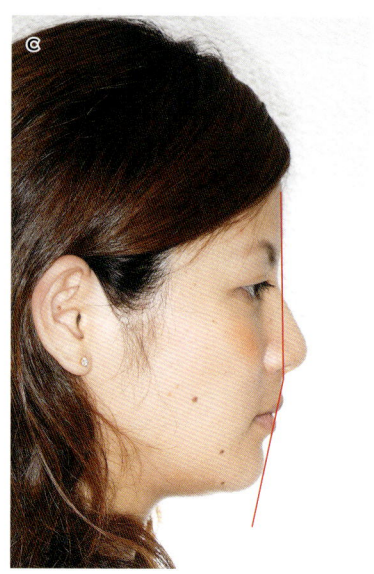

Fig.5-13c 顔面角。眉間—鼻下点—下顎最突出部（軟組織ポゴニオン）を結んだ線の角度。標準は170度。下顎の前突、後退をみるのに役立つ。

顔貌の側貌写真における評価基準

下顎の前後的な位置関係はセファロエックス線写真分析での評価がもっとも確実ではあるが、軟組織の側貌の評価として、鼻唇角、E-Line、顔面角などがある（*Fig.5-13*）。

1）鼻唇角

鼻唇角は、鼻の底面から鼻下点の接線と、鼻下点から上唇外縁の接線が交差することにより構成される角度である（*Fig.5-13a*）。平均は、男性で90～95度、女性で100～105度といわれている（通常、男性よりも女性のほうが大きい）。角度が小さくなると、突出度が増す。

2）E-Line

E-Lineとは、鼻からオトガイに至るラインのことである（RickettsのE-Line／*Fig.5-13b*）。一般的に、口唇はE-Lineより内側に位置する。

顔貌の側貌写真における評価基準

1）鼻唇角
2）E-Line
3）顔面角

Fig.5-14 顔面角の標準型・凸型・凹型

Fig.5-14a 標準型側貌の例。平均値の170度である。Angleの分類Ⅰ級の顔貌。

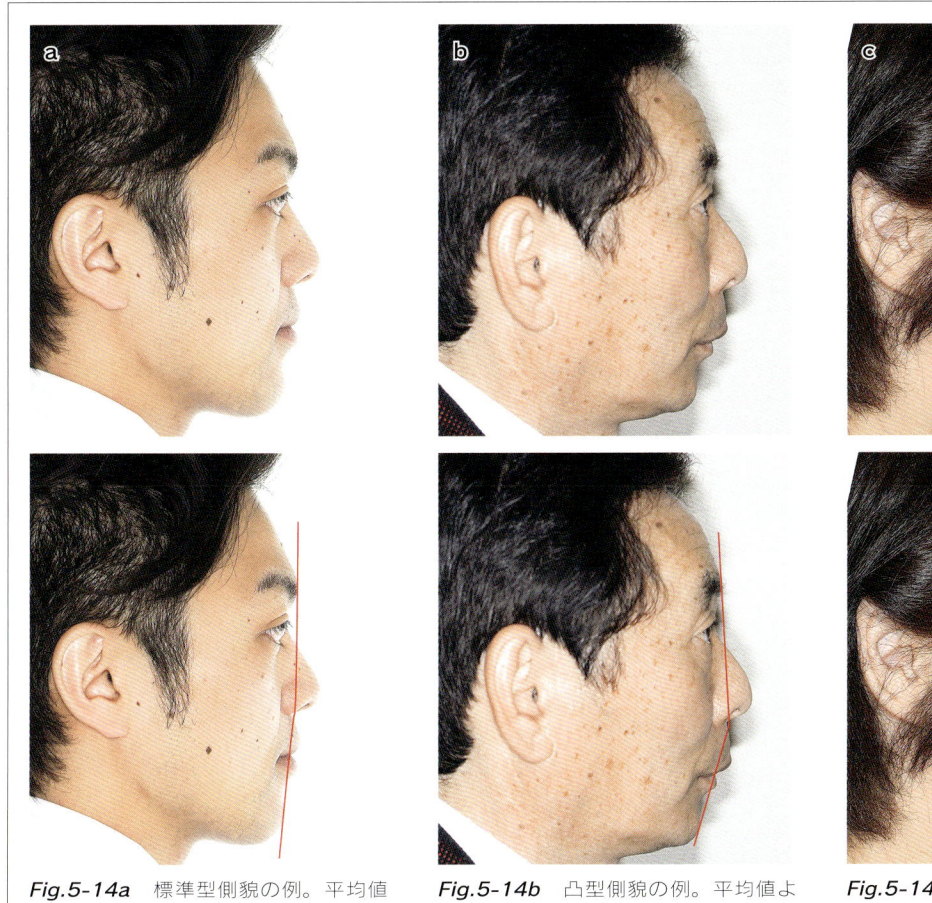

Fig.5-14b 凸型側貌の例。平均値より小さい。下顎の後退を示す。Angleの分類Ⅱ級の顔貌。

Fig.5-14c 凹型側貌の例。平均値より大きい。下顎の前突を示す。Angleの分類Ⅲ級の顔貌。

審美的には、口唇はE-Lineから上口唇まで約4mm、下口唇まで約2mm内側にあるのが美しいとされている。

しかし人種間で差があり、日本人の上口唇はほぼE-Line上、下口唇は1mm程外側と言われている[1,2]。

3）顔面角

顔面角とは、眉間と鼻下点、顎の先端（軟組織におけるポゴニオン）の3つの基準点を結び得られる角度のことで、この角度を測定することにより側貌を評価する（*Fig.5-13c*）。およそ170度が標準である[1]。これを標準型として、170度より小さいものを凸型、大きいものを凹型という（*Fig.5-14*）。

顎の先端（軟組織におけるポゴニオン）の後退位、前進位とほぼ相関関係にある。

Fig.5-15 **水平基準線が水平でない場合**

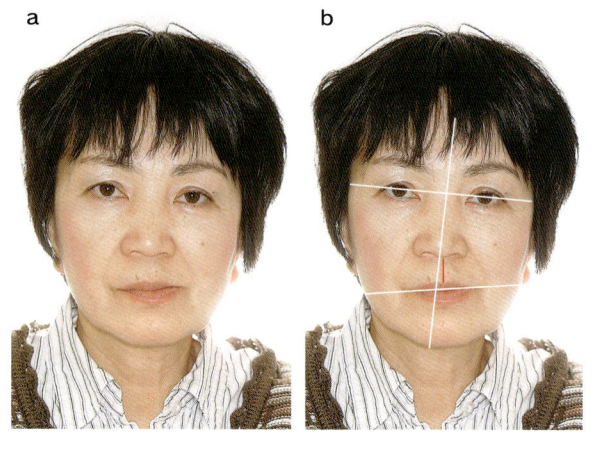

Fig.5-15a、b 53歳・女性。瞳孔間線と口唇線がそれぞれ水平でなく、お互いに平行でもない。こういった場合の水平基準線は、理想的仮想基準線（大地の水平線）を設定する。また顔面の垂直基準線（正中線：眉間と鼻尖を結んだ線）も傾斜している。この場合の顔貌の正中線は、上唇の中央とする（赤線）。

Fig.5-16 **垂直的比率の改善例**

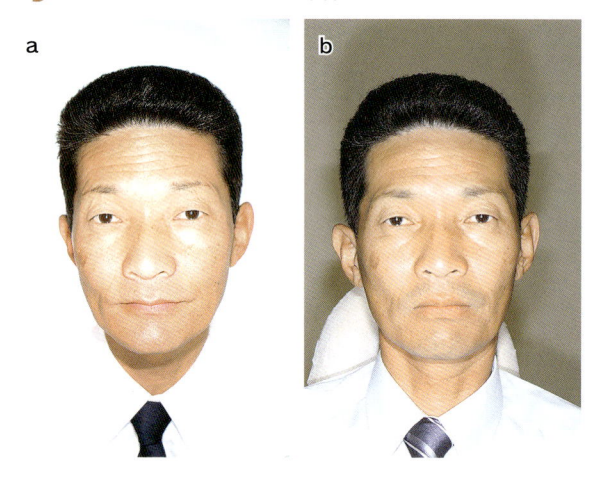

Fig.5-16a、b 48歳・男性。この患者は上下顎ともにコンプリートデンチャーを装着した。顔貌の垂直的比率をみると、術前は上・中顔面に比して下顔面の割合が小さく、口唇も薄い（**a**）。術後は咬合高径が回復されたことによって、下顔面の割合が改善され、顔面の垂直的比率が等分となった（**b**）。また口唇の厚みの変化にも注目したい。このように顔面の垂直的比率は、咬合高径を推し量る1つの目安となる。

顔貌の不調和

　調和した顔貌における基準線は一定の規則性を持ったラインとなるが、水平基準線（瞳孔間線や口唇線）は必ずしも水平・平行になるとは限らない（*Fig.5-15*）。そのような場合は、これらを参考にせず理想的仮想平面を設定し、顔貌や口唇と歯の関係について患者とよく相談することが求められる。また、顔貌の正中線はしばしば傾斜する。その時の顔面の正中線は、上唇の中央とする。

　顔面は垂直的に3等分されるが、咬合高径が減少した場合、下顔面3分の1の高さが減少し、口唇が内側に折れ込み薄くなる場合がある。顔貌における下顔面の調和は、咬合高径回復のポイントとなる。咬合を挙上する場合は、プロビジョナルレストレーションなどで観察期間をとり、最終補綴物にその情報を正確に再現する（*Fig.5-16*）。

Chapter 5-6
口腔内写真を読む

　口腔内写真といえば、正面観、上下顎咬合面観、左右側方面観の5枚セットが馴染み深いことと思うが、それに左右側方運動時とわずかな開口位の写真を加えて8枚セットで撮影することを習慣づけたい（*Fig.5-17*）。撮影された口腔内写真は、それぞれを精査することで、口腔内のさまざまな異常のサインに気づくことができ、診断や治療計画立案にきわめて役立つものである。

　ここからは、それぞれの口腔内写真毎に精査すべきポイントを整理し、それぞれのポイントにおいて異常があるといかに全体のバランスを乱すか、改善例とともに提示する。

　なお、口腔内写真を精査する場合は、口唇の写真（口周辺の正面写真）や顔貌写真とともにみることが不可欠である。口腔内と顔貌は密接に関係しており、心地よいスマイルは顔貌全体の調和から生み出されることを認識しておきたい。

Fig.5-17　口腔内写真8枚セットの例

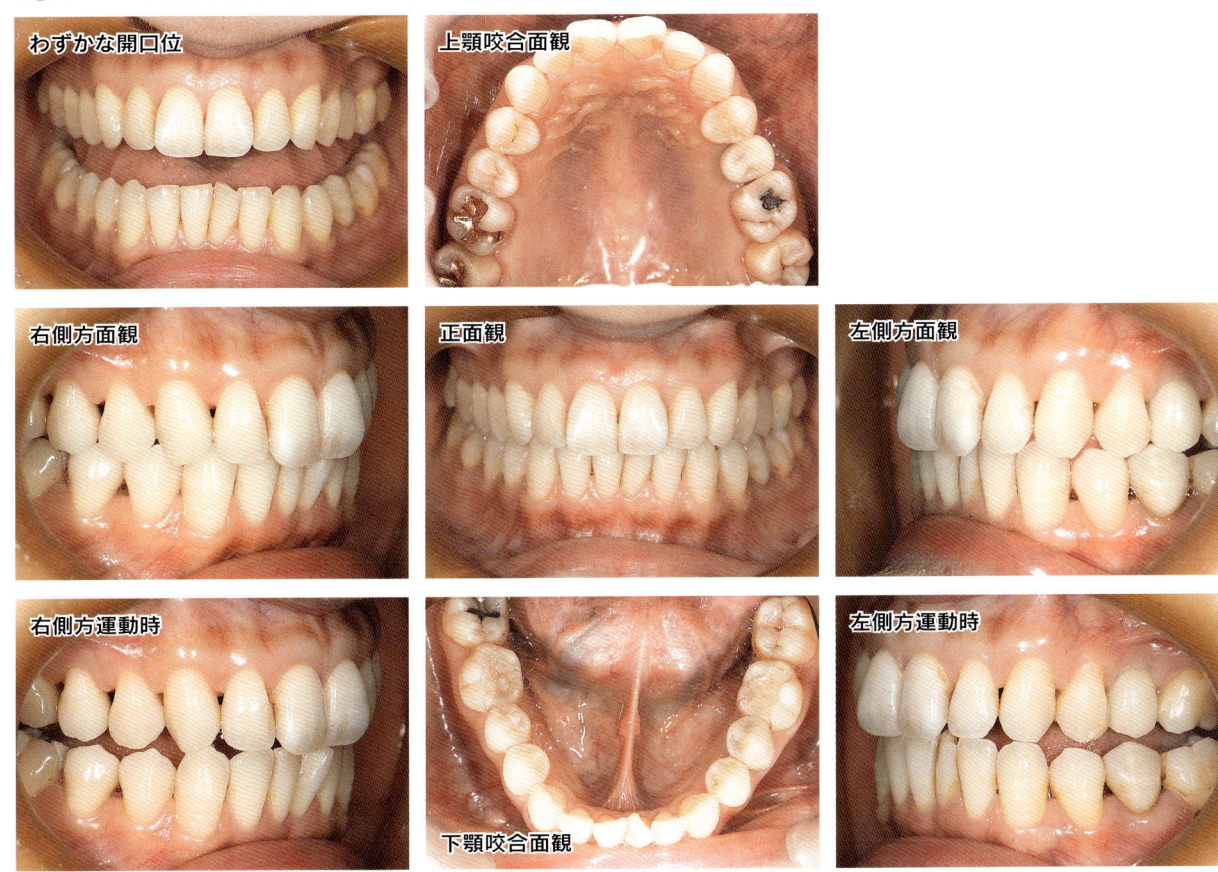

Fig.5-18 正面観の口腔内写真の４つチェックポイント

1．上下顎歯列の正中（midline）の位置
2．切縁（incisal edge：1|1の切縁を結んだ線）と各基準線との調和
3．咬合平面（occlusal plane）の調和
4．歯肉レベル（gingival levels）の調和、炎症の有無

【チェックポイント】
- 上下顎歯列の正中→切縁→咬合平面→歯肉レベル、の順で精査する。
- 上記の４つに加え、口唇の写真（口周辺の正面写真）を評価することで、スマイルライン（smile line）が確立する（138ページ参照）。

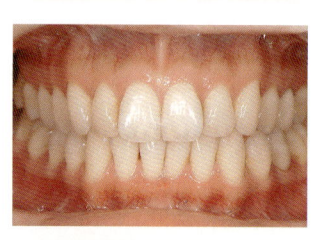

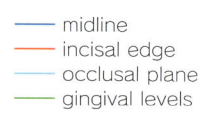

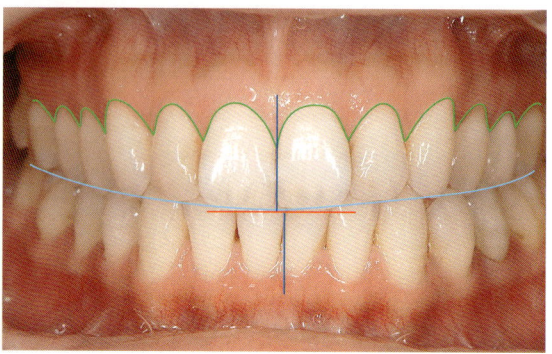

― midline
― incisal edge
― occlusal plane
― gingival levels

正面観の口腔内写真を読むための４つのチェックポイント

　正面観の口腔内写真は、とても情報量が多い。正面観の口腔内写真からチェックすべきことは、*Fig.5-18*に示す４つである。この４つのポイントが整った正面観は、審美的にも機能的にも問題がなく、左右対称で連続したラインを持つ調和の取れた口腔内である。したがって、崩壊した口腔内を治療する場合は、これらのポイントを考慮することが重要である。

　また、このチェックポイントは口唇、顔貌との調和に密接に関係してくるので、口周辺の正面写真、顔貌の正貌写真との３枚セットでみるように心がけたい。

１）上下顎歯列の正中（midline）と各基準線との調和

　上下顎歯列の正中は、機能的にも審美的にも一致することが望ましいことはパノラマエックス線写真の項でも述べた（**110ページ参照**）。しかし、上下顎の正中の一致は人口の25％に認められるに過ぎないとされ[1,4]、上下顎歯列の正中の不一致は日常臨床においてよくみられるものである（*Fig.5-19～5-21*）。

（１）機能的な観点からみた上下顎歯列の正中

　上下歯列の正中にずれがみられると、歯列の偏位によって犬歯の位置

Fig.5-19　上下顎歯列の正中（midline）のチェックポイント

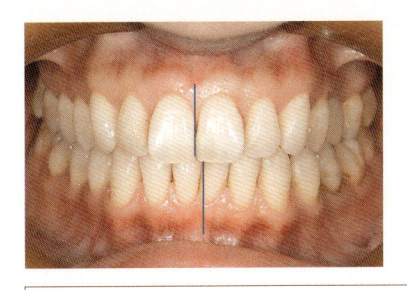

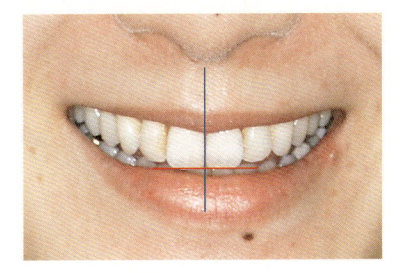

【チェックポイント】
1. 上下顎歯列の正中があっているか？
2. 顔貌の正中（顔貌の垂直基準線）と上顎歯列の正中が一致しているか？
3. 切縁と水平基準線（瞳孔間線）は平行か？
4. 正中と切縁、水平基準線が直交するか？

※この患者では、上下顎歯列の正中にややずれがあるものの、左右犬歯の対咬関係は正常である。また咬合平面と下口唇が相似形なスマイルラインになっている。顔貌の正中と上顎歯列の正中はほぼ一致しており、調和の取れたスマイルである。

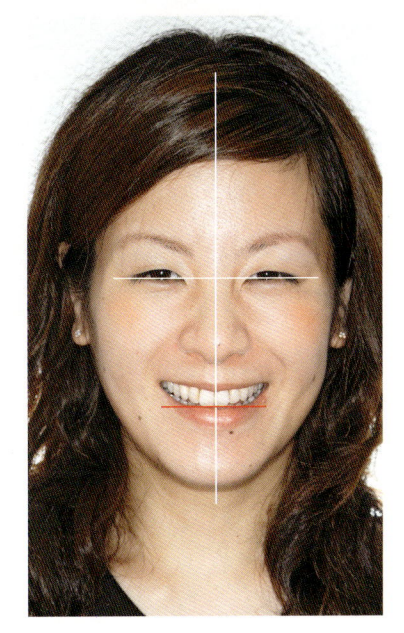

が左右で非対称となり、片側または両側の犬歯ガイドに問題を生じることとなる。左右犬歯の対咬関係に問題がある場合は、犬歯ガイドの確認が必要である。

（2）審美的観点からみた上下顎歯列の正中

　上顎の歯列の正中が顔貌の正中と一致するのは、人口の約70％といわれている[1、4、5]。そのため上顎の歯列の正中が顔貌の正中と一致しているか確認することは大切であり、顔貌写真と照らし合わせてみる必要がある。

　上顎歯列の正中を顔貌写真と合わせて検討する際は、顔貌の垂直基準線（正中線）、水平基準線（瞳孔間線）との関係を精査する。顔貌の垂直基準線（正中線）と上顎歯列の正中が一致し、切縁（incisal edge／1|1切縁を結んだ線）と顔貌の水平基準線（瞳孔間線）がお互いに平行で、正中線に直角に交わることが、歯列と顔貌の調和にとって理想的である。

　なお、正中が一致しなくても歯軸が整直していれば、4mmまでならば人は気にならないとされている[1、6]。よって審美的には、補綴物の傾斜や歯冠幅を変えることなどによって正中を無理に合わせるよりも、歯軸を整直させることのほうが重要である[1、7、8]。

Fig.5-20 　上下顎歯列の正中が一致している患者の例

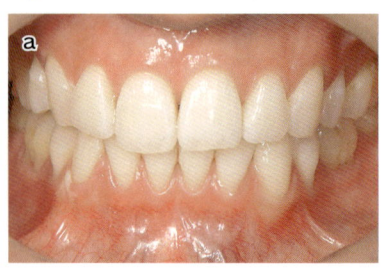

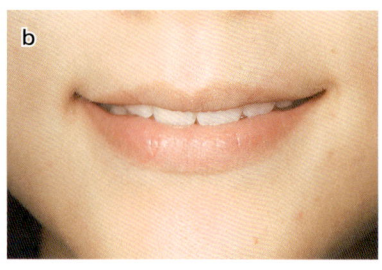

Fig.5-20a〜c 　20歳・女性。上下顎歯列の正中が一致して、さらに顔貌の垂直基準線（正中線）と一致している。また切縁は水平で瞳孔間線と平行であり、顔貌の垂直基準線と直交する。これらは調和の取れた顔貌の基準である。

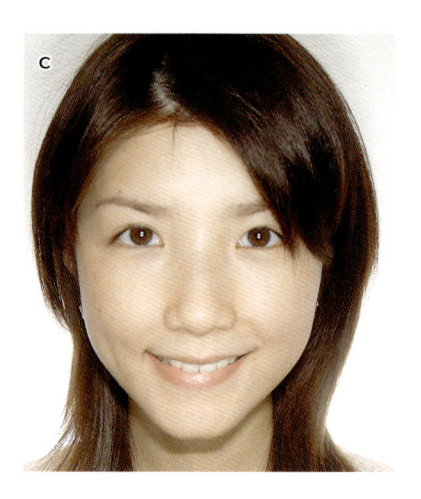

Fig.5-21 　上下顎歯列の正中が一致せず、顔貌の正中とも一致しない患者の例

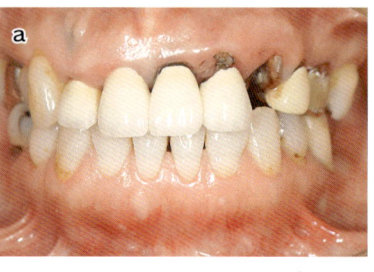

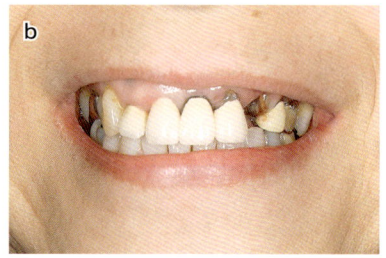

Fig.5-21a〜c 　52歳・女性。2̲は補綴治療で前に出してあるが、歯根の位置から元々は口蓋側転位していた。そのため上顎歯列が右側に偏位し、上下顎歯列の正中が不一致で、顔貌の垂直基準線（正中線）とも一致していない。2̲は歯軸が外に向いて全体のバランスを崩している。

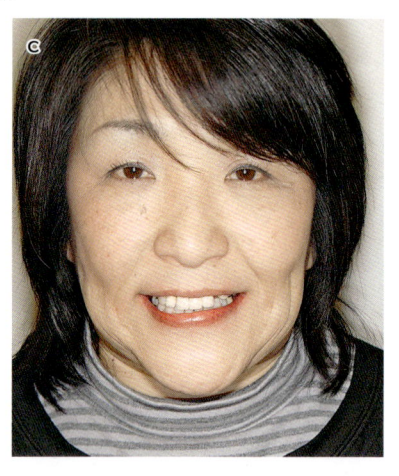

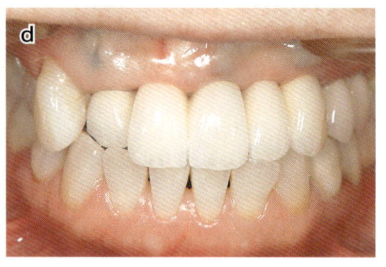

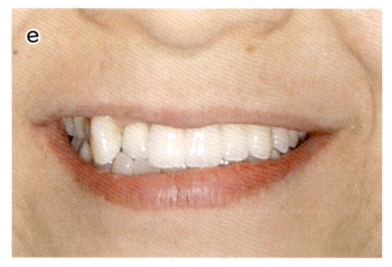

Fig.5-21d〜f 　インプラントと補綴処置を行った術後の状態。上下顎歯列の正中が合い、顔貌の垂直基準線（正中線）とも一致した。2̲は本来の位置に戻すことによって、歯軸が揃い全体のバランスの調和が取れた。

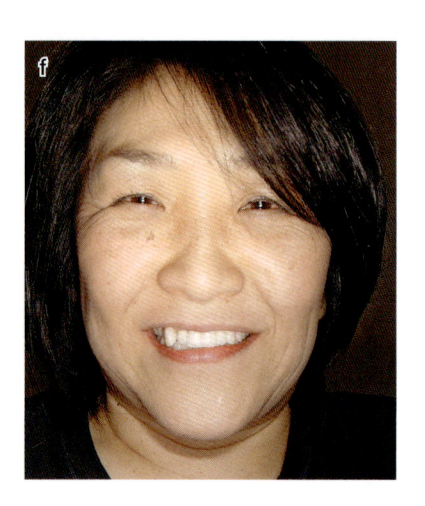

Fig.5-22 切縁（incisal edge）のチェックポイント

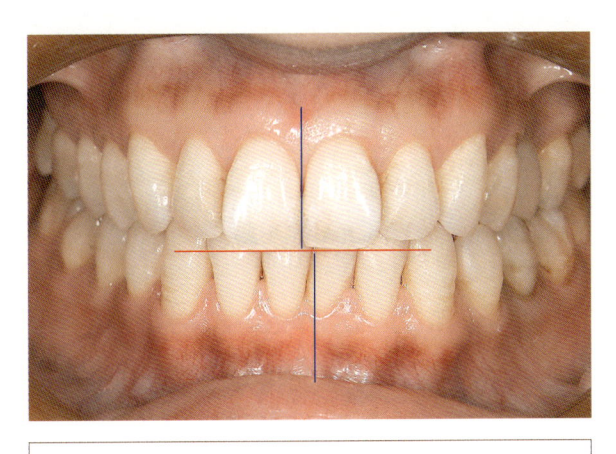

【チェックポイント】
- 切縁が顔貌の水平基準線（瞳孔間線）と平行か？
- 上顎歯列の正中および顔貌の垂直基準線（正中線）と直交するか？

※切縁（incisal edge）とは：1|1の切縁を結んだラインのこと。

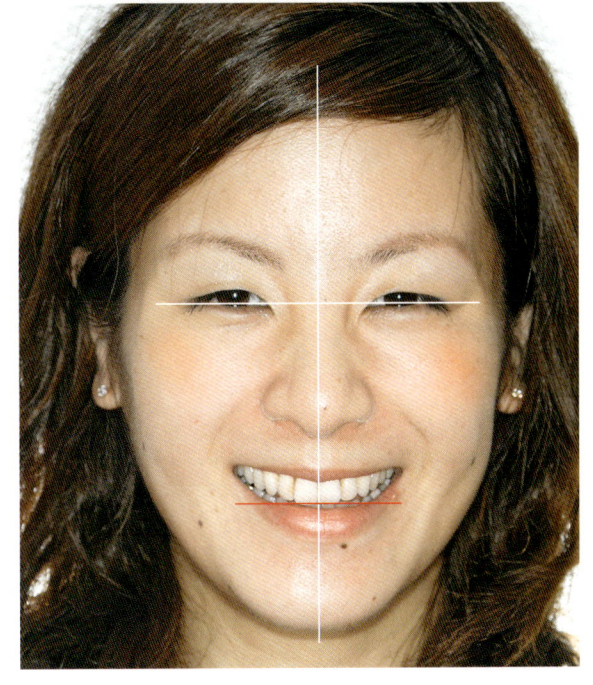

Fig.5-23 切縁（incisal edge）の不調和を改善した患者の例

Fig.5-23a、b 50歳・女性。1|1の歯冠長が左右で異なるため、切縁の位置が不揃いである。さらに、1|の切縁は遠心下がりで水平でもない。1|1の切縁のバランスが悪いため、スマイルラインが不調和となっている。

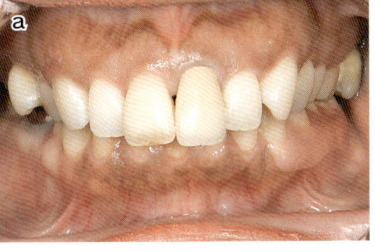

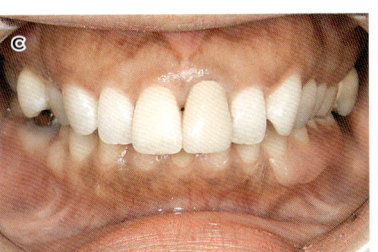

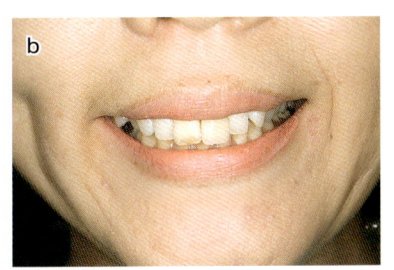

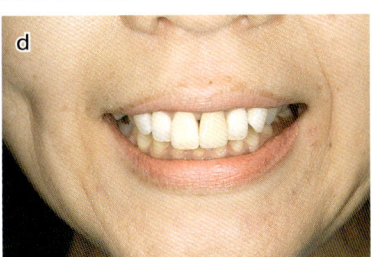

Fig.5-23c、d 治療は着色の研磨と左右中切歯の形態修正のみを行った。切縁が揃って左右中切歯が左右対称となり、スマイルラインと調和している。上顎中切歯の左右対称は、第三者に与える印象にとって重要である。

2）切縁（incisal edge）と各基準線との調和

切縁（incisal edge）とは、1|1の切縁を結んだラインのことである。切縁が顔貌の水平基準線（瞳孔間線）と平行で、上顎歯列の正中および顔貌の垂直基準線（正中線）と直交することが、顔貌の調和の基本となる（*Fig.5-22、5-23*）。

Fig.5-24 咬合平面（occlusal plane）のチェックポイント

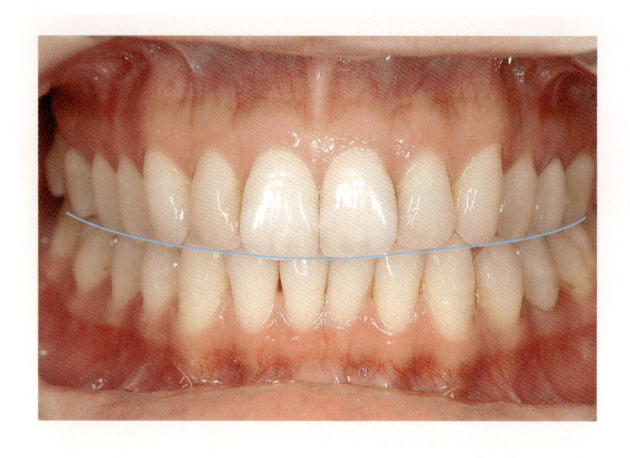

【チェックポイント】
- 上顎臼歯部から前歯にかけて、連続した左右対称のラインか？（上顎側切歯はこのラインより1mm歯頸部寄りが審美的とされる）
- 咬合平面の前方（前歯部）、側方（臼歯部）がそれぞれ顔貌の水平基準線（瞳孔間線）、カンペル平面（Gysi）と平行か？（咬合平面は補綴を行う際の基準線となる）

※正面観の口腔内写真からみた咬合平面とは：上顎第一大臼歯頬側咬頭頂から犬歯尖頭、中切歯切縁をつないだラインのこと。

Fig.5-25 咬合平面の不調和が認められる患者の例

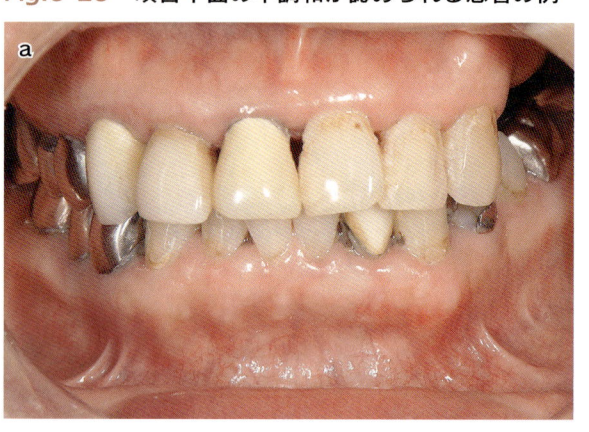

Fig.5-25a 55歳・女性。2|2が1|1より長く、3|3の長さも左右で異なる。患者は義歯装着が嫌で、上顎左側臼歯部欠損を放置したため対合歯である下顎左側臼歯部が挺出し、咬合平面が左上がりとなっている。

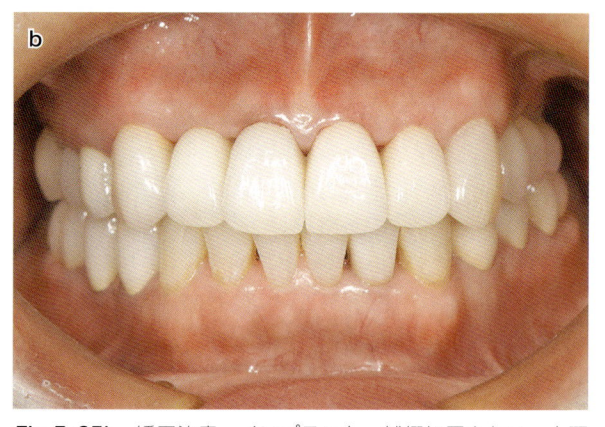

Fig.5-25b 矯正治療、インプラント、補綴処置を行い、上顎中切歯の歯軸、咬合平面を整えた。

3）咬合平面（occlusal plane）と各基準線の調和

　咬合平面は第一大臼歯頬側咬頭頂、犬歯尖頭、中切歯切縁を結んだラインである。すべての歯がこのラインのなかに収まり、連続した左右対称のラインであるかをみる（*Fig.5-24、5-25*）。上顎側切歯はこのラインより1mm歯頸部寄りが審美的とされる。

　咬合平面前方（前歯部）は切縁（incisal edge）を含む。そのため咬合平面前方は顔貌の水平基準線（瞳孔間線）と平行であり、咬合平面側方（臼歯部）はカンペル平面（鼻翼下縁と外耳道下縁を結んだライン：Gysi）と平行である。咬合平面は補綴を行う際の基準線となるので、それぞれの平行性のチェックは重要である。

Fig.5-26 歯肉レベル(gingival levels)のチェックポイント

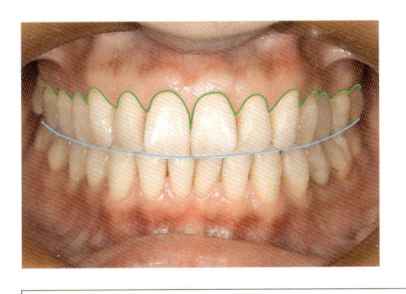

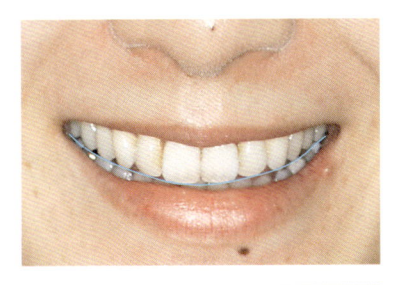

【チェックポイント】
- 中切歯から最後方臼歯までの歯肉レベルが、左右対称の連続したラインを描いているか？
- 1|1歯肉レベル最深部と3|3歯肉レベル最深部が同一線上にあるか？
- 2|2歯肉レベル最深部は1|1および3|3歯肉レベル最深部よりも1.0～1.5mm切縁側にあるか？

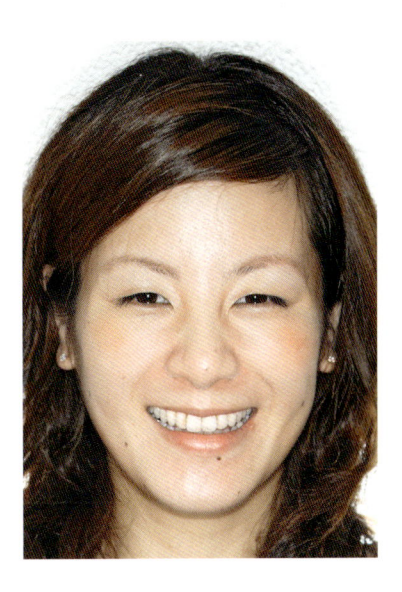

Fig.5-27 臼歯部から前歯部への歯肉レベル、咬合平面の不調和のみられる患者の例

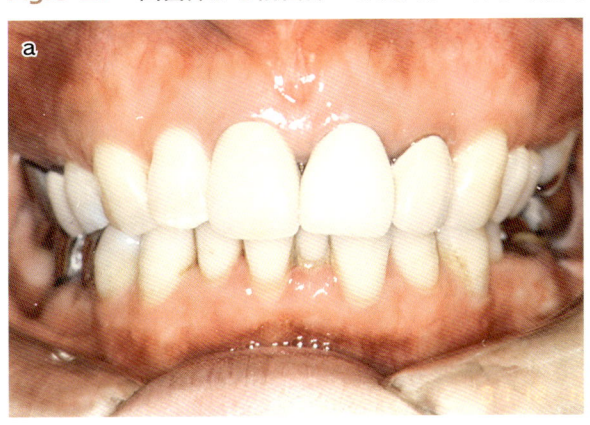

Fig.5-27a 56歳・女性。2|2、下顎前歯部に歯肉レベルの不調和が認められる。

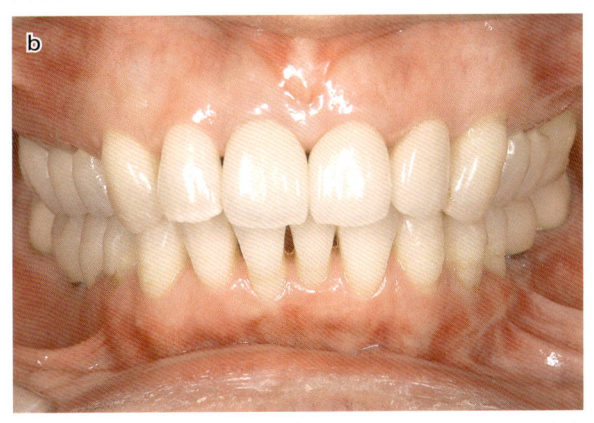

Fig.5-27b 矯正治療、インプラント、補綴処置を行い、歯肉レベルが左右対称で連続したラインを描くように整えた。

また、上顎咬合平面が下口唇と調和することによって、バランスの取れたスマイルライン(smile line)が生み出される。さらに、口唇からの歯のみえ具合に関係する正常な歯冠長は、咬合平面の構成にも影響する。

4) 歯肉レベル(gingival levels)と各基準線の調和

歯肉レベルは個々の歯の長さを考える上でも重要である。なぜなら、歯の長さは口唇からの歯のみえ具合に関係してくるからである(*Fig.5-26、5-27*)。

前歯部の歯肉の審美的構造として、3 2 1|1 2 3の歯肉レベルが、3 1|1 3は同等で、2|2が1.0～1.5mm切縁側にあるのが望ましい。

Fig.5-28 スマイルライン(smile line)のチェックポイント

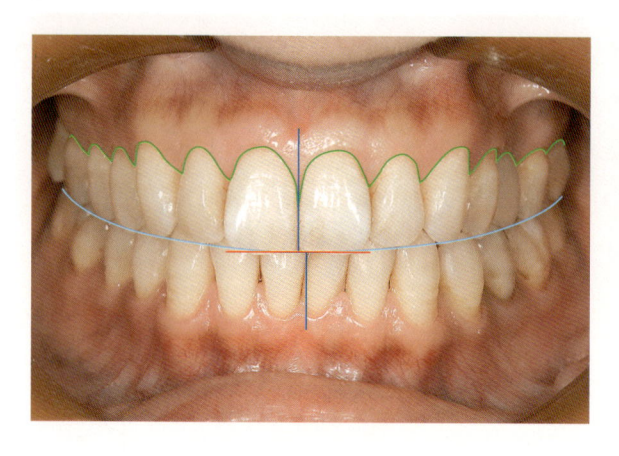

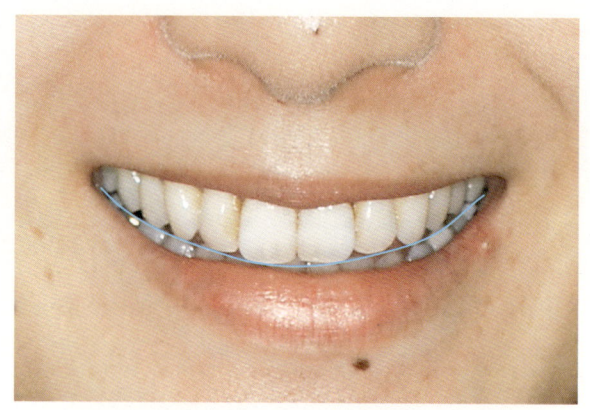

【チェックポイント】
- 上下顎歯列の正中(midline)、切縁(incisal edge)、歯肉レベル(gingival levels)、咬合平面(occlusal plane)の4点と、口唇のバランスが取れているか？

※この患者では、上下顎歯列の正中(midline)に若干の不一致がある。歯列の対称性からみると下顎の歯列がやや左側に偏位している。切縁(incisal edge)は水平である。歯肉レベル(gingival levels)と上顎歯列咬合平面(occlusal plane)は調和がとれている。口唇とのバランスは、下口唇中央がやや凸型だが、下顔面全体としてみると、上顎歯列の咬合平面と下口唇は調和が取れている。顔貌全体としてみると、心地よいスマイルとなっている。

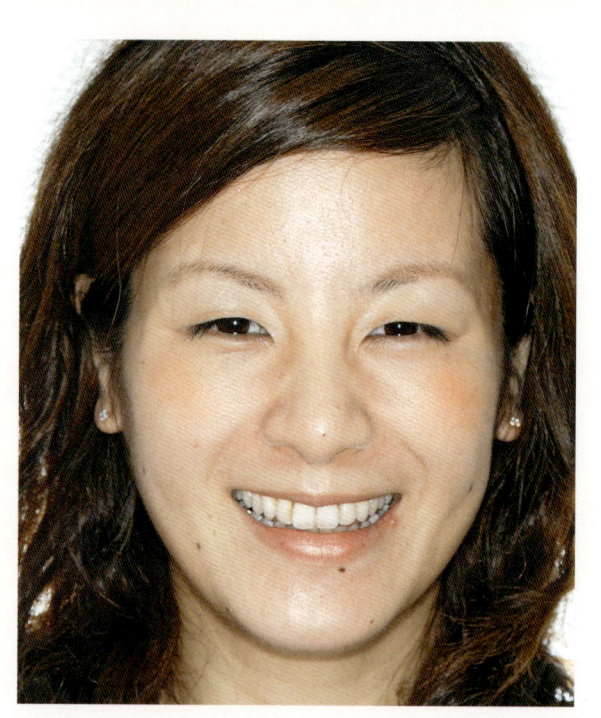

スマイルラインのチェックポイント

ここまで口腔内写真の正面観から、
1. 上下顎歯列の正中(midline)
2. 切縁(incisal edge)
3. 咬合平面(occlusal plane)
4. 歯肉レベル(gingival levels)

の4つのポイントを、それぞれのチェックポイントに沿って読んできた。
　咬合平面と歯肉レベルの項で少し触れたが、この4つのポイントがすべてクリアされて最後に得られるのが『口唇とのバランスが取れたスマ

Fig.5-29 4つのポイントを改善して、スマイルラインの調和を得た症例

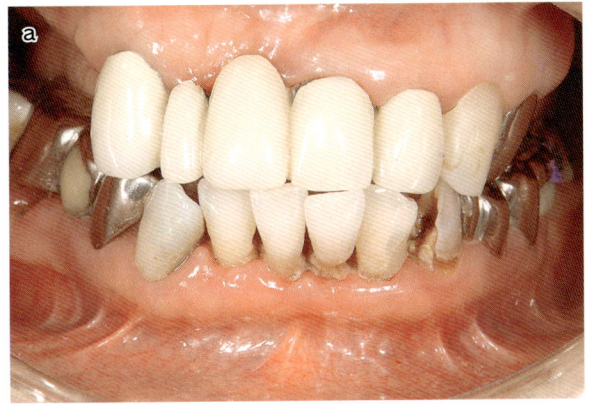

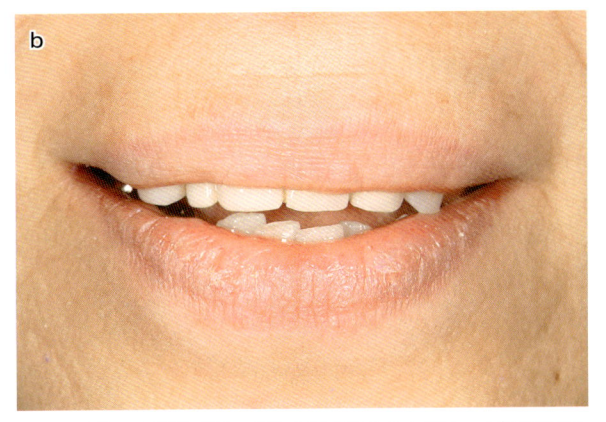

Fig.5-29a、b 62歳・女性。咬合平面、歯肉レベルの乱れが認められる。口周辺の正面写真にて咬合平面をみると逆カーブを描いており、下口唇との調和が取れていない。

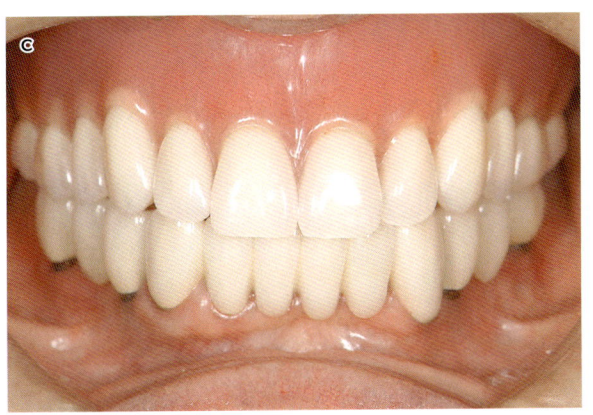

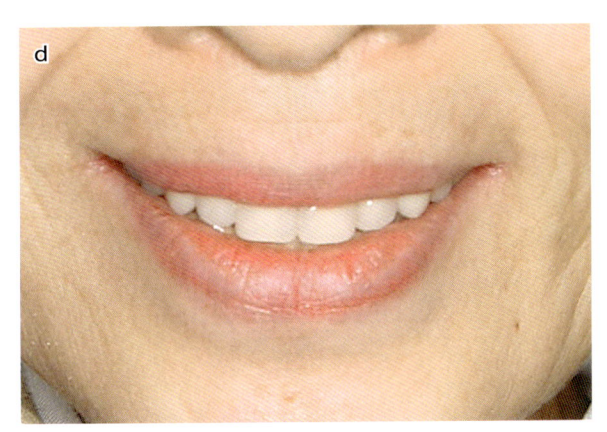

Fig.5-29c、d 上顎コンプリートデンチャー、下顎は矯正治療とインプラント、補綴処置を行い、調和の取れた咬合平面とそのラインに相似したスマイルラインが得られた。

イルライン(smile line)』と認識しておきたい。

スマイルラインは1つのポイントが達成されただけでは得られるものではなく、全体の調和から生み出されるものである。そのため口腔内写真の正面観は、口唇の写真(口周辺の正面写真)、顔貌写真とともに3枚セットでみる必要がある(*Fig.5-28、5-29*)。1|1と3|3がドライウェットラインに接し、下口唇との相似形が得られているかどうかをチェックする。

美しいスマイルラインは、心地のよいスマイルを生み出す。

Fig.5-30 咬合面の口腔内写真のチェックポイント①　歯列弓（アーチ）形態

【チェックポイント】
- 歯列弓（アーチ）の形態：U字型か？　V字型か？　スクエア型か？

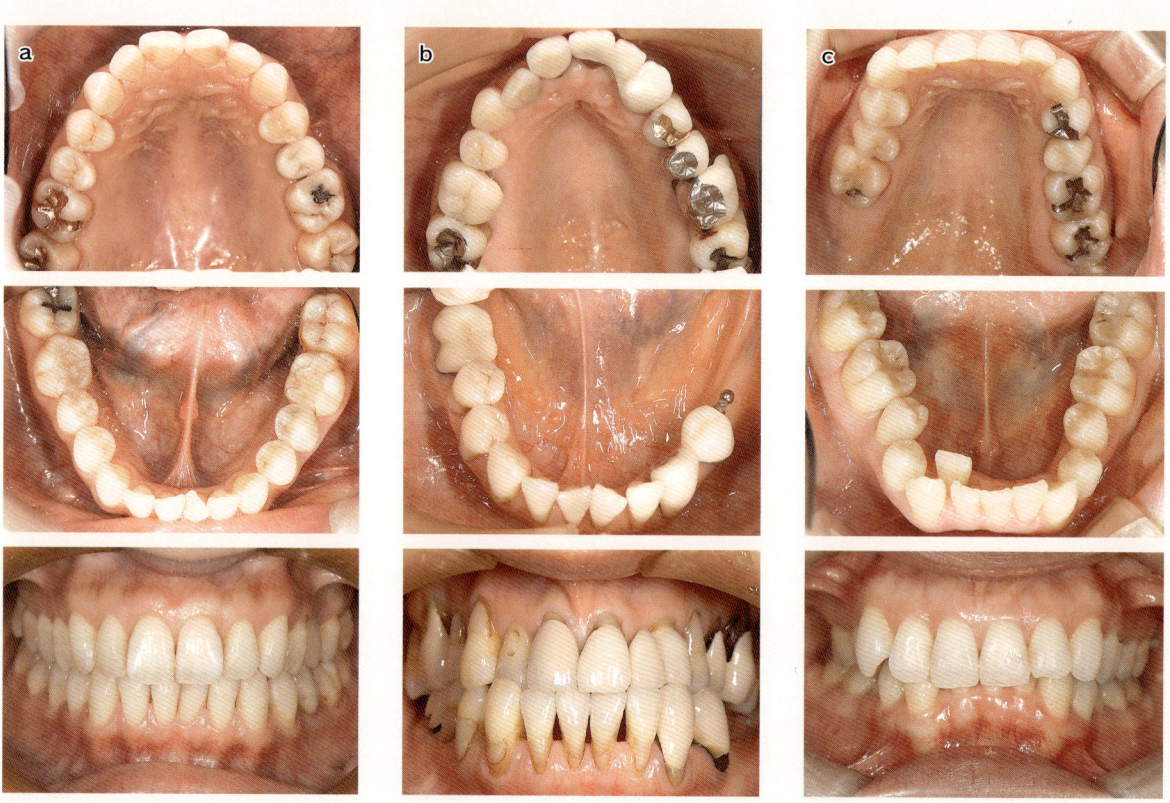

Fig.5-30a 理想的な歯列弓であるU字型歯列の例。

Fig.5-30b V字型歯列。上顎中切歯の左右対称性に欠ける場合がある。全体的に咬合状態に注意する。

Fig.5-30c スクエア型歯列。犬歯の位置が悪いため、犬歯ガイドが取りにくい。

咬合面の口腔内写真のチェックポイント

咬合面の口腔内写真チェックポイント

1) 歯列弓（アーチ）形態：U字型、V字型、スクエア型
2) 歯列の正中と上顎の口蓋縫線、上唇小帯、下顎の舌小帯、下唇小帯の位置関係
3) 骨隆起の有無
4) 咬合面の状態：咬耗の有無、補綴物の状態

1）歯列弓（アーチ）形態

　咬合面の口腔内写真を精査する際は、まず歯列弓（アーチ）の形態をチェックする。理想的な歯列弓はU字形歯列形態である（***Fig.5-30a***）。U字形歯列で犬歯の位置関係がよければ、犬歯ガイドによるディスクルージョンが得られやすい。

　一方、V字型（***Fig.5-30b***）やスクエア型（***Fig.5-30c***）など歯列弓の形態が悪いと、犬歯の位置異常をきたし犬歯ガイドが取れない場合が多い（ディスクルージョンが得られず機能面において支障をきたす）。

　歯列弓の形態が悪い場合は、側方運動時の口腔内写真側方面観にて犬歯ガイドをよく確認する。

Fig.5-31 咬合面の口腔内写真のチェックポイント②
歯列の正中と上顎の口蓋縫線、上唇小帯、下顎の舌小帯、下唇小帯の位置関係

【チェックポイント】
- 歯列の正中と上顎の口蓋縫線、上唇小帯、下顎の舌小帯、下唇小帯の位置関係はどうか？

Fig.5-31a～g 上下顎歯列の正中がずれて、上顎歯列の正中と顔貌の正中とも一致していない患者の例。この患者は顔貌の垂直基準線（正中線）が傾斜しているので、口唇の中央を正中としている。このように顔貌の正中と歯列の正中がずれている場合、口腔内で確認して上顎歯列の正中より何mmずれているか計測し模型に記入しておくと、診断に役立つ（赤線：顔貌の正中、黒線：歯列の正中、口蓋縫線、舌小帯）。この患者では約3.5mmのずれを認めた。なお、2̲は補綴されているため、正面からみると通常の位置にみえても、咬合面からみるとその歯根の位置から舌側に転移していることがわかる。このように補綴されている歯の場合、咬合面からその歯根の位置がわかることも押さえておきたいことの1つである。

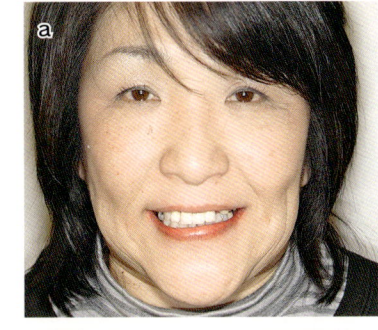

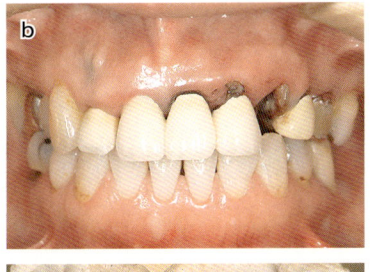

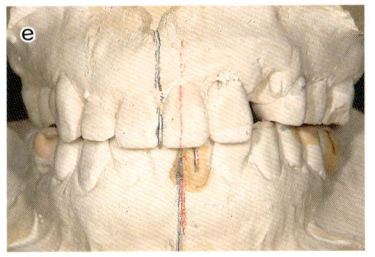

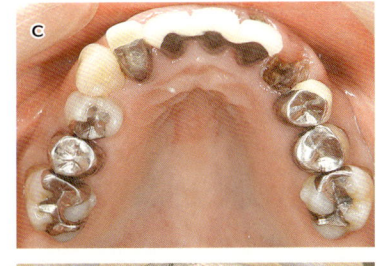

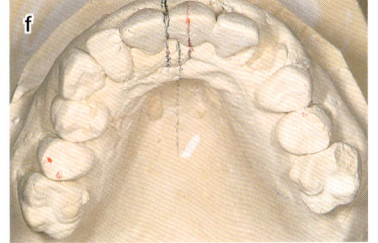

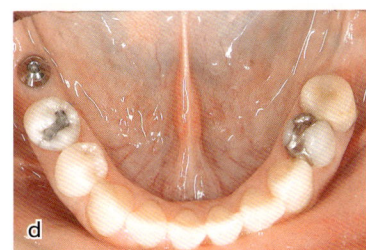

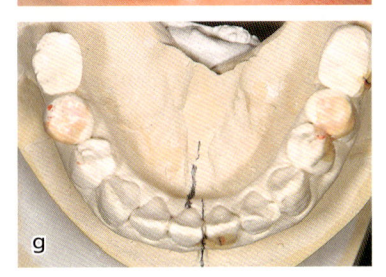

2）歯列の正中と上顎の口蓋縫線、上唇小帯、下顎の舌小帯、下唇小帯の位置関係

歯列の正中は、上顎は口蓋縫線と上唇小帯、下顎は下唇小帯および舌小帯と一致する場合が多い（ただし必ずしも一致するわけではないので、顔貌からの確認が必要）。上下顎歯列の正中がずれている場合は、これらをチェックすることで、上下顎のどちらがずれているかの参考になる（*Fig.5-31*）。

なお、これらは模型で確認するとわかりやすい。模型では顔貌の正中の確認はできないため、口腔内で確認して模型に記入しておけば、診査・診断に役立てることができる。

Fig.5-32 咬合面の口腔内写真のチェックポイント③　骨隆起の有無

【チェックポイント】
- 上顎は口蓋、下顎は舌側の骨隆起の有無をチェックする。

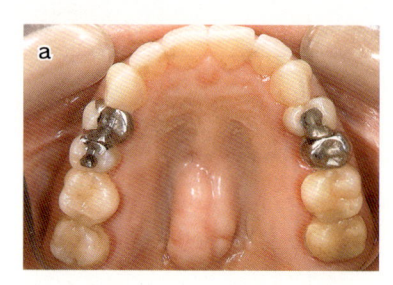

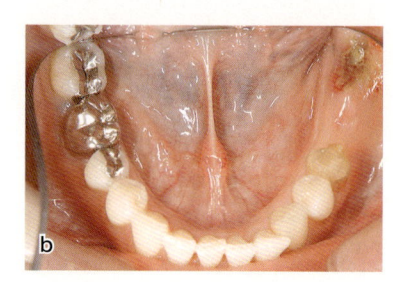

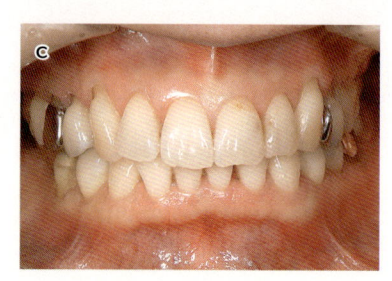

Fig.5-32a〜c　上顎口蓋に認められる口蓋隆起。543|345の歯頸部くさび状欠損から咬合力の強さが推察される。

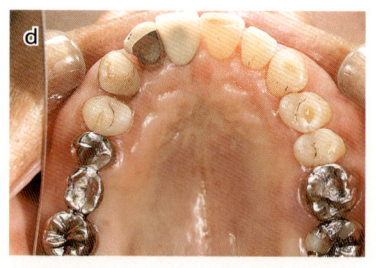

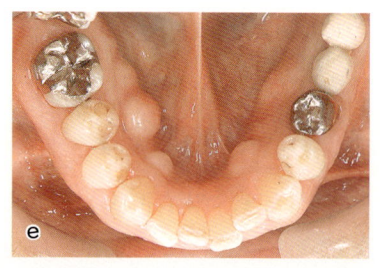

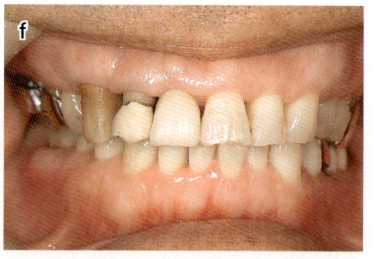

Fig.5-32d〜f　下顎舌側に認められる下顎隆起。|67の補綴物の破損、歯の咬耗の状態から、かなり咬合力が強いことがわかる。

3）骨隆起の有無

　咬合面の口腔内写真では、口蓋隆起や下顎隆起の有無もチェックする（*Fig.5-32*）。これらは咬合力と密接な関係があるので、骨隆起がみられる場合は、犬歯ガイドの有無、咬耗、くさび状欠損などをチェックする。また、咬合力は咬筋の発達とも関係することから、パノラマエックス線写真や顔貌写真にて下顎角の発達の状態を確認することも重要である。咬合力の強弱は、治療計画立案時に考慮が必要となる。

4）咬合面の状態

　咬合面形態の精査では、咬耗の有無ならびに補綴物の状態について

Fig.5-33 咬合面の口腔内写真のチェックポイント④　咬合面の状態（生理的咬耗を示す患者の場合）

【チェックポイント】
- 咬耗においては、患者の年齢を考慮することがもっとも重要である。
- 咬耗によって歯の形態が変わったことで、犬歯ガイドに変化が起きていないか、咬合状態の確認も必要となる。

※咬耗が進行していても、その分挺出が起きている場合があるため、「咬合高径が低下している」と安易に考えず、口腔内をよく精査すること。

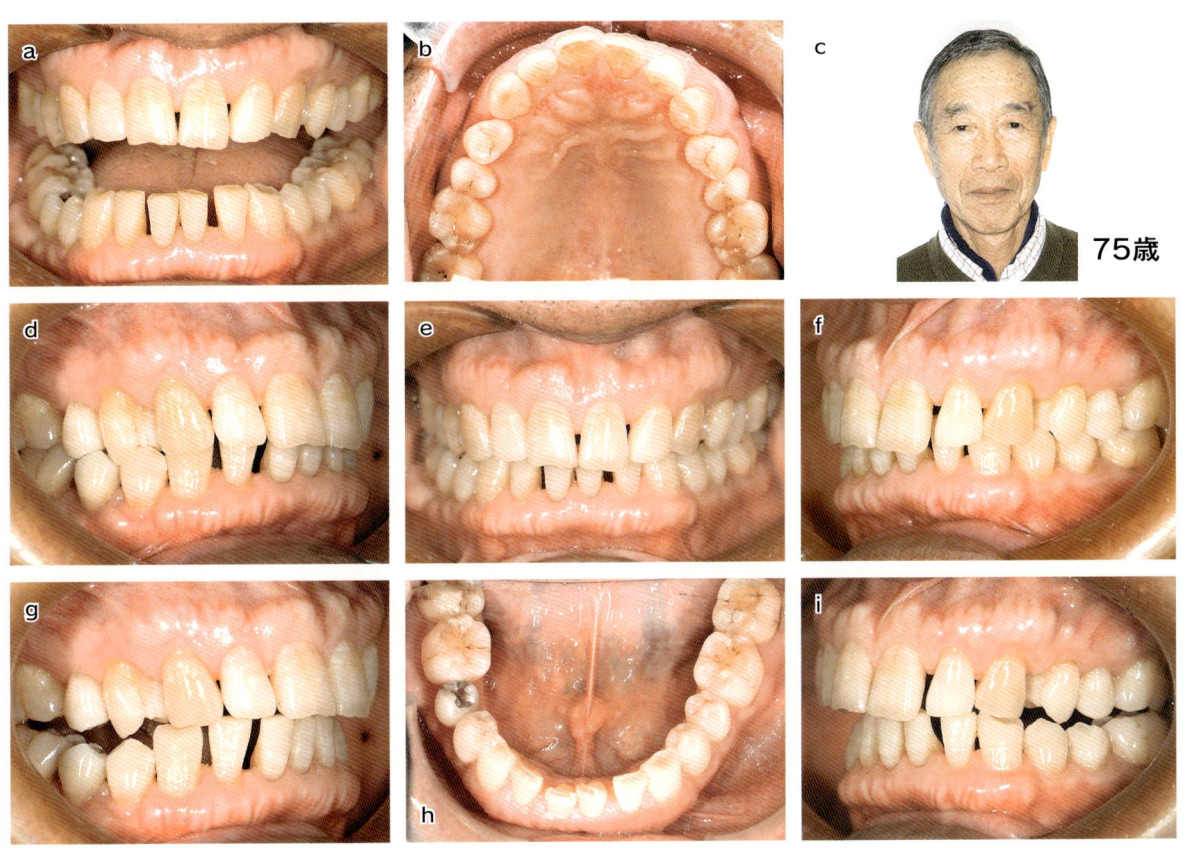

Fig.5-33a～i　75歳・男性。犬歯関係はⅡ級（D型）で、4|4が捻転し7|も低位である。また全体的に咬耗が認められ（特に3|3、3|3）、犬歯ガイド時に|267および|7も関与しているグループファンクションとなっている。しかし歯周組織は健全で、顎関節症状もう蝕もない。患者の持っている歯周組織や顎関節、歯そのものが、咬合力に対する強い抵抗力を持っていることがうかがえる。75歳という年齢と天然歯列であることを考えると、理想的な歯列ではないものの、この咬耗は患者にとって生理的なものと考えられる。この患者に対しては治療的介入は行わず、定期健診のみ行っていくこととした。

チェックする。咬耗は口腔内の顎運動の軌跡が現れているので、咬耗が激しい場合は、犬歯ガイドの有無など咬合のチェックが必要である。

咬耗は①生理的咬耗、②病的咬耗の2つに大きく分類できる（**Fig.5-33、5-34**）。生理的なのか病的なのかを判断する際には、患者の年齢を考えることがもっとも重要である。また、咬耗により歯の形態が変わることによって咬合状態が変化し、口腔内にトラブルを引き起こしているかどうかも見極めのポイントとなる。

なお、咬耗によって歯がすり減った分、挺出している場合があるので、咬耗＝咬合高径の低下と考えずに口腔内をよく精査する習慣を持つべきである。

Fig.5-34 側方運動時の病的咬耗を示す患者の例

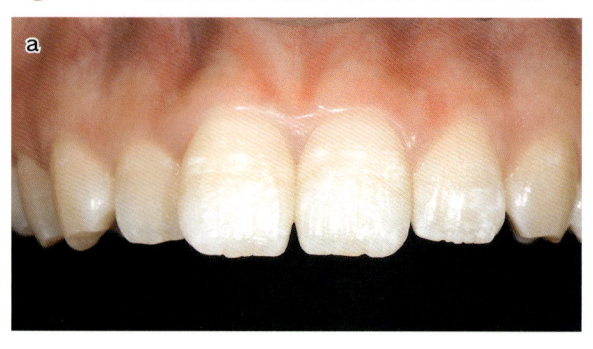

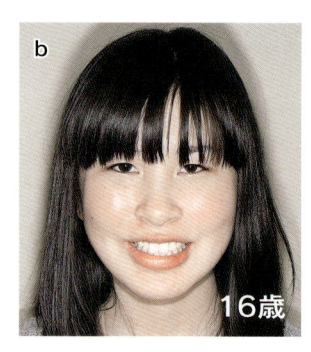

Fig.5-34a、b 16歳・女性。激しい歯ぎしりと3|3の形態異常を家族に指摘され、来院した。犬歯はディスクルージョンをもたらす重要な歯であることから、16歳で歯冠形態が変わるほどの犬歯の咬耗が認められるのは注意を要する。

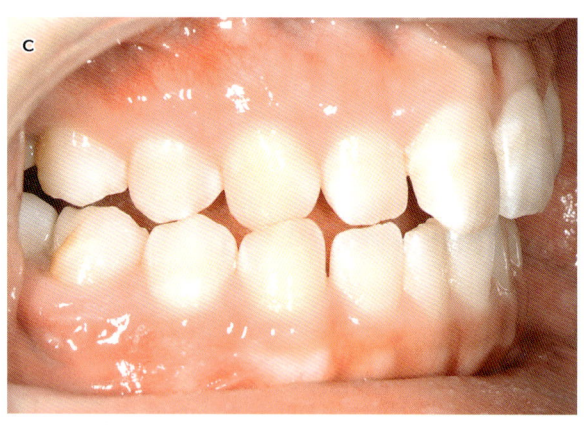

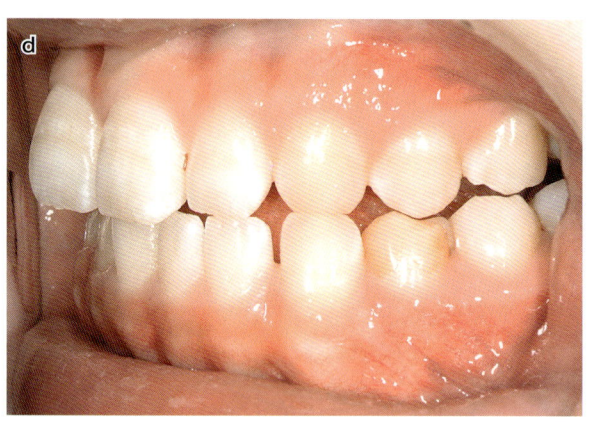

Fig.5-34c、d 咬耗した3|3と側方運動時の犬歯ガイド。犬歯の咬耗のため、ディスクルージョンが得られなくなってきている。

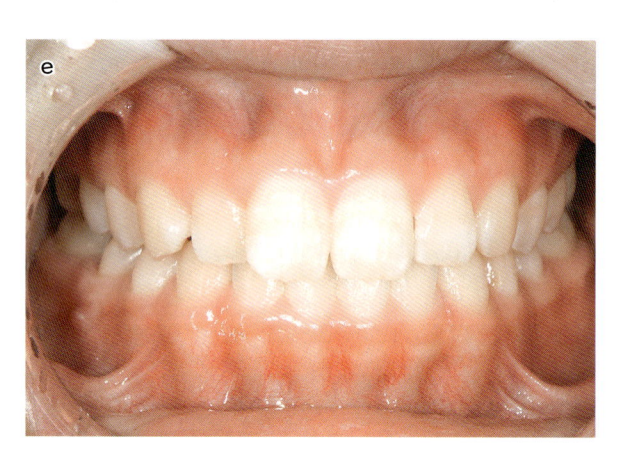

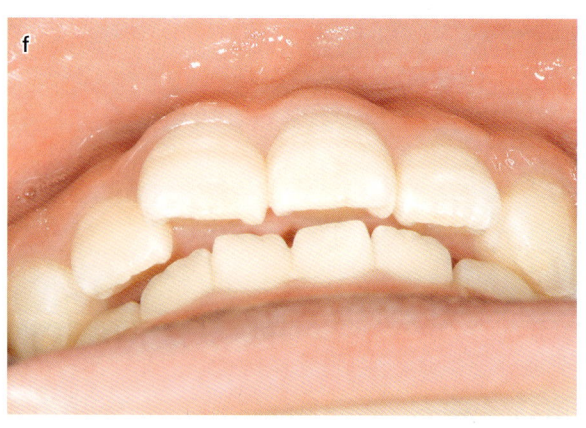

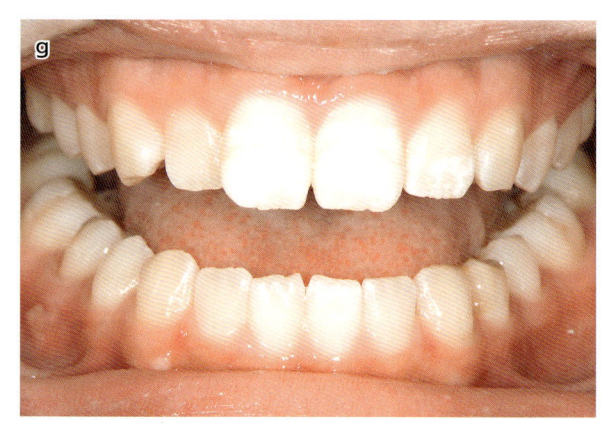

Fig.5-34e〜g 口腔内写真の正面観（e）では一見調和の取れた歯列にみえるが、前歯部のカップリングをみると前歯部は接触していない（f）。また、正面観で歯槽骨最大豊隆部をみると、やや下顎が大きい。わずかな開口位の写真をみると、咬合平面は連続しているようにみえるが、すべての歯が舌側傾斜して舌に圧痕を認める（g）。

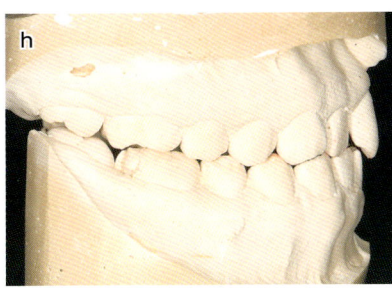

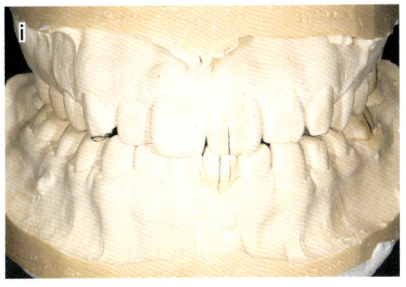

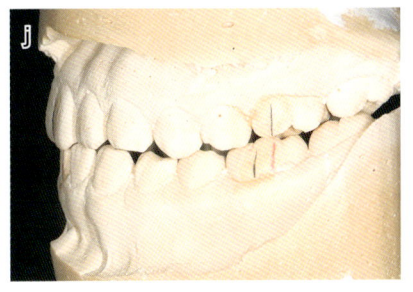

Fig.5-34h～j ６|の黒線がICP時の咬合状態。赤線がCRでの咬合関係である。下顎が後方に押し込められていたのがわかる。同様に|1の赤い線がCRでの咬合状態である。右側へのずれを認める。このように下顎臼歯部では前後的なずれを、前歯部では左右的なずれをチェックする。

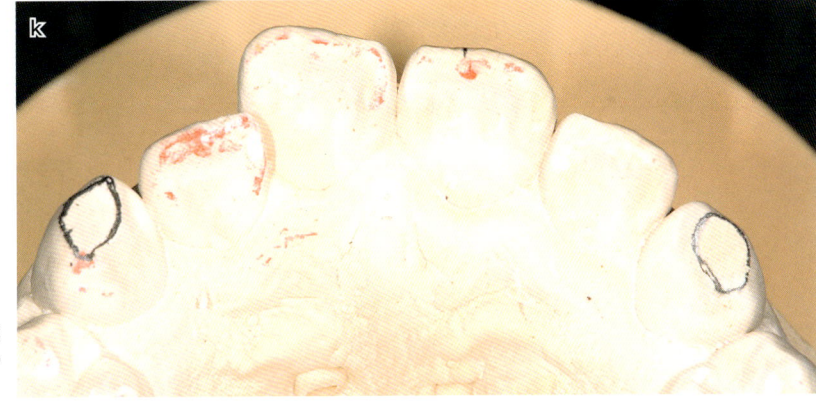

Fig.5-34k 2|での早期接触と犬歯の咬耗の状態。咬耗は模型で確認するとわかりやすい。

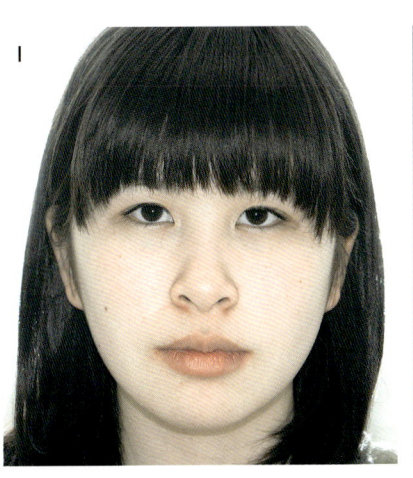

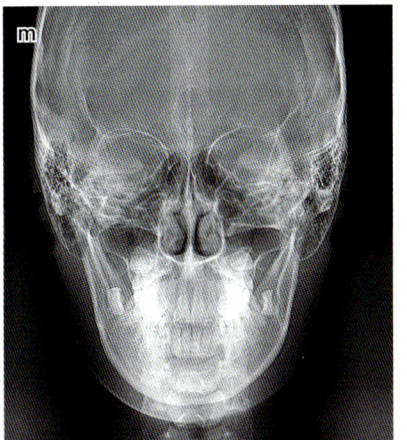

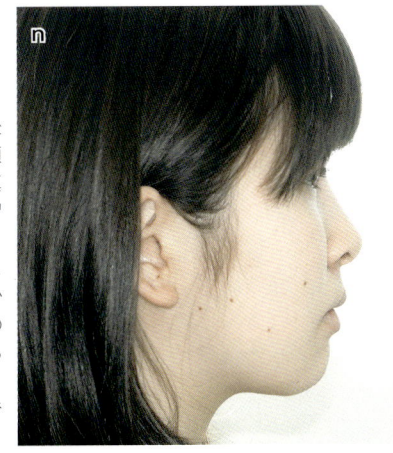

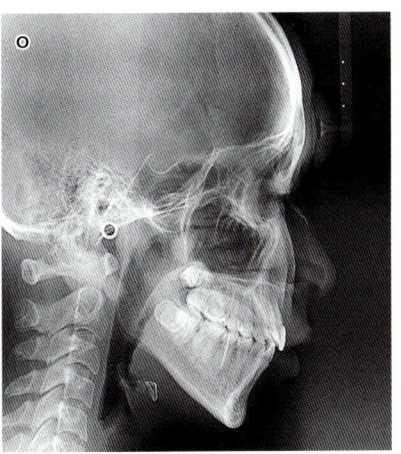

Fig.5-34l～o この患者は左右および前後的なずれが大きいことから、資料として顔貌(正貌・側貌)、セファロエックス線写真(正面・側方)が必要となる。患者の生活習慣に俯せ寝があり、改善の指導も行った。こういったことも問診で聞き出しておくことが重要である。歯ぎしりは顎位のずれからくる神経筋機構のアンバランスの症状の１つであると考えられる。叢生などはみられないが、年齢と将来的なことを考えると、この患者には矯正治療を勧めるのが最良であると思われる。

診査・診断に活かすパノラマエックス線写真と口腔内写真の読み込みかた

Chapter 5

側方面観と側方運動時の口腔内写真のチェックポイント

側方面観の口腔内写真の精査でもっとも重要なことは、犬歯の対咬関係と犬歯ガイドの有無の確認である。犬歯ガイドはディスクルージョンを得て臼歯部の側方力をコントロールするために重要であり、歯や補綴物の予後にも関係することから、犬歯ガイドのパターンやディスクルージョン、その量に左右の違いがないかを精査する（*Fig.5-35*）。

なお、下顎の前後的位置関係も側方面観から得られる情報なので、口周辺の側方写真、顔貌の側貌写真とともに精査する。

1）上下顎犬歯の対咬関係と犬歯ガイドの有無（ディスクルージョン量）

側方面観の口腔内写真の精査で重要なことは、側方運動時、犬歯ガイドでディスクルージョンが得られているか否かである。ディスクルージョンを得るためには、犬歯の位置と被蓋が重要である（*Fig.5-35、5-36*）。

犬歯関係がⅠ級では（*Fig.5-35a*）、上顎犬歯が下顎犬歯の遠心上部鼓形空隙に咬み込む。側方運動時には、上顎犬歯近心斜面（M）と下顎犬歯遠心斜面（D）でガイドして、犬歯の尖頭で当たる（M型）。

犬歯関係がⅡ級（*Fig.5-35b*）の側方運動時は、上顎犬歯の遠心斜面（D）と下顎犬歯の近心斜面（M）でガイドされる（D型）。

犬歯関係がⅢ級（*Fig.5-35c*）では、上下顎犬歯の対咬関係が悪く被蓋もないため犬歯ガイドが取れず、ディスクルージョンが得られない。

なお、この犬歯の対咬関係で、下顎の前後的位置関係もわかる。

側方面観と側方運動時の口腔内写真チェックポイント

1）犬歯の対咬関係と犬歯ガイドの有無（そのパターンおよび左右側のディスクルージョン量とその左右差の有無）
2）下顎の前後的位置関係

Fig.5-35 側方面観と側方運動時の口腔内写真のチェックポイント①　上下顎犬歯の対咬関係と犬歯ガイドの有無

【チェックポイント】
- 上下顎の犬歯の対咬関係はどうか？
- 犬歯ガイドの有無（ディスクルージョンはどうか？）

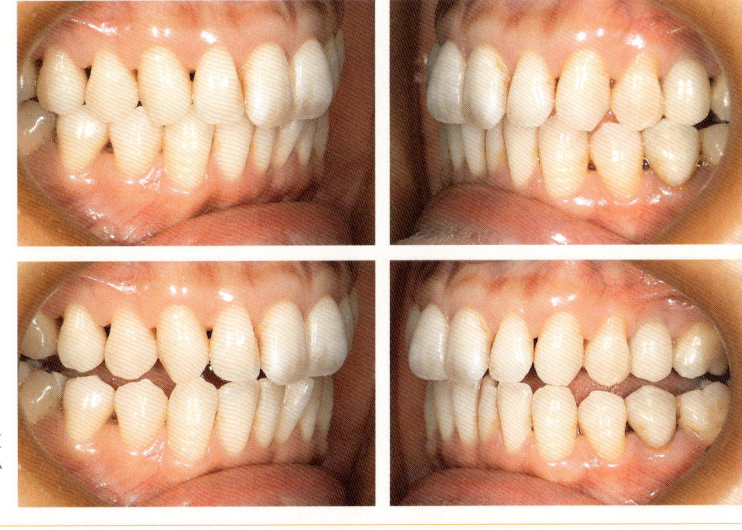

Fig.5-35a　犬歯関係Ⅰ級歯列の犬歯ガイド。左右犬歯の対咬関係、ガイドのパターン、左右側のディスクルージョン量に違いがないかチェックする。

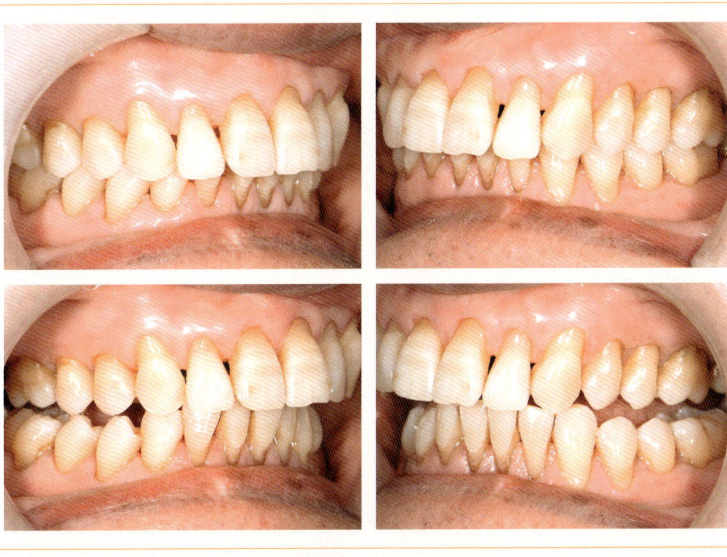

Fig.5-35b　犬歯関係Ⅱ級歯列の犬歯ガイド。Ⅰ級歯列と犬歯ガイドの違いをチェックする。この症例のディスクルージョン量は十分である。

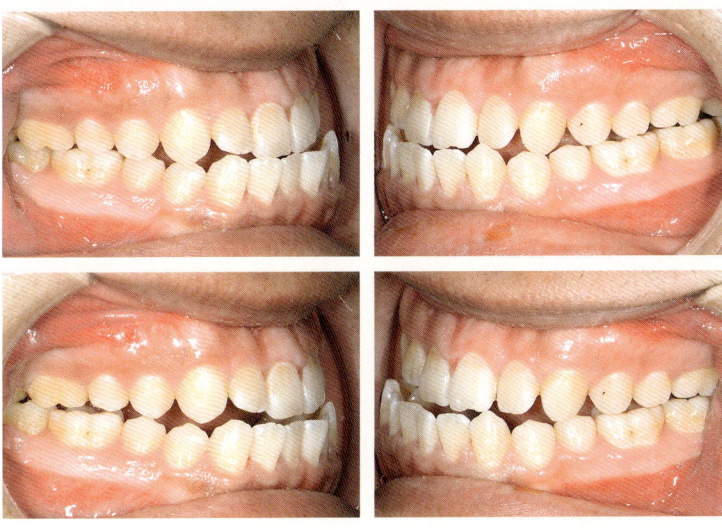

Fig.5-35c　犬歯関係Ⅲ級歯列の犬歯ガイド。Ⅲ級歯列は被蓋がないため、犬歯ガイドができない。

Chapter 5　診査・診断に活かすパノラマエックス線写真と口腔内写真の読み込みかた

147

Fig.5-36 上顎犬歯が歯根破折して脱離し、ディスクルージョンが得られていない症例の術前・術後

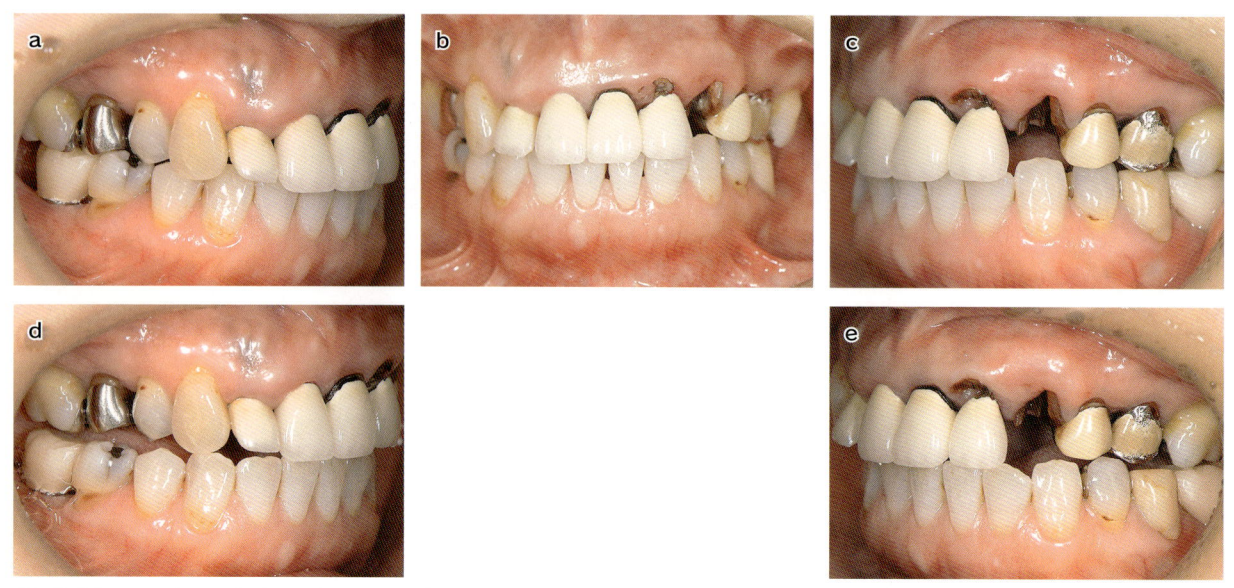

Fig.5-36a〜e 上下顎歯列の正中の不一致が認められる。右側の犬歯関係はⅠ級である。しかし左側は補綴物が脱離している|3の歯根の位置から考えると、その犬歯関係はⅡ級であったと推察できる。この左側の犬歯関係をできるだけⅠ級に近づけ、上下顎歯列の正中も一致させるように、インプラントと補綴処置を行った。

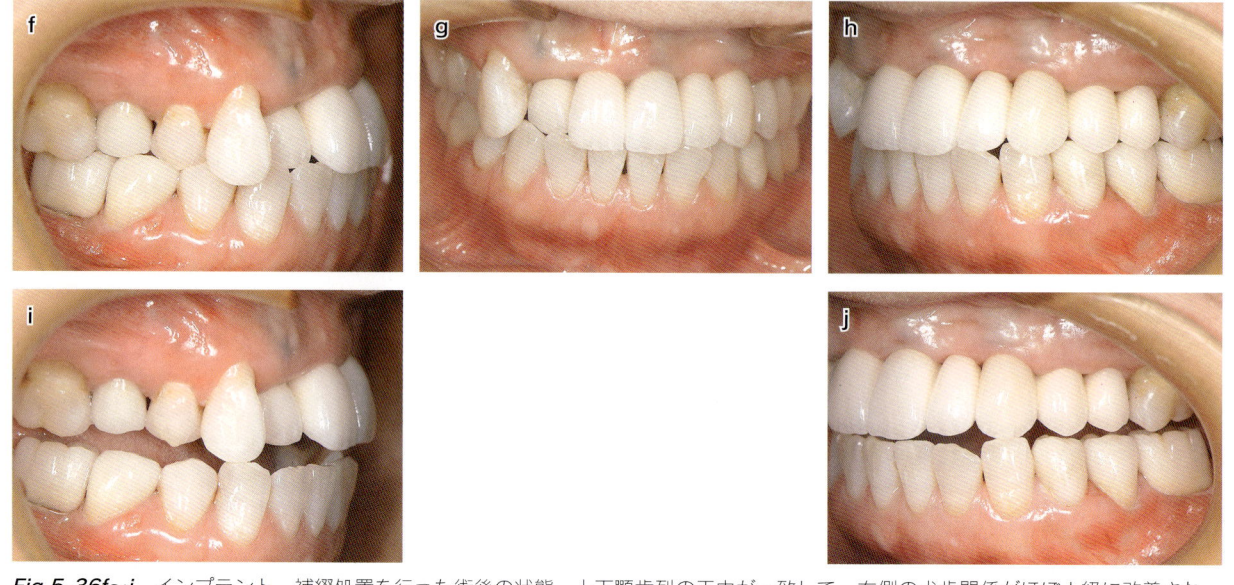

Fig.5-36f〜j インプラント、補綴処置を行った術後の状態。上下顎歯列の正中が一致して、左側の犬歯関係がほぼⅠ級に改善され、ディスクルージョンが得られた。

2）下顎の前後的位置関係

　側方面観の口腔内写真は、顔貌の側貌写真と同様に、上顎に対する下顎の前後的対咬関係を確認する場合にも重要となる（**Fig.5-37**）。

　口腔内写真と顔貌および口周辺の写真を比較検討するが、口周辺の側方写真では鼻唇角を、顔貌の側貌写真ではRickettsのE-Lineと顔面角、ならびに歯列との関係を精査する。

Fig.5-37 Angleの分類Ⅱ級からⅠ級へと改善した症例

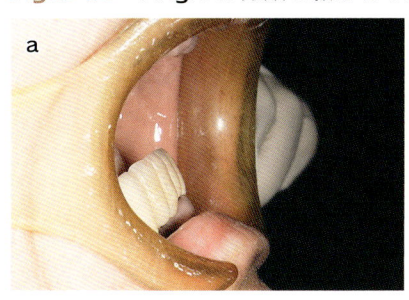

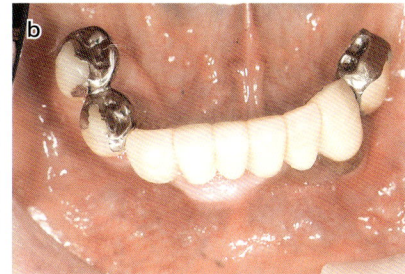

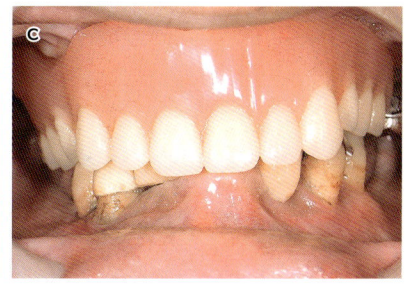

Fig.5-37a〜c 48歳・男性。側方面観と下顎咬合面観をみると、下顎前歯部が極端に舌側に向けて補綴されている。ここから、補綴前は反対咬合だったかと思われたが、正面観をみると被害が深く、Angleの分類Ⅱ級2類と推察される。診断と治療計画立案には、顔貌写真とセファロエックス線写真が資料として必要となる。

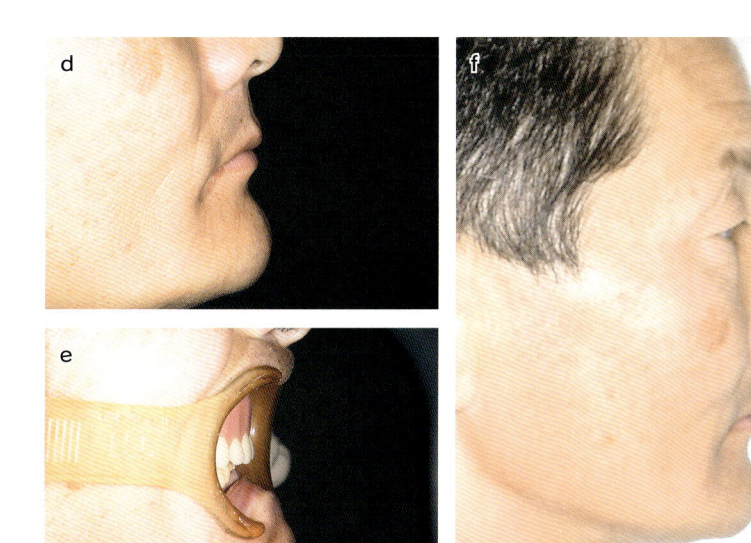

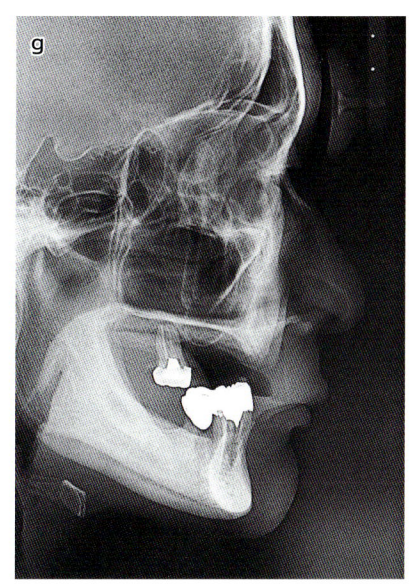

Fig.5-37d〜g 術前の状態。顔貌の側貌写真のチェックポイントは、鼻唇角とE-Line、顔面角である。顔貌は上唇の陥凹感もあることからⅢ級様顔貌ともみえるが、顔面角は168度とやや顎の先端が後退しているⅡ級である。口唇が薄く、下口唇の翻転から咬合高径の低下も考えられる。側方セファロエックス線写真から、スケルタルパターンはⅡ級であることがわかる。鼻唇角は118度であった。

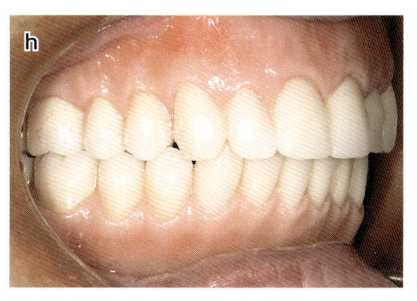

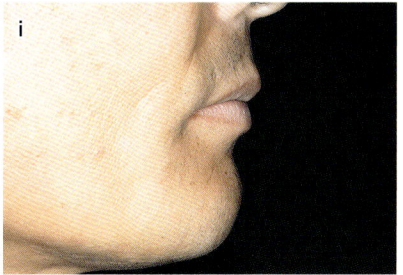

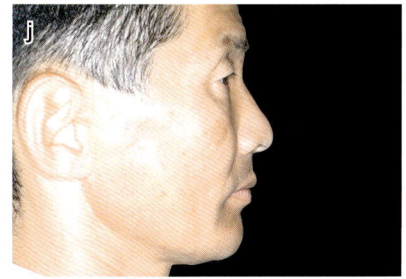

Fig.5-37h〜j 上下顎コンプリートデンチャーにて修復を行った。鼻唇角は98度に改善し、E-Lineと口唇の位置関係も改善した。顔面角は170度である。咬合高径が回復した後の口唇の厚みの改善にも注目したい。

Chapter 5　診査・診断に活かすパノラマエックス線写真と口腔内写真の読み込みかた

Fig.5-38 わずかな開口位の口腔内写真のチェックポイント

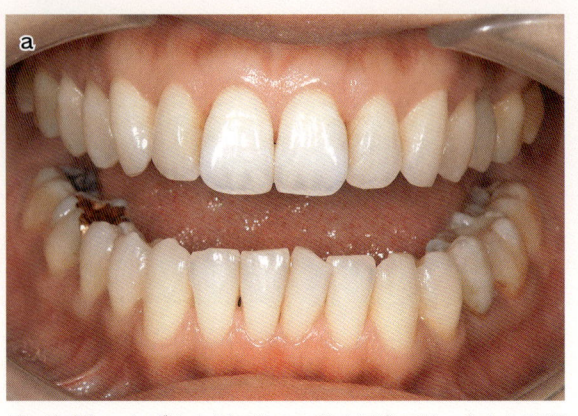

Fig.5-38a わずかな開口位の口腔内写真では、おもに下顎の咬合平面（下顎臼歯部咬合平面から前歯切縁を結んだライン）をみる。下顎の咬合平面から口腔内全体の調和を推測するなど、機能的意味合いが大きい。

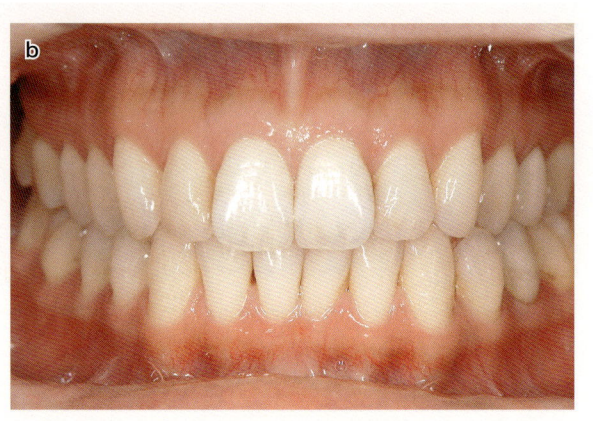

Fig.5-38b 一般的な正面観の口腔内写真では、上顎の咬合平面（上顎第一大臼歯頬側咬頭頂から犬歯尖頭、前歯切縁を結んだライン）をみる。口唇や顔貌写真とともにスマイルラインをみるなど、審美的意味合いが大きい。

【チェックポイント】
- 上顎の咬合平面（上顎第一大臼歯頬側咬頭頂から犬歯尖頭、前歯切縁に繋がるライン）と下顎の咬合平面（臼歯部咬合平面から前歯切縁へと連なるライン）が、ともに調和の取れた連続したラインになっているか？
- 左右対称か？

わずかな開口位の口腔内写真のチェックポイント

　正面観の口腔内写真は上顎のみの咬合平面をみるものに対して、わずかな開口位の口腔内写真はおもに下顎の咬合平面（下顎臼歯部咬合平面から前歯切縁を結んだライン）をみるものである（上顎の咬合平面の確認にも役立つ）。また正面観ではスマイルラインとの調和をみるなど口唇や顔貌との全体のバランスをみる審美的な意味合いが大きいが、わずかな開口位の口腔内写真でみる下顎の咬合平面は、むしろ口腔内全体の調和をみる機能的な意味合いが大きい（**Fig.5-38、5-39**）。

　わずかな開口位の口腔内写真では下顎の前歯部の切縁ラインを確認することができる。前歯部の切縁ラインは、上顎の切縁と同じ咬合平面の前方を構成する部分であるが、下顎の前歯唇面は機能と審美を担うため（上顎前歯部唇面は審美、舌面は機能の役割を担う）、下顎の咬合平面を整えることは、機能と審美の両方において重要である。そのため咬合平面を確認する際は、正面観とわずかな開口位の写真の2枚を一緒に確認しておきたい。

Fig 5-39 咬合平面が傾いている症例

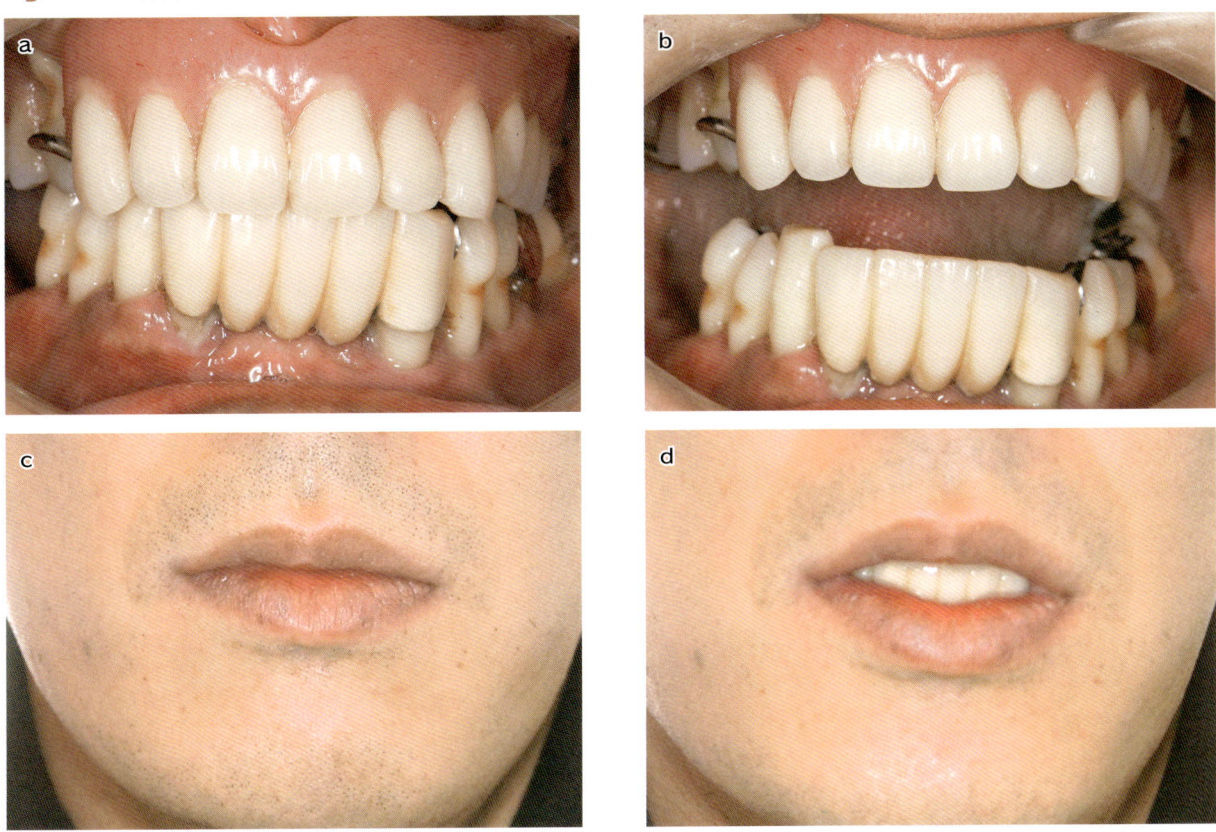

Fig 5-39a〜d 36歳・男性。口腔内写真の正面観ではわかりにくいが、わずかな開口位の写真で、咬合平面が上下顎とも左下がりである。

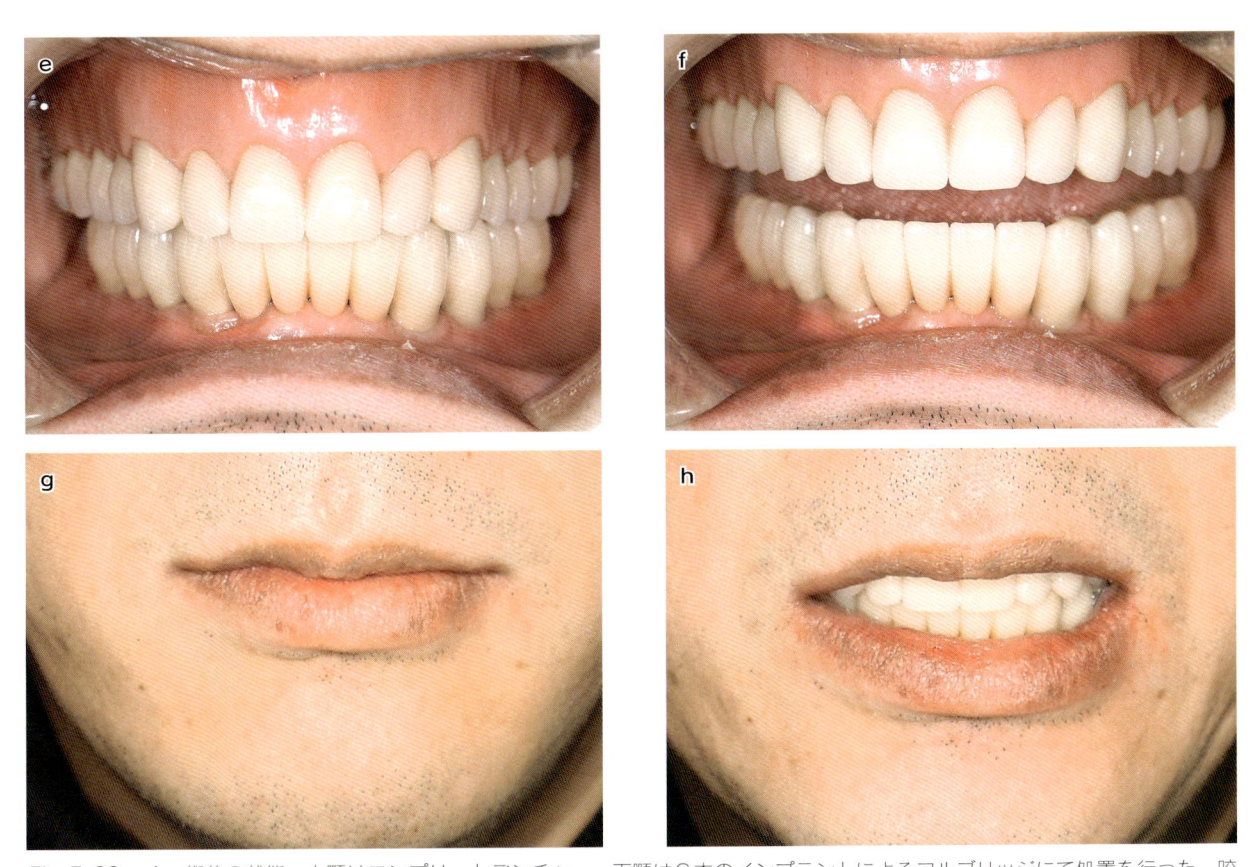

Fig 5-39e〜h 術後の状態。上顎はコンプリートデンチャー、下顎は6本のインプラントによるフルブリッジにて処置を行った。咬合平面の傾きが改善された。

Chapter 5　診査・診断に活かすパノラマエックス線写真と口腔内写真の読み込みかた

Chapter 5-7
症例検討
総合的に資料を読み込む

　ここまで、資料が読めるようになるために、個々の資料のチェックポイントについて解説してきた。**Chapter 5-7**では、これまでの解説をもとに1人の患者の資料全体をみていきたい。
　Case 5-4の患者の主訴は「噛めない」つまり咀嚼障害である。まずこの主訴に対して問診を行う。そして採得した資料全体を通して、「何かおかしい」というサインをチェックポイントに沿ってピックアップし、問題点を抽出していく。資料はチェックポイントに沿ってみていくことで患者の全体像がつかみやすくなり、診断のために順序立てて考えることができるようになる。

　ここで解説する ***Case 5-4*** は、101ページ掲載の ***Case 5-1*** と同一症例であり、問診の詳細については101ページを参照のこと。

Case 5-4　咀嚼障害を訴えて来院した患者

来院時の状態

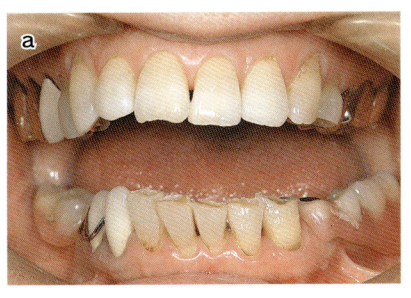

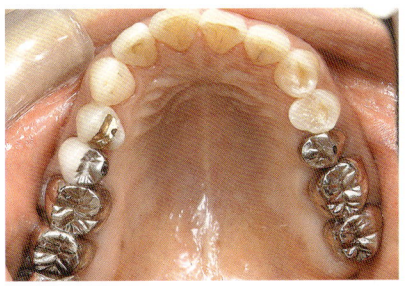

【症例の概要】

年齢・性別　55歳・女性
初診　2007年6月1日
職業　薬剤師
主訴　咀嚼障害
全身的既往歴　特記事項なし
歯科的既往歴　101ページ参照

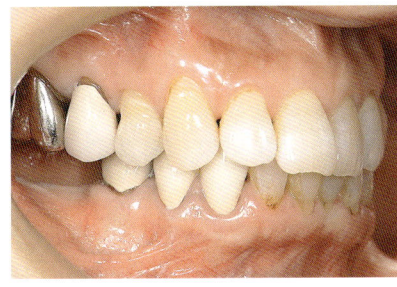

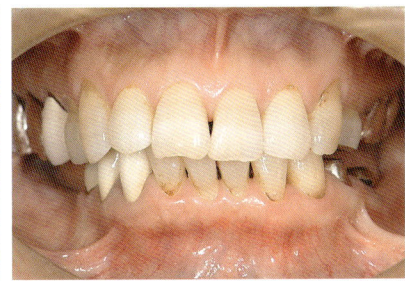

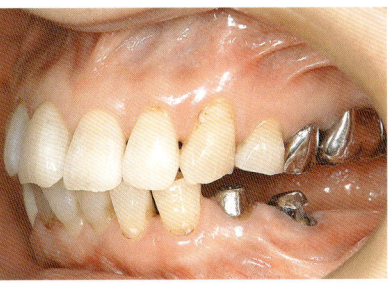

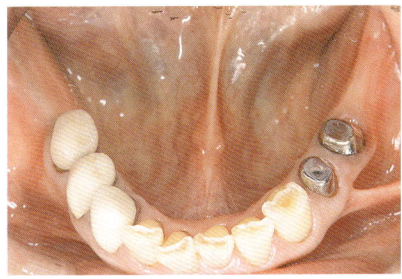

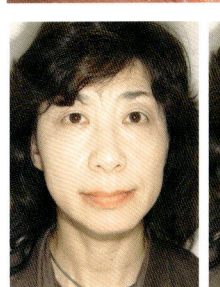

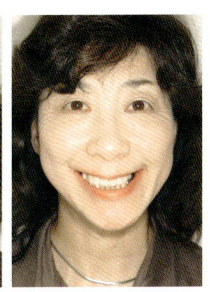

Case 5-4a　来院時の口腔内写真および顔貌写真。

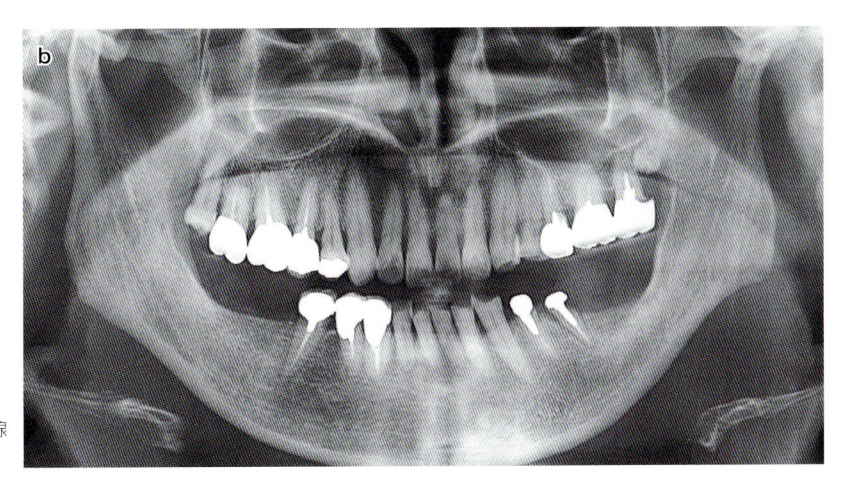

Case 5-4b　来院時のパノラマエックス線写真。

これらを資料のチェックポイントに沿ってみていくと……

Chapter 5　診査・診断に活かすパノラマエックス線写真と口腔内写真の読み込みかた

パノラマエックス線写真＋デンタルエックス線写真から、何が読み取れるか

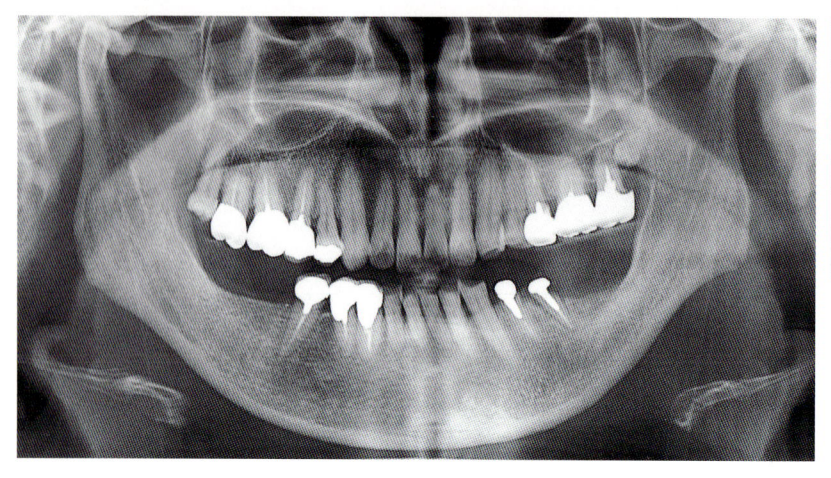

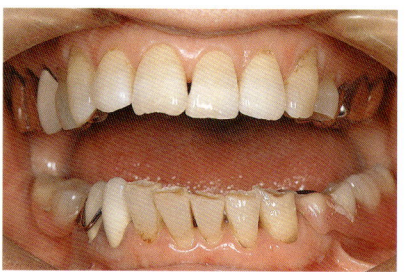

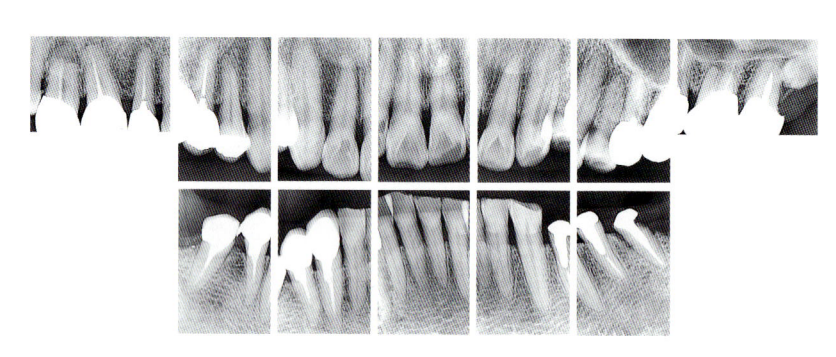

【パノラマエックス線写真の5つのチェックポイント】

1. 骨の状態
   - 下顎角とメントン（オトガイ最下点）を結んだ線をみると、下顎が左に偏位している。
   - 下顎枝の長さが左右で異なる。
   - 欠損部の骨量・骨質は問題はない。
   - |45の骨レベルのみが高い。

2. 下顎頭の形態
   - 下顎頭の形態に左右差がある。
   - 下顎頭の高さに左右差があり、左下がりである。

3. 咬合平面および上下顎咬合平面が作る空隙幅
   - 上顎咬合平面がやや左上がりである。

4. 上下顎歯列の正中
   - 正中は下顎前歯の傾斜のためやや不一致である。

5. 個々の歯の状態
   - 3|3の形態に左右差がある（|3、|3に咬耗がある）。
   - |5遠心、|5にう蝕がある。
   - 7654|、543|、|567は補綴されている。|45はマグネットが装着されている。
   - 765|、543|、|567は再根管治療が必要である。

Key Point

　一見すると、咬合平面の乱れもさほどなく、欠損部の骨量・骨質も十分で、インプラントを埋入するだけでよいように思われる。しかし精査していくと、下顎頭の変形、左右の下顎頭の高さの違い（左下がり）が認められる。下顎骨が左側に偏位し、左右側の下顎枝の長さにも違いがみられることから、骨格に問題があることがわかる。
　また個々の歯においては、3|3の形態の違い、|3、|3の咬耗がパノラマエックス線写真上でもはっきりわかる。咬合を考える上で重要な犬歯の形態が左右側でこれだけ異なり、下顎頭の変形も起きていることから、咬合に問題があり、口腔内にアンバランスが生じて臼歯部欠損に至ったと思われる。
　Case 5-4は「欠損部にインプラント埋入」とすぐに考えず、詳細な資料を採得して調べる必要がある。それによって欠損となった原因を究明し、口腔内のアンバランスを是正するための治療計画を立案しなければならない。

顔貌写真（正貌）＋正面観の口腔内写真から、何が読み取れるか

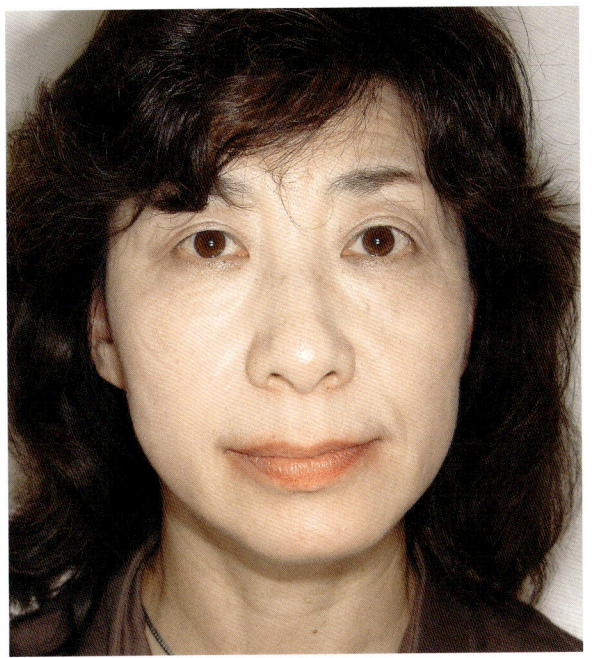

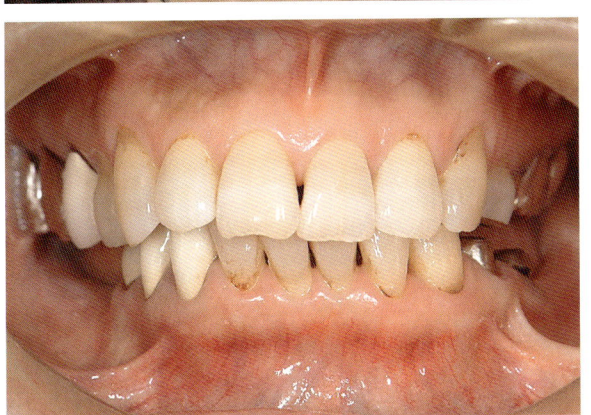

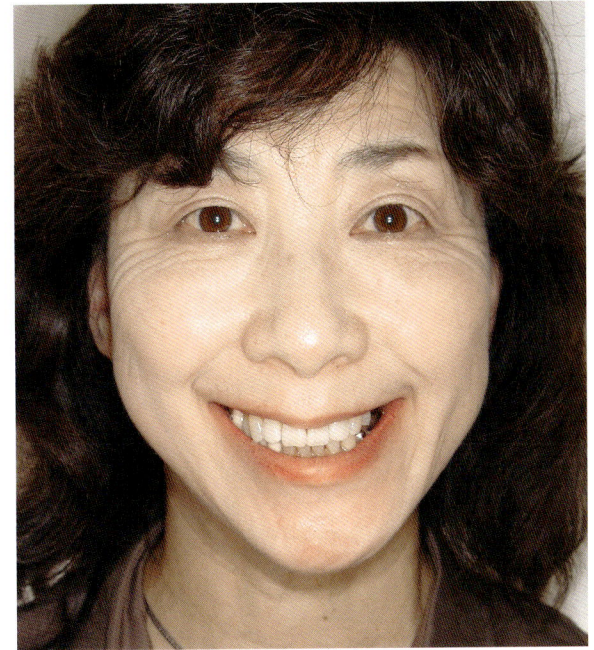

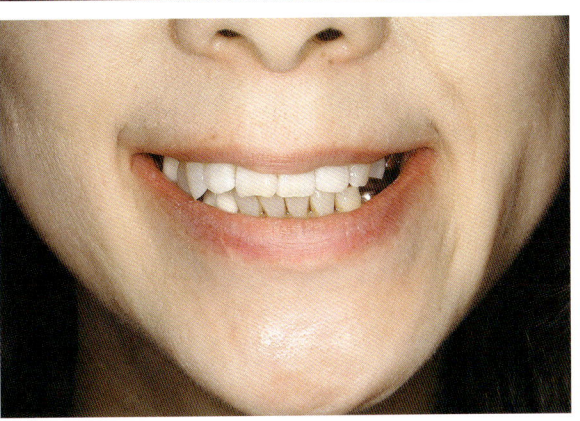

【顔貌写真（正貌）のチェックポイント】
- 下顎が左側に偏位し、垂直基準線は右に傾いている。このような場合の正中は口唇の正中を基準とする。パノラマエックス線写真でわかりにくくても、顔貌の正貌をみれば、下顎が左側に偏位していることがすぐにわかる。
- 水平基準線（瞳孔間線）は水平である。水平基準線として参考になる。

【正面観の口腔内写真のチェックポイント】

1．上下顎歯列の正中（midline）と各基準線との調和
- 上下顎歯列の正中は一致していない。
- 上顎歯列の正中は顔貌の正中からみると、やや右側に偏位している。

2．切縁（incisal edge）と各基準線との調和
- 上顎中切歯切縁の長さに違いがあり、顔貌の水平基準線（瞳孔間線）と平行ではない。
- 切縁の形態が悪く、幅に左右差がある。

3．咬合平面（occlusal plane）と各基準線の調和
- 咬合平面は左上がりである。

4．歯肉レベル（gingival levels）と各基準線の調和
- 上下顎臼歯部の歯肉レベルに左右の違いがみられる。
- 左側の歯冠長が短く、顎間距離も左側が詰まっている。

【スマイルラインのチェックポイント】
- 下口唇のリップラインは左右対称ではないため、少し不調和な感じがする。
- 左右の犬歯の長さのバランスが悪く、調和の取れたスマイルラインではない。

各種口腔内写真から、何が読み取れるか

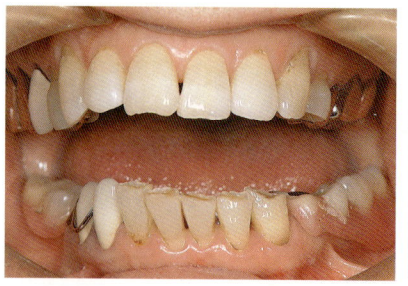

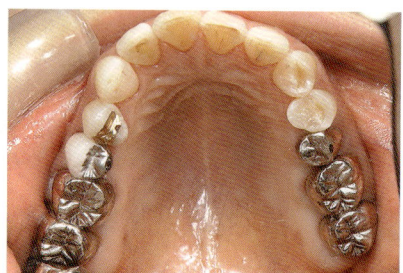

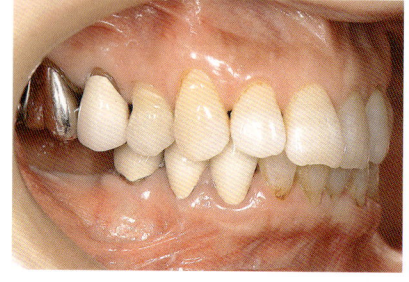

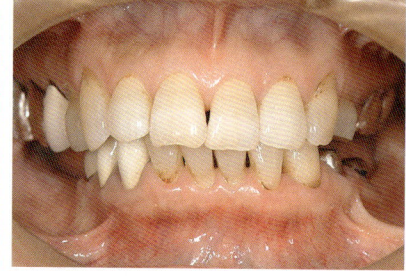

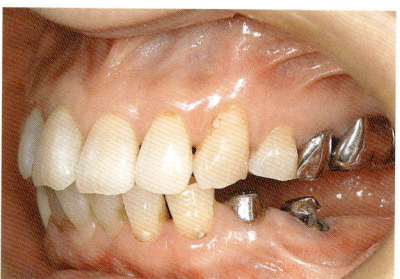

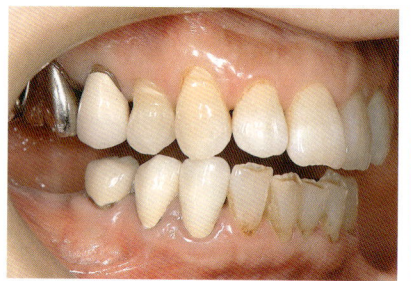

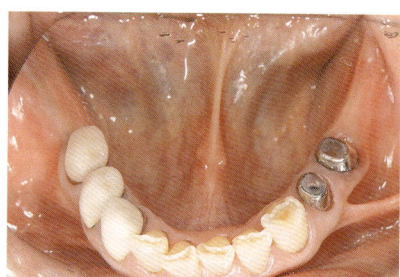

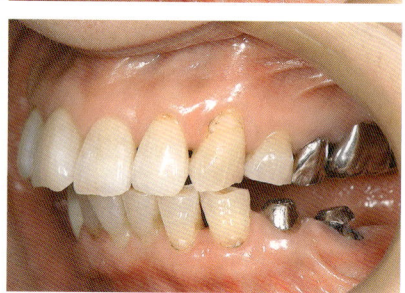

【咬合面の口腔内写真のチェックポイント】
1. 歯列弓（アーチ）形態
   - 上下顎の1が若干唇側転位しているものの、歯列弓の形態に大きな問題はない。

2. 歯列の正中と上顎の口蓋縫線、上唇小帯、下顎の舌小帯、下唇小帯
   - 上顎歯列正中は口蓋縫線とほぼ一致。下顎歯列正中は、舌小帯からみると歯列の正中が右側に偏位している。

3. 骨隆起の有無
   - 特になし。

4. 咬合面の状態
   - 34、2|3の切縁と咬頭に咬耗が認められる。

【側方面観と側方運動時の口腔内写真のチェックポイント】
1. 上下顎犬歯の対咬関係と犬歯ガイドの有無
   - 3、|3の咬耗が著しく、犬歯ガイドが取れていない。
   - 右側犬歯の対咬関係は良好で、犬歯ガイドもほぼⅠ級関係である。

2. 下顎の前後的位置関係
   - 特に問題なし。

【わずかな開口位の写真のチェックポイント】
- 咬合平面のバランスが悪いのがわかる。
- 2|3の傾斜と咬耗がみられる。

【その他、特記事項】
1. 歯冠形態
   - 2|2の形態のバランスが悪い。
   - 3|3の形態に左右差がある。

2. う蝕
   - |5にう蝕がある。

3. 不適合補綴物
   - 765、543、|567の補綴物が不適合である。

顔貌写真（側貌）から、何が読み取れるか

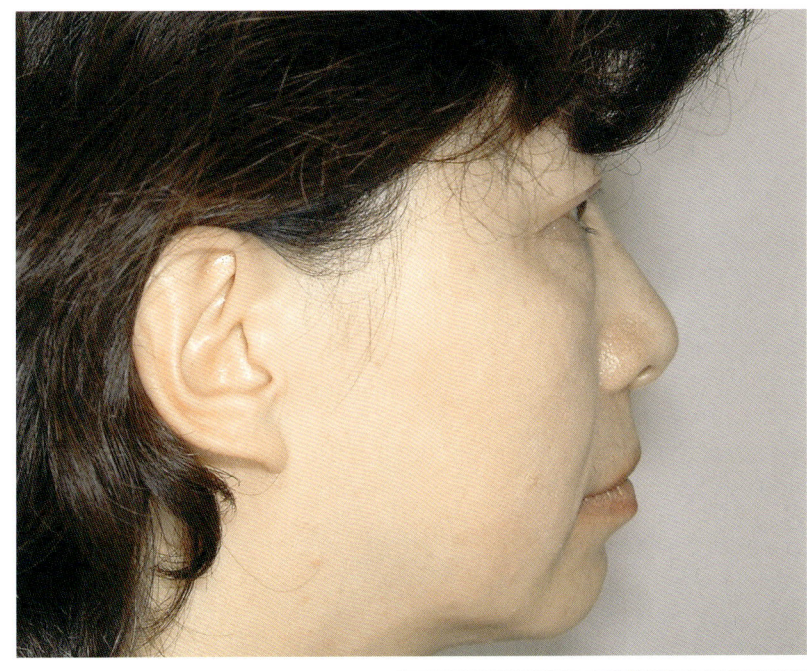

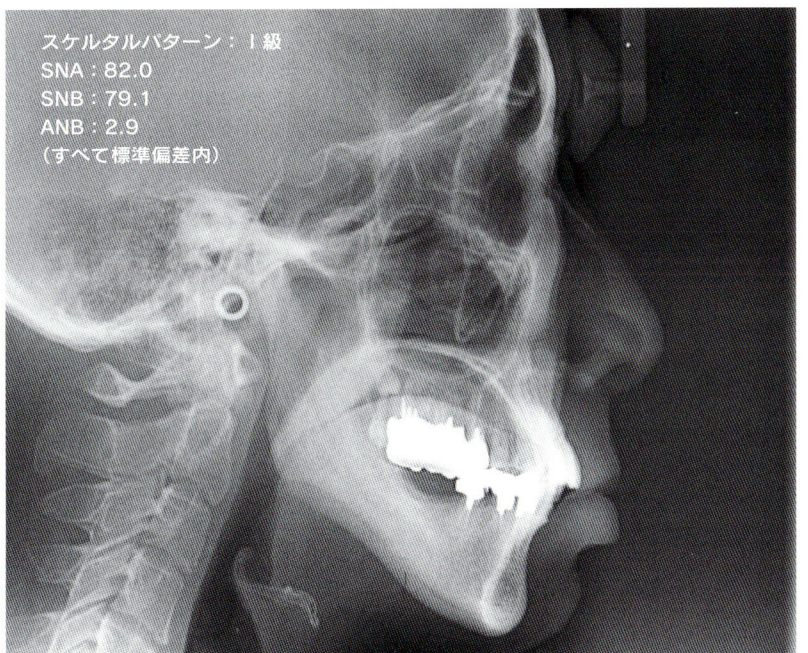

スケルタルパターン：I級
SNA：82.0
SNB：79.1
ANB：2.9
（すべて標準偏差内）

Chapter 5 診査・診断に活かすパノラマエックス線写真と口腔内写真の読み込みかた

【顔貌写真（側貌）のチェックポイント】

1．鼻唇角
- 104度でほぼ平均値であり、上顎前歯の歯軸の傾斜度に問題はない。

2．E-Line
- 下口唇はE-Lineより出ており、翻転も認める（最大咬頭嵌合位では上顎切歯切縁1/3は下唇の粘膜部分によりカバーされるため、このような下唇の翻転は咬合高径の減少を意味する）。

3．顔面角
- 165度でほぼ平均値（170度）に近く、下顎の前後的な位置関係に大きな問題はない。

【その他、特記事項】
- セファロエックス線写真から、スケルタルパターンはI級で、上下顎の対咬関係、上顎前歯の傾斜角度に問題はない。
- セファロエックス線写真にて、上顎切歯の下唇のサポートがないことが確認できる。

診断・治療計画

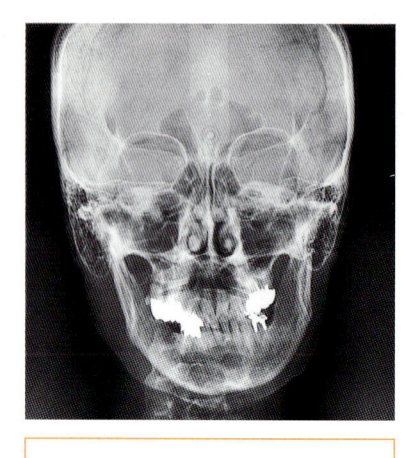

採得した資料より問題点を抽出したあとは、その問題点を整理して診断し、治療計画を立案する。

*Case 5-4*の患者は骨格の変形があることから、理想的に治療をしようとすると外科矯正治療が必要である。しかし54歳という年齢を考えると、患者にとって外科矯正治療がはたして理想的かどうかは疑問である。また患者からも、外科矯正治療を伴わない治療を希望された。

そこで*Case 5-4*では、骨格の外科矯正治療をして正中を一致させるよりも、正中がずれていても左右で犬歯ガイドが取れ、ディスクルージョンが得られることを重要視した。顎位診断のもと診断用ワックスアップを行ったところ、補綴処置で調整することが可能であることを確認した。

患者には、理想的にはならないものの、どこまでEsthtetics、Function、Structure、Biologyが獲得できるのかを説明し、納得ならびに同意を得た後に治療を開始した。

【正面セファロエックス線写真による顔面の対称性のチェックポイント】
正面セファロエックス線写真では、まず横軸(左右の眼窩内縁と斜線(側頭窩の蝶形骨大翼側頭面)の交点)を設定し、その横軸に垂直で鶏冠頸部を通る線を縦軸(顔面正中)とする。この基準線により顔面の対称性、上下顎正中の偏位の有無などをみる。

診断

- 下顎の骨格性左側偏位を伴った左右臼歯部欠損である。
- 上下顎左側犬歯の咬耗によりアンテリアガイダンスを消失し、臼歯部欠損に至った。
- アンテリアガイダンスを確立しなければ、この症例はインプラントの適応症ではない(臼歯部にインプラントを埋入するだけではいけない)。

問題点の解決方法

- **下顎の偏位**：外科矯正治療(年齢的にも疑問。患者も拒否)
- **Tooth Position**：矯正治療(アーチの改善、下顎前歯の近心傾斜の改善、犬歯の位置を改善して、できるだけⅠ級の誘導を得る)
- **Structure**：インプラント
- **病的咬合の改善**：治療咬合

治療計画

1. 6̄|4 6、|5インプラント
2. 暫間修復物装着
3. 顎位の確認
4. 診断用ワックスアップ
5. 矯正治療(アーチの改善、下顎前歯の近心傾斜の改善、犬歯の位置を改善してⅠ級の誘導を得る)
6. 顎位の確認
7. 診断用ワックスアップ
8. プロビジョナルレストレーション装着
9. 最終補綴物装着

最終補綴設計

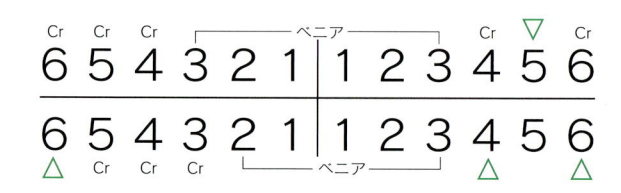

```
       Cr Cr Cr ←ベニア→         Cr ▽ Cr
       6 5 4 3 2 1 | 1 2 3 4 5 6
       6 5 4 3 2 1 | 1 2 3 4 5 6
       △ Cr Cr Cr ←ベニア→       △   △
```

△＝インプラント

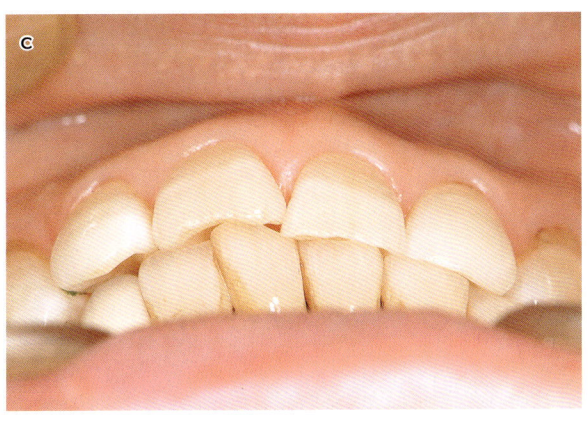

Case 5-4c 術前の前歯部のカップリングの状態。しっかり噛んでいるようにみえる。

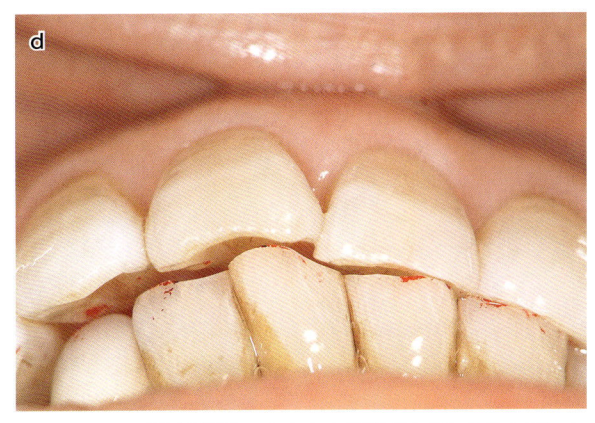

Case 5-4d 顎位診断後、もともと下顎が左側に偏位していたのが、さらに左側に偏位した。

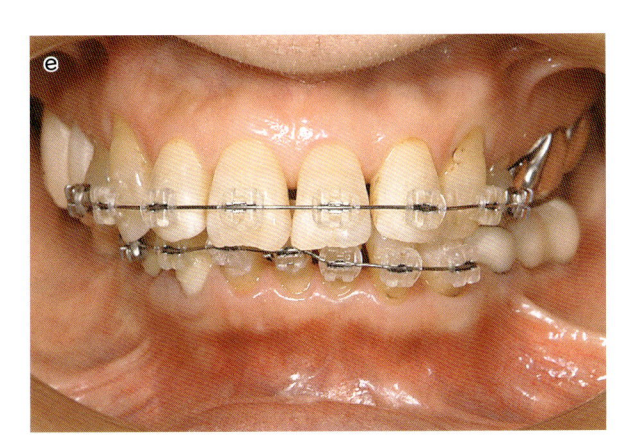

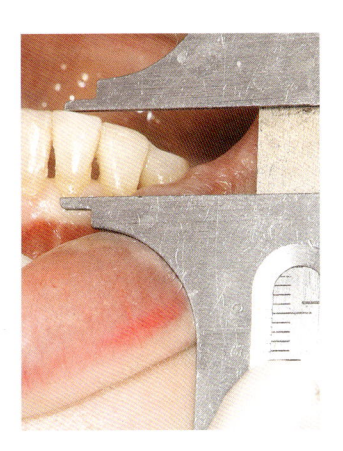

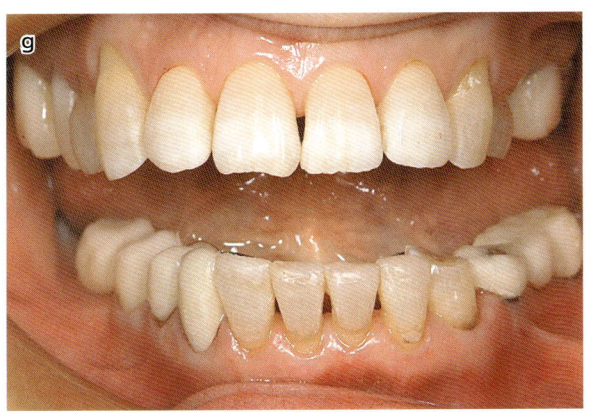

Case 5-4e 矯正治療前に臼歯部欠損部にはインプラントを埋入した。

Case 5-4f 矯正治療が終わった後、アンテリアガイダンスを回復する基準として、下顎前歯の歯冠長を10mmとした。歯冠長と形態を戻すことによって、犬歯ガイドが得られるようにした。

Case 5-4g 矯正治療後、下顎前歯歯冠長を変えた状態。下顎の前歯を臨床的な歯冠長に戻した状態で、顎位を再度確認する。

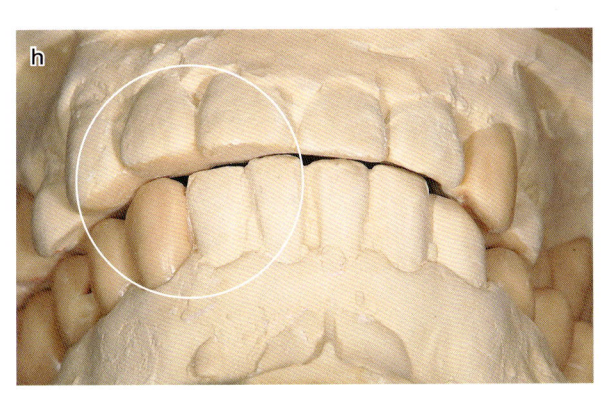

Case 5-4h 診断用ワックスアップを再度行う。前歯部がずれないように、また舌面に咬耗があり形態が悪いことから、上顎舌側のベニアとして下顎がずれない状況を作る。

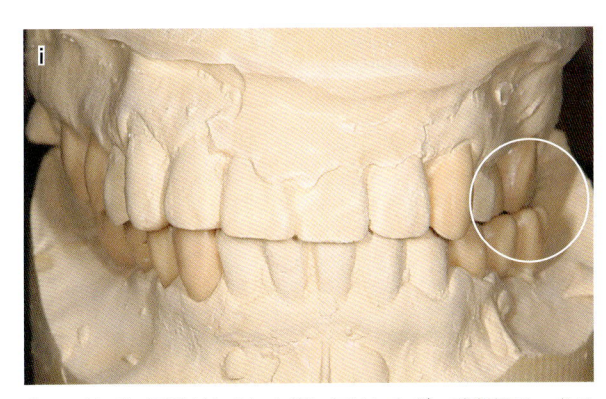

Case 5-4i 下顎がさらに左側に偏位したが、診断用ワックスアップでみてみると、治療開始前にわかっていたように補綴である程度のバランスが取れることが確認できた。正中が合わないこと、左側臼歯部が交叉咬合となることがわかったことから、補綴でなるべくバランスを取るようにすることなどを患者に再度説明し、補綴処置を開始した。

治療終了時の状態

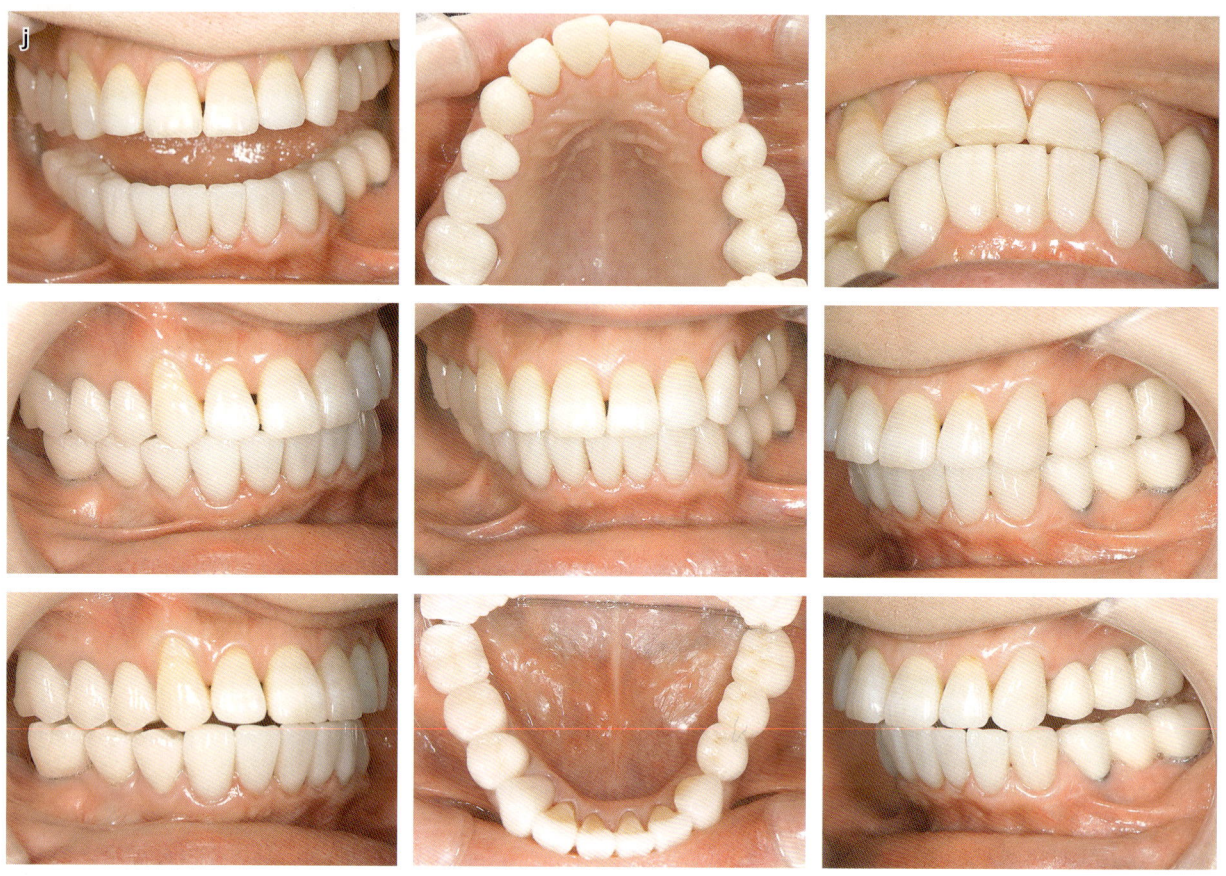

Case 5-4j 最終補綴物装着時の口腔内写真。下顎が左側に偏位しているため、正中は一致していないものの左右側で犬歯ガイドが取れ、ディスクルージョンが得られていることがわかる。わずかな開口位の写真をみると、上顎との調和を得るために、下顎左側臼歯部は内側へ、右側臼歯部は外側へ向かって補綴で調整していることがわかるだろう。治療に先立って患者に説明したように、理想的な口腔内ではないものの、安定した口腔内を目指したゴールには到達した。

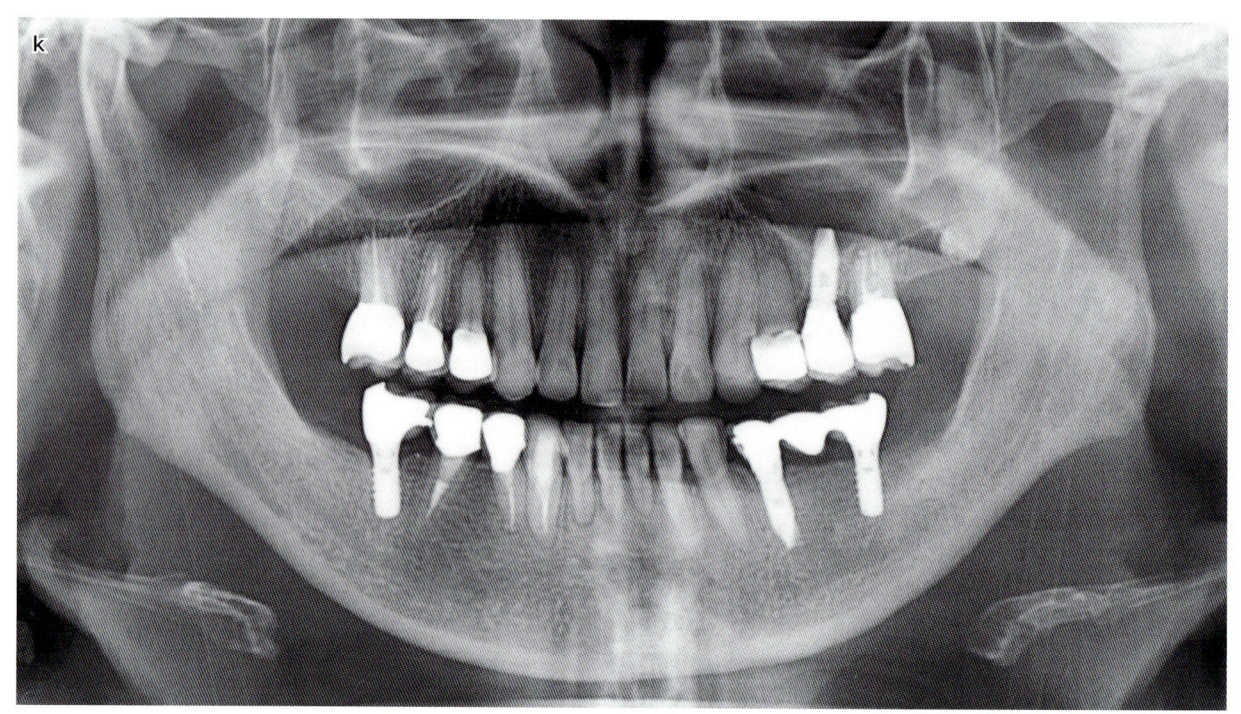

Case 5-4k 術後3年経過時のパノラマエックス線写真。

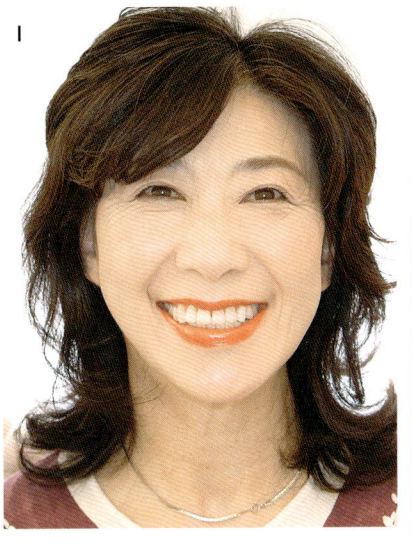

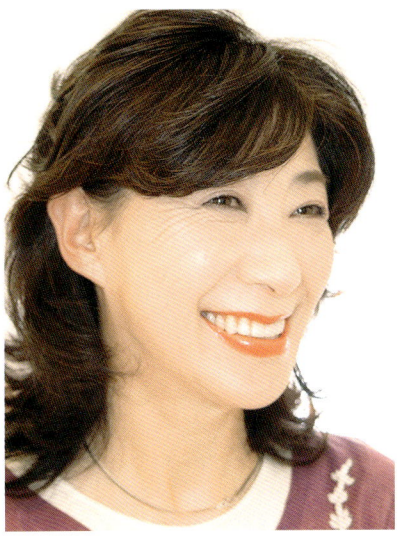

Case 5-4l 術後の顔貌写真。犬歯ガイドを考えて 3| がやや長いが、顔貌全体的には調和が取れている。患者は髪の色やメイクなども変化して、どんどんきれいになり、若々しくなってきた。顔貌のイメージを決定する下顔面を治療する歯科だからこそできる、アンチエイジングだと考える。

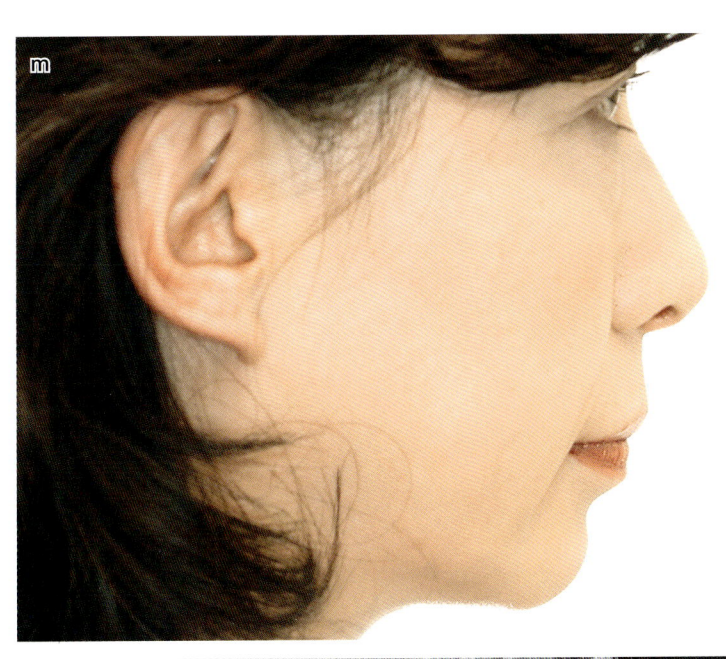

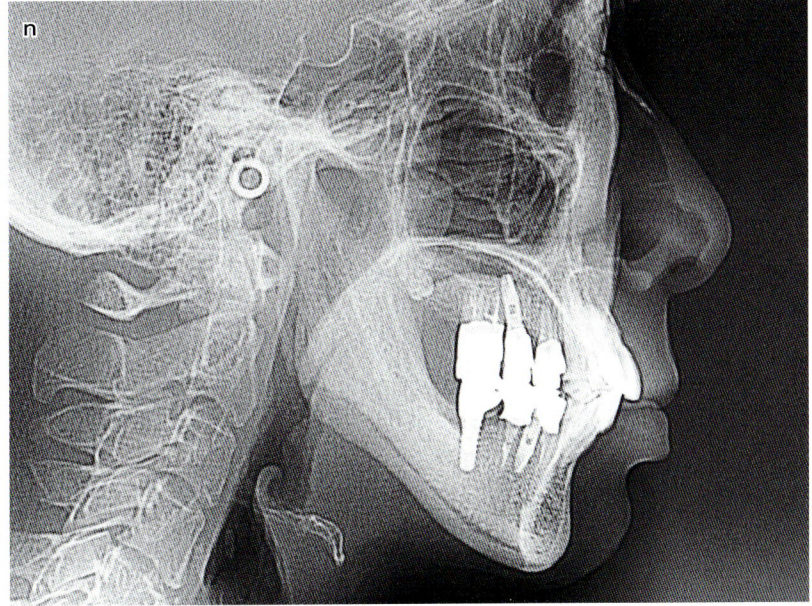

Case 5-4m、n 術後の側貌とセファロエックス線写真。咬合高径が上がったために、口唇の翻転が改善され、下口唇が上顎前歯でサポートされているのがわかる。

Chapter 5 診査・診断に活かすパノラマエックス線写真と口腔内写真の読み込みかた

Chapter 5-7では、治療を行う上での問題点を抽出するために、採得した資料を徹底的に読み込んでみた。その結果、『何かおかしい』というサインは資料のなかに必ずあることが理解できたことだろう。資料を読むということは、この『何かおかしい』というサインに気づくことなのである。そのサインを見逃し、たとえば骨量・骨質のみに目を奪われると、天然歯を喪失したようにインプラントもまた喪失してしまうことになりかねない。

崩壊した口腔内を再建する場合、われわれ臨床家が目指す理想のゴールはAngleの分類Ⅰ級の天然歯列である。しかしここにたどり着くには、ほとんどの場合、矯正治療やインプラント、全顎の審美修復が必要になる。現実的には、すべての患者がこの理想のゴールを得られる訳ではない。

患者の要望、経済的な問題、矯正治療の問題、治療期間の問題など、さまざまな制約のなか妥協案が多いのが日常臨床である。しかしその制約のなかで、理想のゴールの4つのポイント―Esthtetics、Function、Structure、Biology―において、どこまで実現できるのかを考えることが大切である。つまり必要な資料を採得し、問題点を抽出して診断を行い、患者の年齢や要望を考慮した適切な治療ゴールをいかに設定できるかが、現実的な診療においてもっとも重要といえるだろう。

Chapter 6
臨床を行う際の指標とすべき分類

　これまで述べてきたように、患者の資料採得を行った後は、現在の状況を的確に評価し正確な診断をすることが、治療を成功に導くために重要である。その際には、いろいろな分類を使用して現在の口腔内を評価するとよい。たとえば、患者の咬合や歯肉の状態などを評価する際、常に基準とする分類を決めておけば、多角的、網羅的に評価することはもちろん、治療前・後の違いを明確に把握、表現することが可能となる。また、他の歯科医師との意見交換や症例相談を行う際にも、共通認識のある分類を使用することにより意思の疎通が容易となる。
　しかしながら、世の中にはいろいろな分類法が存在するため、どれを使用するのかは迷うところであり、歯科医師によっても意見が分かれるところである。
　そこでChapter 6では、一般開業歯科医師として最低限押さえておくべき知識と分類について『咬合に関する資料・分類』と『歯周組織に関する資料・分類』に分けて解説する。基礎的なことからアドバンスに至るまで内容が詰まっているが、本シリーズ第2巻以降にも関連する内容なので、是非、ここでしっかりと頭に入れていただきたい。

中野 稔也

Chapter 6-1
咬合に関する資料・分類

咬合の生理的ステージ

　　　　咬合の生理的ステージとは NcNeil が提唱したもので、***Fig.6-1a*** に示す生理的咬合、病的咬合（潜在的病的咬合、顕在的病的咬合）、治療咬合に分類される[1]。

　　咬合治療を行う際に重要なことは、その患者の咬合が生理的なのか病的なのかを診断することである。生理的咬合を保っている場合は、その状態をできるだけ変更すべきではなく、患者の現在の咬頭嵌合位を可能な限り活かすべきである。一方、病的咬合の場合には、その概念として治療咬合を与えるべきであり、基本的には咬合再構成のケースとなる。

　　上記 McNeil の概念を図に表すと、***Fig.6-1b*** のようになる。適応力の差は、正常な神経筋機構やブラキシズムの有無、咬合力の強さなどが左右する。すなわち、圧受容体の感受性が高く、ブラキシズムなどパラファンクションや習癖がなく、咬合力が小さいほど適応力が高いということになる。

Fig.6-1a 咬合の生理的ステージ（NcNeil[1]より引用改変）

生理的咬合	病的咬合	治療咬合
・咀嚼器官に機能的平衡性が存在している咬合。 ・歯に加わる咬合力が正常に分散され、支持組織、咀嚼筋、および顎関節の適応力（adaptive capacity）のバランスが取れている状態。	・咀嚼器官が機能的平衡性を失った咬合。 ・歯に加わる咬合力が咀嚼器官の適応力を超えた状態で、病的変化や機能障害が認められる。 【潜在的病的咬合】 ・病的咬合ではあるが、自覚症状が出ていない状態。 ・患者はまったく気にしていない状態。 ・現時点では適応範囲内にあるが、咬合の問題を抱えており、将来的に問題が出現すると判断される状態。 【顕在的病的咬合】 ・患者が症状を自覚している状態。 ・現時点ですでに咬合による問題が生じている状態。	・健康、機能性、快適性および審美性を最適化するための咬合。 ・すべての歯はアーチ内の適切な位置に配置され、咀嚼器官の構成組織が解剖学的にも機能的にも理想な関係になる。 ・機能咬合を与えるときには、各患者において、咀嚼器官を構成するさまざまな特異的な構造的および生理的な要求を考慮すべきである。

Fig.6-1b 咬合の生理的ステージのイメージ（NcNeil[1]より引用改変）

生理的咬合　　　　潜在的病的咬合　　　　顕在的病的咬合

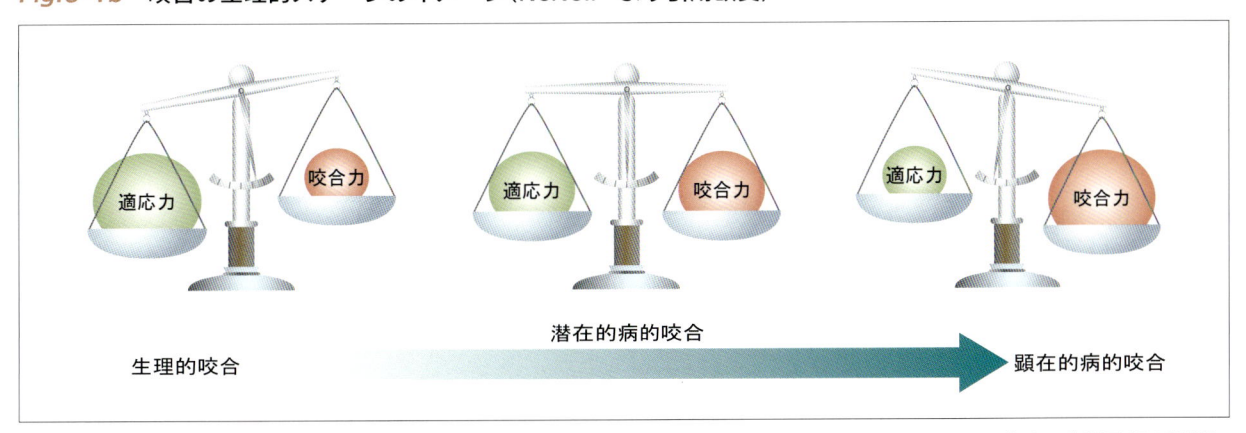

Fig.6-1b 生理的咬合と潜在的病的咬合、また病的咬合それぞれの境界に関しては明確に定義されていないため、歯科医師の判断にゆだねられる。

Lytle ＆ Skurow の分類

Lytle ＆ Skurow の分類[2]とは、Lytle と Skurow が提唱した修復治療の方法を以下の4つに分類したもので（*Fig.6-2*）、治療ゴールを設定する際の目安となる。

- Class Ⅰ　保存修復
- Class Ⅱ　クラウン・ブリッジ
- Class Ⅲ　咬合再構成
- Class Ⅳ　歯周補綴

Fig.6-2 Lytle ＆ Skurow の分類（改変）[2, 3]

Class Ⅰ 保存修復

【歯・歯列・修復】
個々の歯の単純な修復治療（う蝕、知覚過敏処置など）。

【歯周組織】
臨床的には健康なものから中程度の歯周病の状態。

【咬合】
生理的咬合または咬合調整によって改善できる状態。

Class Ⅱ クラウン・ブリッジ

【歯・歯列・修復】
クラウン、ブリッジ（固定式欠損補綴）やインプラントによる修復治療（1/3顎以内を目安とする）。

【歯周組織】
臨床的には健康なものから中程度の歯周病の状態。

【咬合】
生理的咬合または咬合調整によって改善できる状態。

Class Ⅲ 咬合再構成

【歯・歯列・修復】
- 過度の咬耗、多数歯にわたる不適合補綴物、う蝕、欠損歯、およびこれらが組み合わさった状態にあり、なおかつ非可逆的な損傷（顎関節症）などを負った病的咬合状態。
- 歯列の再構成による修復治療（インプラント治療も含む）を必要とし、治療咬合を与えなければならない状態。

【歯周組織】
臨床的には健康なものから中程度の歯周病の状態。

【咬合】
修復治療学の手法を用いて、前歯部、臼歯部ともに咬合再構成が必要な状態。

Class Ⅳ 歯周補綴

【歯・歯列・補綴・咬合】
- 高度な歯周組織の破壊、び慢性の動揺が起こり、二次性咬合性外傷を併発するとともに、そのままでは咬合と歯周組織の安定を得ることができないために、連結（スプリンティング）による歯列の固定を必要とする状態。
- クラウン・ブリッジの治療の必要性から、クロスアーチスプリンティングを必要とする症例も含まれる。

『咬合の生理的ステージ』と治療法の関係

　資料を採得して問題点の抽出を行い、その症例の咬合の生理的ステージと現在の状況に陥った原因を診断したものの、「これからどのように治療方法を組み立てて治療ゴールを設定すべきか」が、咬合を扱ううえでもっとも複雑でわかりにくい部分である。

　Fig.6-3は、咬合の生理的ステージと治療方法、および Lytle & Skurow の分類との関係を系統立てわかりやすくまとめたものである。時として***Fig.6-3***に該当しない症例もあるが、咬合とその治療の概念を理解するのに大変有用である（**第4巻参照**）。

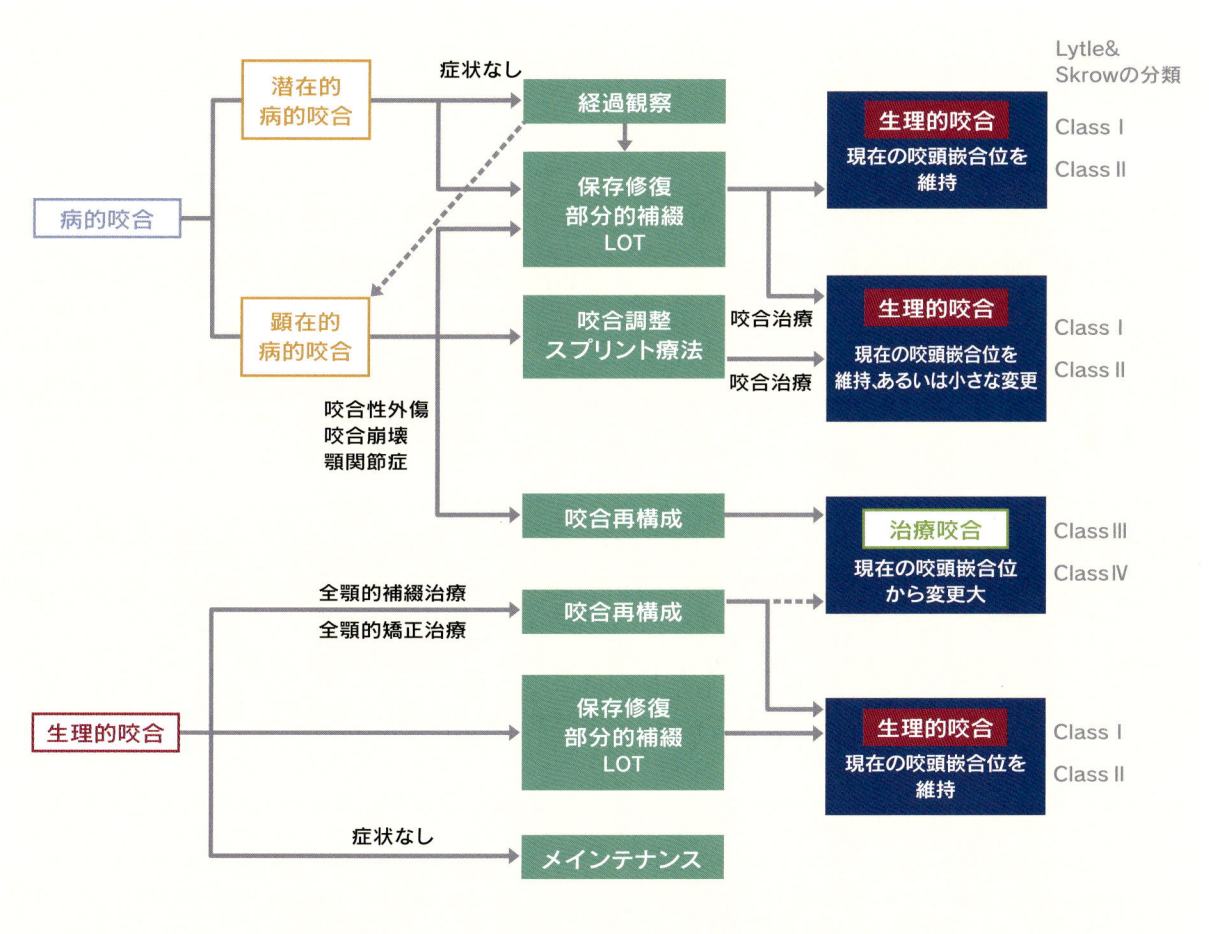

Fig.6-3 『咬合の生理的ステージ』と治療法の関係

- 病的咬合に全顎的補綴治療、全顎的矯正治療を行う際は、治療咬合を与えることとする。
- 『咬合崩壊』は、ステージとしては顕在性病的咬合に含まれる。Amsterdam(1974)による古典的な定義では、『臼歯部の咬合高径の低下と、その結果生じる上顎前歯部のフレアーを伴った状態』[4]とされている。広義では、『咬合力と咬合負担能力のバランスが崩れ、歯の欠損の拡大や歯の位置異常などによる機能障害が持続的に増悪する状態』といえる。
- 『咬合治療』はたとえ1本でも咬合の回復を目的として行う治療全般を、『咬合再構成』は全顎的な咬合治療を意味する。

Angleの分類

Angleの分類[5]とは、咬頭嵌合位における上下顎第一大臼歯の近遠心的位置関係を基準として分類された不正咬合の分類法である（**Fig.6-4**）。

Fig.6-4 Angleの分類

● 下顎第一大臼歯がⅠ級よりも遠心に位置する咬合関係をⅡ級、近心に位置する咬合関係をⅢ級とする。

Ⅰ級：上顎第一大臼歯の近心頬側咬頭が、下顎第一大臼歯の頬側溝と咬合する（咬頭、小窩、辺縁隆線の正常な咬合関係）。
Ⅱ級：下顎第一大臼歯が、Ⅰ級よりも遠心に位置する咬合関係。
　1類（Division 1）：両側性の下顎遠心咬合で、上顎前歯の前突をともなう場合（通常、口呼吸を伴うことが多い）。
　2類（Division 2）：両側性の下顎遠心咬合で、上顎前歯の後退をともなう場合（正常な鼻呼吸を営むもの）。
Ⅲ級：下顎第一大臼歯が、Ⅰ級よりも近心に位置する咬合関係。

| Ⅰ級 | Ⅱ級 | Ⅲ級 |

| Ⅱ級1類（Class Ⅱ Division 1） | Ⅱ級2類（Class Ⅱ Division 2） |

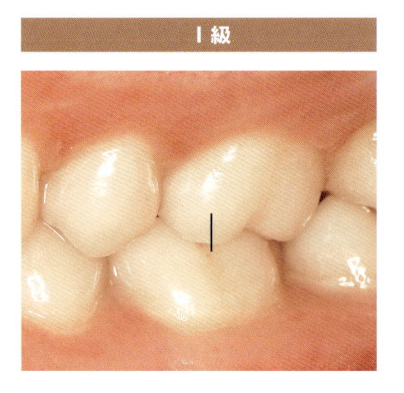

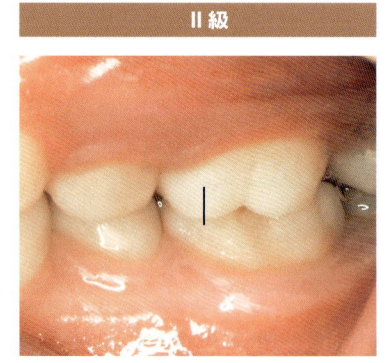

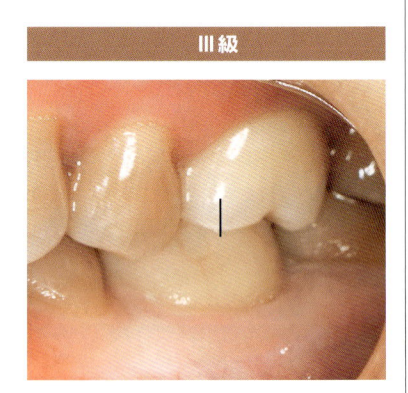

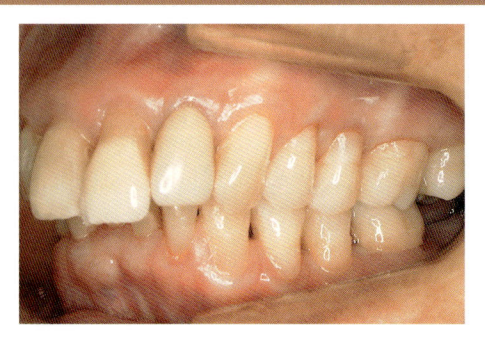

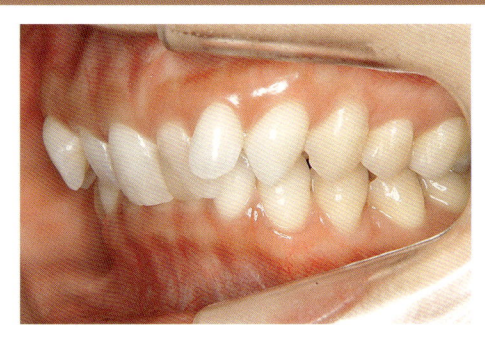

上下顎犬歯関係の分類

　　　　　　補綴学的に上下顎の犬歯関係が重要となるため、通常、Angle の分類よりも、咬頭嵌合位における上下顎犬歯の近遠心的位置関係を基準とする分類法が用いられることが多い（**Fig.6-5**）。

Fig.6-5　上下顎犬歯関係の分類

● 下顎犬歯尖頭がⅠ級よりも遠心に位置する咬合関係をⅡ級、近心に位置する咬合関係をⅢ級とする。

Ⅰ級：下顎犬歯尖頭が、上顎犬歯近心舌側辺縁隆線に咬合する。
Ⅱ級：下顎犬歯尖頭がⅠ級よりも遠心に位置する咬合関係。
Ⅲ級：下顎犬歯尖頭がⅠ級よりも近心に位置する咬合関係。

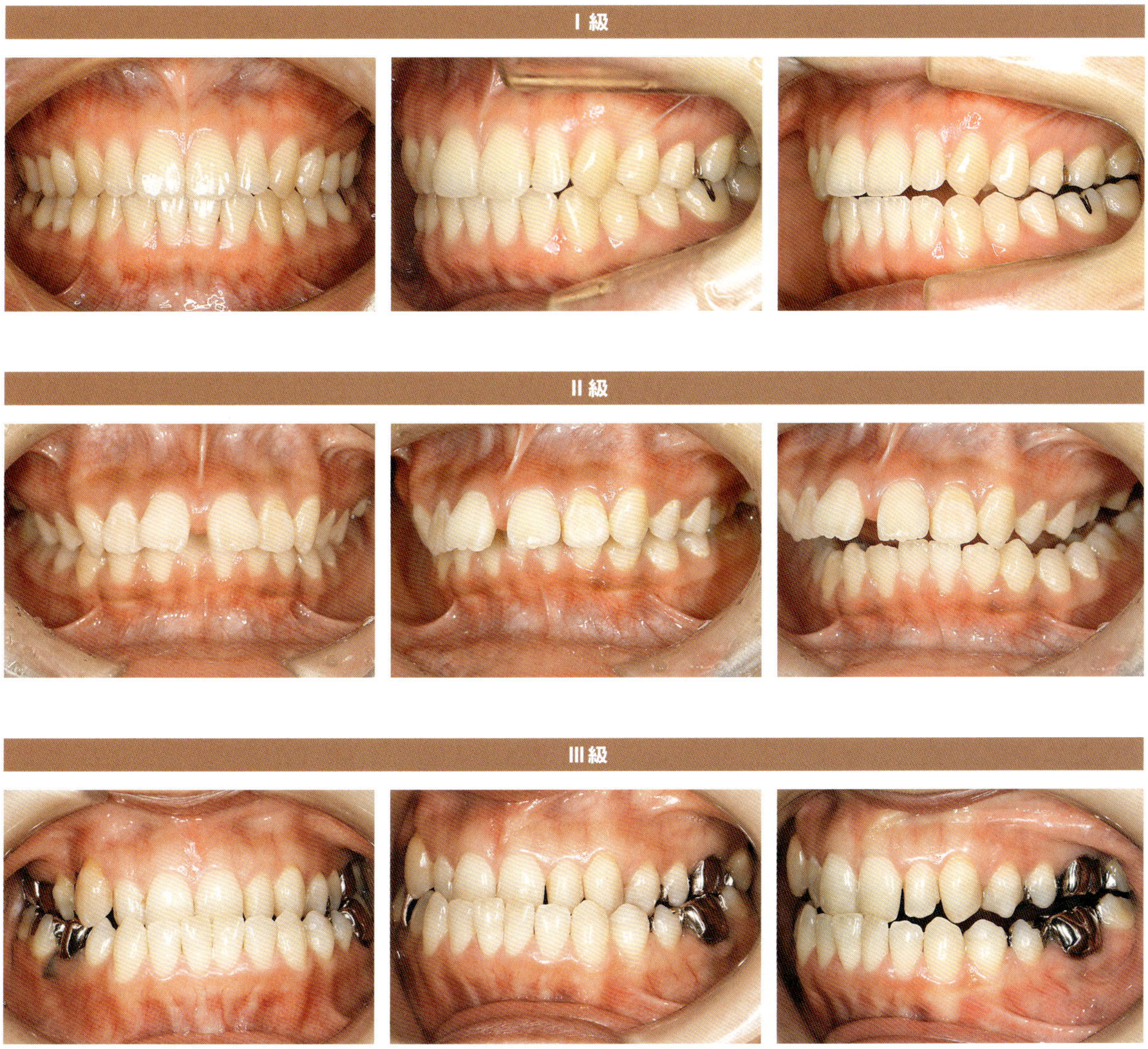

Eichner の分類

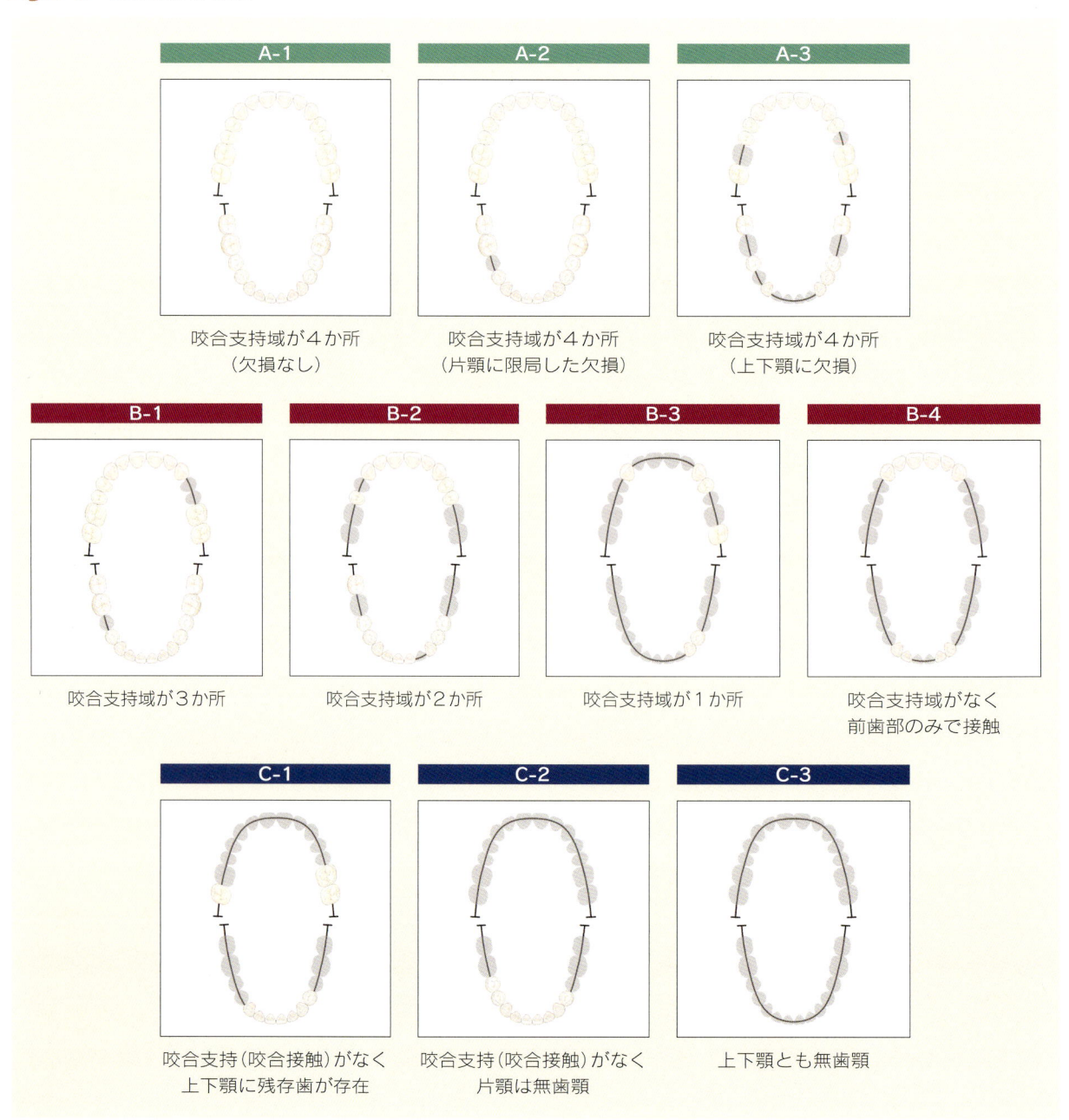

Eichner の分類とは、咬合支持域の残存状態による分類[6]である。上下の大臼歯、小臼歯それぞれ計4か所を咬合支持域とし、咬合支持域の有無で大分類し、支持域数で小分類する（*Fig.6-6*）。

Eichner の分類は咬合支持域を考慮して大雑把に分類しているものの、明確に病態を把握しやすいといわれている。

Fig.6-6 Eichner の分類

A-1 咬合支持域が4か所（欠損なし）	**A-2** 咬合支持域が4か所（片顎に限局した欠損）	**A-3** 咬合支持域が4か所（上下顎に欠損）

B-1 咬合支持域が3か所	**B-2** 咬合支持域が2か所	**B-3** 咬合支持域が1か所	**B-4** 咬合支持域がなく前歯部のみで接触

C-1 咬合支持（咬合接触）がなく上下顎に残存歯が存在	**C-2** 咬合支持（咬合接触）がなく片顎は無歯顎	**C-3** 上下顎とも無歯顎

宮地の咬合三角

　宮地の咬合三角とは、咬合支持数(残存する上下顎同名歯の数)を縦軸に、残存歯数(残存歯の総数)を横軸にした三角形で、患者の現在の咬合状態を評価したものである[7〜10] (*Fig.6-7*)。咬合三角の第1エリアから第4エリアと下に行くほど咬合崩壊の程度は進み、治療の難易度が高くなると定義づけられている。

Fig.6-7a　宮地の咬合三角

Fig.6-7　宮地の咬合三角における評価のしかた。以下のように残存歯数をプロットする。
- 前歯、臼歯に関わらず、上下顎の残存歯の総数と残存する上下顎の同名歯の数を算定する。
- 横軸に第二大臼歯までの総残存歯数、縦軸に咬合支持数をプロットする。
- 咬合支持数では咬合接触の有無は問わない。残存する上下顎の同名歯のペアの総数のみ数えればよい(カルテの歯式やパノラマエックス線写真を参照すれば算定しやすい)。
- ブリッジのポンティックは算定しない。抜歯適応以外の残根は算定する。
- 第三大臼歯は算定しない。

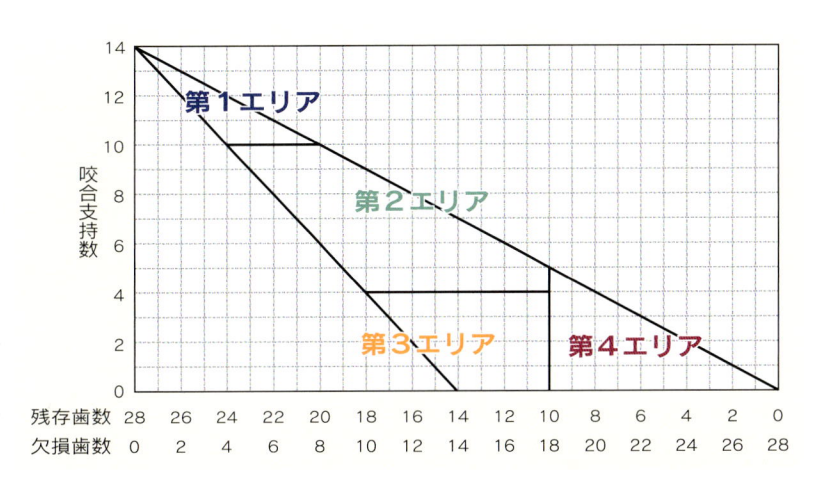

Fig.6-7b　各エリアの詳細

【第1エリア・咬合欠損レベル】
　欠損歯列の初期段階で、咬合支持が一部欠損状態になっているが、咬合は安定し欠損拡大のリスクにはなっていないと考えられる範囲。

【第2エリア・咬合欠陥レベル】
　歯の消失が進行し、咬合支持の減少が影響して歯列が不安定になった段階。このエリア内ではまだ食事の不便や不満を訴えないことも多いが、欠損拡大のリスクが高まっているため、要注意の範囲。

【第3エリア・咬合崩壊レベル】
　たとえ数か所の咬合支持があっても、歯列全体としてみれば咬合支持が失われた状態と考えるべきで、咬合支持に参加していない歯が加圧因子となってしまう率が高く、いわゆる「すれ違い咬合」の難症例になりやすい。

【第4エリア・咬合消失レベル】
　歯数が10歯以下の場合、ほとんど咬合支持は消失状態のことが多く、無歯顎への前段階に相当する。急速に無歯顎になる場合もあるが、それなりに落ち着いて少数歯残存症例として機能的に安定して経過することも少なくないので、咬合崩壊レベルとは異なる。

Fig.6-8 Eichnerの分類と宮地の咬合三角の関係

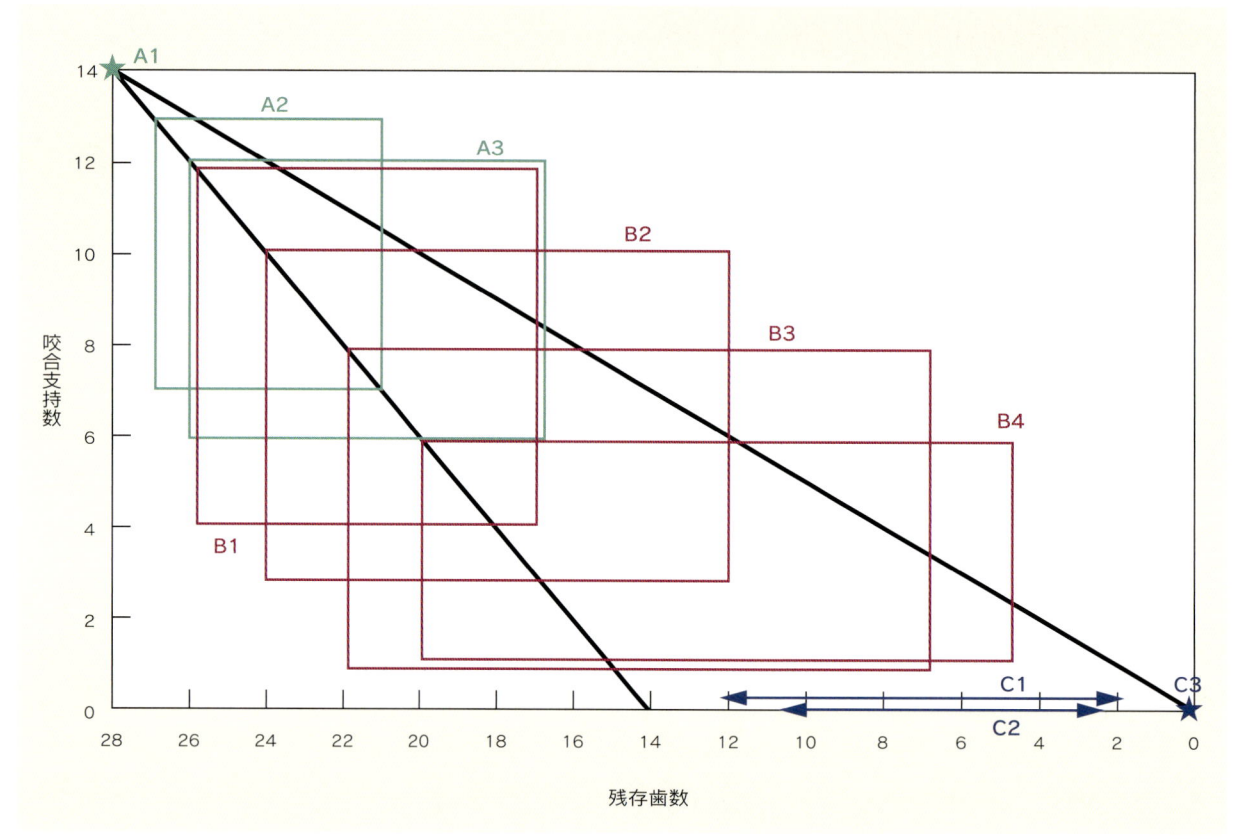

Fig.6-8 宮地の咬合三角とEichnerの分類を重ね合わせると、Eichnerの分類が欠損歯列の進行や咬合崩壊の進行と密接な関係にあることがわかる。

　考案した宮地は、宮地の咬合三角とEichnerの分類を併用することを推奨している。Eichnerの分類の10段階は必ずしも欠損歯列の進行度を表すという概念ではないが、両者を重ね合わすと、*Fig.6-8*のようにほぼ一致することがわかる。

　本来、咬合支持数、残存歯数にはインプラントは含まれてはいないが、インプラントが強固な咬合負担能力を有することが証明されている現在、筆者らはインプラントが天然歯同様に咬合支持数、現存歯数に含まれてよいと考えている。したがって、欠損歯列に有効な本数・部位にインプラント治療を行うことにより、咬合支持数と残存歯数を増やし、咬合三角の下のエリアに行かないよう、つまり咬合崩壊の進行を防止することが可能である。またインプラント治療により、下のエリアから上のエリアへと回復することも可能である。

Chapter 6-2
歯周組織に関する資料・分類

biologic width（生物学的幅径）

biologic width（生物学的幅径）とは、生体が恒常性を維持するための生体防御構成部で、具体的には、歯槽骨頂を基準とした歯と歯肉の付着の一定幅のことをいう。その定義は、

- 歯槽骨頂から歯肉溝底までの距離を指し、上皮性付着と結合組織性付着を合わせた長さ（約2mm）（Ingberら,1977）[11]
- 結合組織性付着（約1mm）と上皮性付着（約1mm）、および歯肉溝を合わせた歯槽骨頂部からの最小3mm（Nevinsら,1984／**Fig.6-9**）[12]

の2つがあげられるが、近年では補綴物のマージンとの関係を考慮して、後者がおもに用いられる。

Fig.6-9 biologic width（生物学的幅径）[12]

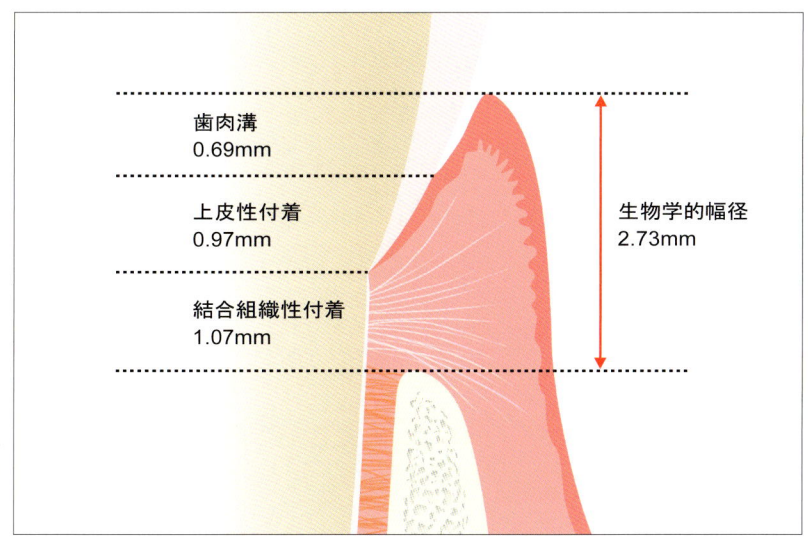

Fig.6-9 biologic width（生物学的幅径）のイメージ。歯槽骨頂からの結合組織性付着1.07mm、上皮性付着0.97mm、歯肉溝0.69mmの合計2.73mmをbiologic widthというが、便宜上、それぞれ1mmずつの合計3mmとすることが多い。

gingival biotype

歯肉の biotype とは、歯肉を、その形態や厚みから大きく2つのタイプに分類したものである[13~15]。biotype によってインプラント、補綴、歯周治療などにおける歯肉の反応や予知性が異なる[16]ので、それぞれに合った治療法を選択する必要がある（**詳細は第2巻参照**）。

具体的には、歯肉の厚さにより、
- thin scallop：薄い歯肉（スキャロップ形態が強い）
- 中間型
- 混合型
- thick flat：厚い歯肉（フラットな形態）

に分類される。thin scallop のほうが、thick flat よりも歯肉退縮が起こりやすい（**Fig.6-10a**）。

見分けかたとしては、
- ①みた目で判断する
- ②プローブを歯肉に垂直に刺して歯肉の厚さを計測する
- ③プローブをポケット内に入れ、透けてみえたら thin scallop、みえなかったら thick flat とする（**Fig.6-10b**）

などがある[16]。

Fig.6-10a 歯肉退縮の起こりやすさ

thin scallop ＞ 中間型 ＞ thick flat

Fig.6-10b biotype の評価方法

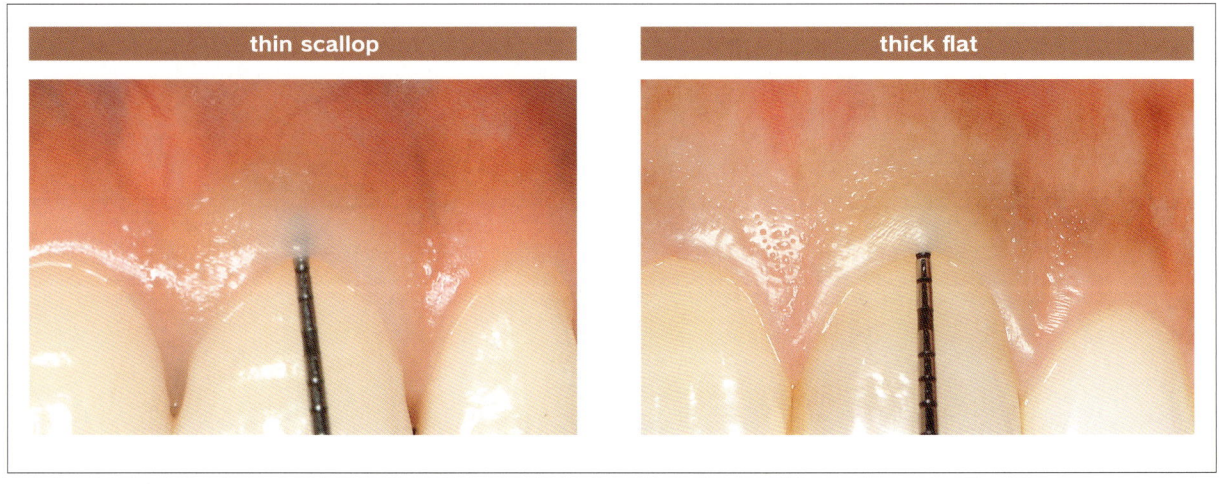

thin scallop | thick flat

Fig.6-10b プローブをポケット内に入れ、それが透けてみえたら thin scallop、みえなかったら thick flat とする。

Maynard の歯肉退縮分類

Maynard の歯肉退縮分類とは、歯槽骨の厚み、付着歯肉の幅、厚みを考慮し、歯肉退縮が起こりやすいかどうかを分類したものである[17]（*Fig.6-11*）。

Type 4は歯肉退縮が起こりやすいが、結合組織移植手術で Type 3 にすることができれば、歯肉退縮が起こりにくい環境を得ることが可能となる。

Fig.6-11 Maynard の歯肉退縮分類

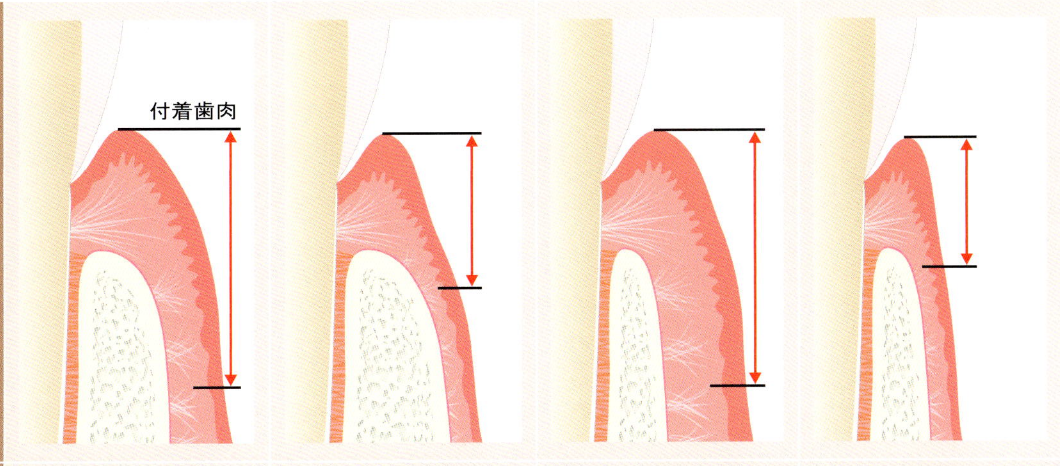

分類	Type 1	Type 2	Type 3	Type 4
付着歯肉	多い	少ない	多い	少ない
歯槽骨	厚い	厚い	薄い	薄い
歯肉退縮	起こらない	起こりにくい	起こりにくい	起こりやすい

Koisの分類

Koisの分類とは、歯槽骨頂から歯肉辺縁までの距離を、3mmを基準として3つのタイプに分類したもの[18]で、歯肉退縮の起こりやすさを判断することができる（**Fig.6-12**）。

歯槽骨頂から歯肉辺縁3mmをnormal crest、3mm以上をlow crest、3mm以下をhigh crestとする。なおnormal crestは、遊離歯肉溝を含むbiologic width（生物学的幅径）とほぼ同じと考えてよい。

Fig.6-12a Koisの分類

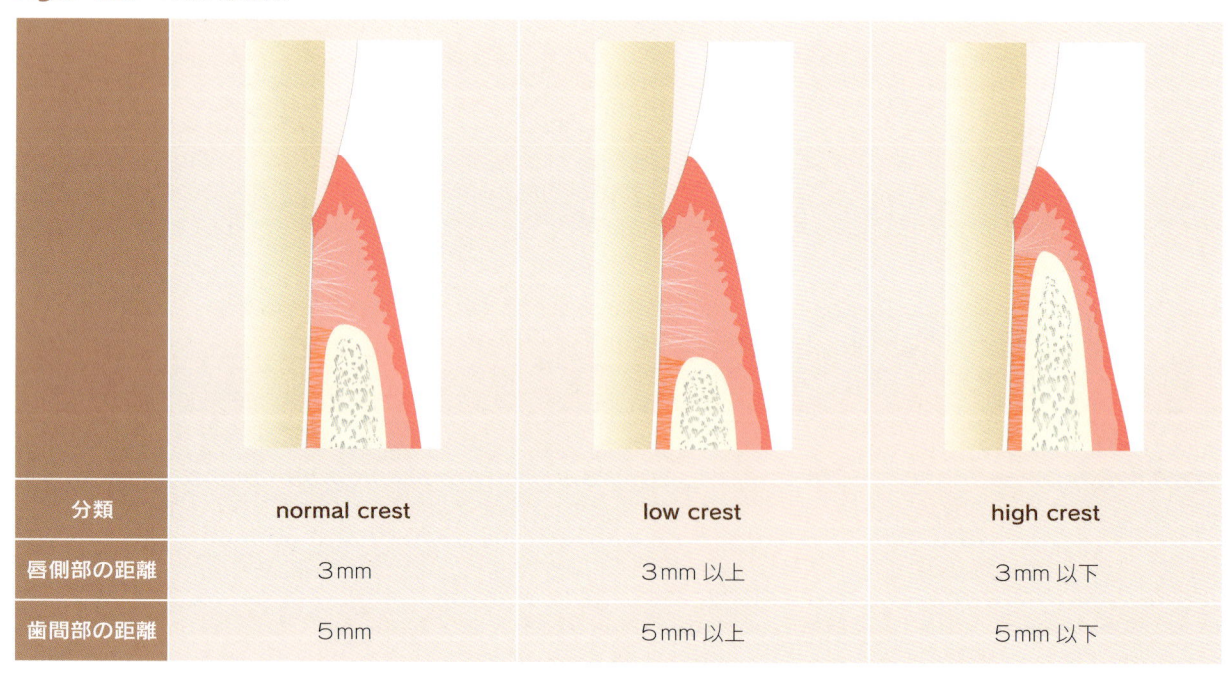

分類	normal crest	low crest	high crest
唇側部の距離	3mm	3mm以上	3mm以下
歯間部の距離	5mm	5mm以上	5mm以下

Fig.6-12b 歯肉退縮の起こりやすさ

low crest ＞ normal crest ＞ high crest

Miller の歯肉退縮分類

　　　　　　　　　　Miller の歯肉退縮分類とは、歯周炎などによって生じた歯肉退縮の状態を４つのタイプに分類したものである（***Fig.6-13***）[19]。Class Ⅳ では根面被覆手術の成功率は極めて低くなる。

Fig.6-13 Miller の歯肉退縮分類

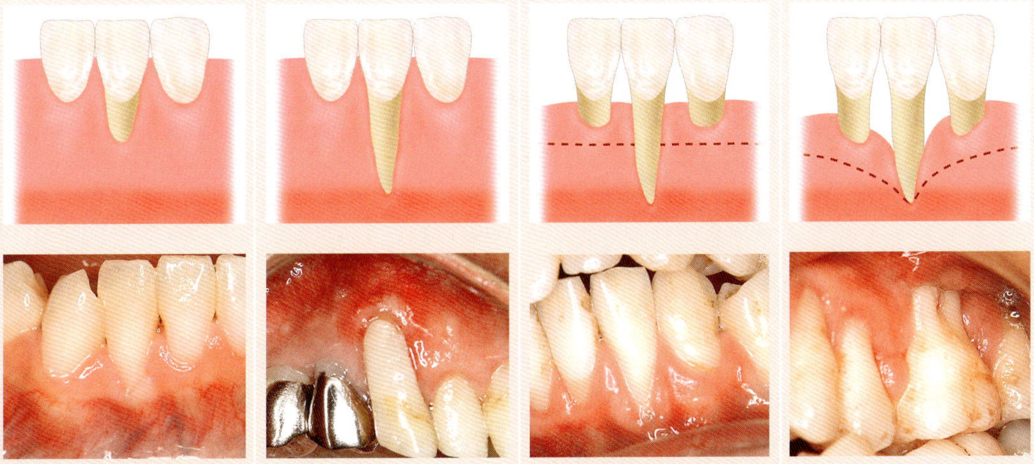

分類	Class Ⅰ	Class Ⅱ	Class Ⅲ	Class Ⅳ
歯肉退縮	MGJ を超えない	MGJ に達する	MGJ に達する	MGJ に達する
隣接面の骨レベル	正常	正常	低いが退縮した歯肉のレベルにまで達していない	退縮した歯肉のレベルまで達している
根面被覆の成功率	高い	高い	低い	極めて低い

Reference

参考文献

Chapter 1
1. 花田晃治，伊藤学而（編）．成人の歯科治療と矯正．東京：クインテッセンス出版，1990．
2. 山﨑長郎．審美修復治療．複雑な補綴のマネージメント．東京：クインテッセンス出版，1999．
3. 土屋賢司．包括的治療戦略．修復治療成功のために．東京：医歯薬出版，2010．
4. 岡賢二．病因論と時間軸で語る Biology-Oriented Dentistry．メンテナンス治療累計1,000年の症例アーカイブス．東京：クインテッセンス出版，2011．
5. Dawson PE（著），丸山剛郎（監訳），川村貞行（訳）．オクルージョンの臨床．第2版．東京：医歯薬出版，1993．
6. 林揚春，武田孝之（編集）．イミディエートインプラントロジー．東京：ゼニス出版，2007．
7. Fradeani M（著），山﨑長郎（監訳）．エステティックリハビリテーション．VOLUME 1．補綴治療のための審美分析．東京：クインテッセンス出版，2005．
8. 山﨑長郎，本多正明（編著）．臨床歯周補綴．東京：第一歯科出版，1990．
9. 山﨑長郎，本多正明（編著）．臨床歯周補綴2．東京：第一歯科出版，1992．
10. Spear F. Facially generated treatment planning. Personal communication, 2011.

Chapter 2
1. 花田晃治，伊藤学而（編）．成人の歯科治療と矯正．東京：クインテッセンス出版，1990．
2. 山﨑長郎，本多正明（編著）．臨床歯周補綴．東京：第一歯科出版，1990．
3. 山﨑長郎，本多正明（編著）．臨床歯周補綴2．東京：第一歯科出版，1992．

Chapter 3
1. McNeill C. Science and Practice of Occlusion. Chicago: Quintessence Publishing, 1997.
2. Lytle JD, Skurow H. An interdisciplinary classification of restorative dentistry. Int J Periodontics Restorative Dent 1987;7(3):8-41.
3. Moorrees CF. Natural head position-a revival. Am J Orthod Dentofacial Orthop 1994;105(5):512-513.
4. Angle EH. Treatment of Malocclusion of the Teeth and Fracture of the Maxillae: Angle's System. 6th ed. Philadelphia: SS White Dental Mfg Co, 1900.
5. Miller SC. Textbook of Periodontia. 1st ed. Philadelphia: Blakiston, 1938.
6. Hamp SE, Nyman S, Lindhe J. Periodontal treatment of multirooted teeth. Results after 5 years. J Clin Periodontol 1975;2:126-135.
7. Patterson CN, Powell DG. Facial analysis in patient evaluation for physiologic and cosmetic surgery. Laryngoscope 1974;84(6):1004-1019.
8. Willis FM. Esthetics of full denture construction. J Am Dent Assoc 1930;17:636-642.
9. Ricketts RM. Planning treatment on the basis of the facial pattern and an estimate of its growth. Angle Orthod 1957;27:14-37.
10. 白井敏雄．口腔周囲における硬軟両組織側貌形態の比較検討について．歯学 1974;62:625-648.
11. McNamara, JA, Brudon WL. Orthodontic and Orthopedic Treatment in the Mixed Dentition. Ann Arbor: Needham Press, 1993.

12. 日高豊彦. 顔貌-顔貌と歯の調和. In：山﨑長郎（編著）. 別冊ザ・クインテッセンス. デンタルエステティック（パートⅥ）. 最先端審美修復の理論と臨床. 東京：クインテッセンス出版, 2002：14-19.
13. Ricketts RM, Roth RH, Chaconas SJ, Schulhof RJ, Engel GA. Orthodontic Diagnosis and Plannning. Their Rules in Preventive and Rehabilitative Dentistry. Denver: Rocky Mountain Orthodontics, 1982.
14. Câmara CA. Aesthetics in Orthodontics: Six horizontal smile lines. Dental Press J Orthod 2010; 15(1):118-131.
15. 山﨑長郎. 審美修復治療. 複雑な補綴のマネージメント. 東京：クインテッセンス出版, 1999；8-9.
16. Chhabra A, Chhabra N, Makkar S, Sharma A. The controversial issue of centric relation: a historical and current dental perspective? Minerva Stomatol 2011;60(10):543-549.
17. 佐藤貞雄. 下顎位の概念と臨床的に求められる下顎位. 日口健誌 2001；21：375-383.
18. 山﨑長郎（監著）. 臨床咬合補綴治療の理論と実践. 別冊ザ・クインテッセンス. 東京：クインテッセンス出版, 2003：53-67.
19. 今井俊広. アクアライザーを用いた下顎位記録の臨床応用. 歯界展望 2000；96(6)：1252-1258.
20. Kurita H, Kurashina K, Kotani A. Clinical effect of full coverage occlusal splint therapy for specific temporomandibular disorder conditions and symptoms. J Prosthet Dent 1997;78(5):506-510.
21. 日本顎関節学会（編），飯塚忠彦（監修）. 顎関節症診療に関するガイドライン. 東京：口腔保健協会, 2001.
22. Krogh-Poulsen WG, Olsson A. Occlusal disharmonies and dysfunction of the stomatognathic system. Dent Clin North Am 1966:627-635.

Chapter 4
1. 山﨑長郎. 審美修復治療. 複雑な補綴のマネージメント. 東京：クインテッセンス出版, 1999.
2. 土屋賢司. 包括的治療戦略. 修復治療成功のために. 東京：医歯薬出版, 2010.
3. 岡賢二. 病因論と時間軸で語る Biology-Oriented Dentistry. メンテナンス治療累計1,000年の症例アーカイブス. 東京：クインテッセンス出版, 2011.

Chapter 5
1. Fradeani M（著），山﨑長郎（監訳）. エステティックリハビリテーション. vol.1. 補綴治療のための審美分析. 東京：クインテッセンス出版, 2005.
2. Owens EG, Goodacre CJ, Loh PL, Hanke G, Okamura M, Jo KH, Muñoz CA, Naylor WP. A multicenter interracial study of facial appearance. Part 1: A comparison of extraoral parameters. Int J Prosthodont 2002;15(3):273-282.
3. Kokich V. Esthetics and anterior tooth position: an orthodontic perspective. Part III: Mediolateral relationships. J Esthet Dent 1993;5(5):200-207.
4. Miller EL, Bodden WR Jr, Jamison HC. A study of the relationship of the dental midline to the facial median line. J Prosthet Dent 1979;41(6):657-660.
5. Owens EG, Goodacre CJ, Loh PL, Hanke G, Okamura M, Jo KH, Muñoz CA, Naylor WP. A multicenter interracial study of facial appearance. Part 2: A comparison of intraoral parameters. Int J Prosthodont 2002;15(3):283-288.
6. Kokich VO Jr, Kiyak HA, Shapiro PA. Comparing the perception of dentists and lay people to altered dental esthetics. J Esthet Dent 1999;11(6):311-324.
7. Frush JP, Fisher RD. The dynesthetic interpretation on the dentogenic concept. J Prosthet Dent 1958;8:558-581.

8. Golub J. Entire smile pivotal to tooth design Clin Dent 1988;33:27-33.
9. 山﨑長郎, 本多正明(編著). 臨床歯周補綴. 東京：第一歯科出版, 1992.
10. 山﨑長郎. 審美修復治療. 複雑な補綴のマネージメント. 東京：クインテッセンス出版, 1999.
11. 山﨑長郎. エステティック クラシフィケーションズ. 複雑な審美修復治療のマネージメント. 東京：クインテッセンス出版, 2009.
12. 遠藤敏哉. 不正咬合別 咬合異常の早期治療入門. 乳歯列・混合歯列からの矯正治療. 東京：クインテッセンス出版, 2007.

Chapter 6

1. McNeill C. Science and Practice of Occlusion. Chicago: Quintessence Publishing, 1997.
2. Lytle JD, Skurow H. An interdisciplinary classification of restorative dentistry. Int J Periodontics Restorative Dent 1987;7(3):8-41.
3. 今井俊広, 今井真弓. 臨床咬合補綴治療. その鑑別診断と治療計画. 東京：クインテッセンス出版, 2009.
4. Amsterdam M. Periodontal prosthesis: twenty-five years in retrospect. Alpha Omegan 1974;67:8-52.
5. Angle EH. Treatment of Malocclusion of the Teeth and Fracture of the Maxillae: Angle's System. 6th ed. Philadelphia: SS White Dental Mfg Co, 1900.
6. Eichner K. Über die Gruppeneinteilung der Lückengebisse für die. Prothetik. Dtsch Zahnartzl Z 1955;10:1831-1834.
7. 宮地建夫.「Eichnerの分類」と咬合三角. ザ・クインテッセンス 2010;29(3):105-112.
8. 宮地建夫.「欠損歯列の客観的位置づけ」の提案(上). 日本歯科評論 1981;462:156-169.
9. 宮地建夫.「欠損歯列の客観的位置づけ」の提案(下). 日本歯科評論 1981;463:176-183.
10. 宮地建夫. 症例でみる欠損歯列・欠損補綴. レベル・パターン・スピード. 東京：医歯薬出版, 2011.
11. Ingber JS, Rose LF, Coslet JG. The "biologic width"--a concept in periodontics and restorative dentistry. Alpha Omegan 1977;70(3):62-65.
12. Nevins M, Skurow HM. The intracrevicular restorative margin, the biologic width, and the maintenance of the gingival margin. Int J Periodontics Restorative Dent 1984;4(3):30-49.
13. Ochsenbein C, Ross S. A reevaluation of osseous surgery. Dent Clin North Am 1969;13(1):87-102.
14. Weisgold AS. Contours of the full crown restoration. Alpha Omegan 1977;70(3):77-89.
15. Olsson M, Lindhe J. Periodontal characteristics in individuals with varying form of the upper central incisors. J Clin Periodontol 1991;18(1):78-82.
16. Fu JH, Lee A, Wang HL. Influence of tissue biotype on implant esthetics. Int J Oral Maxillofac Implants 2011;26(3):499-508.
17. Maynard JG Jr, Wilson RD. Physiologic dimensions of the periodontium significant to the restorative dentist. J Periodontol 1979;50(4):170-174.
18. Kois JC. Altering gingival levels: The restorative connection. Part I: Biologic variables. J Esthet Dent 1994;6(1):3-9.
19. Miller PD Jr. A classification of marginal tissue recession. Int J Periodontics Restorative Dent 1985;5(2):8-13.

Index

索引

A
Angle の分類 ……………………………… 10、168

B
biologic width …………………………………… 173
Biology ……………………………… 16、17、24
bleeding on probing (BOP) …………………… 63

C
CR ………………………………………………… 77
CT ………………………………………………… 82

E
Eichner の分類 ………………………………… 170
E-Line ……………………………………… 68、128
ethetic line ……………………………………… 68
Ethetics …………………………………… 16、18
facial pattern …………………………………… 69

F
Function …………………………………… 16、20

G
gingival biotype ………………………………… 174
gingival levels ……………………………… 132、137
gingival line ……………………………………… 71

I
incisal edge ………………………… 71、132、135

K
Kois の分類 …………………………………… 176

L
Lytle & Skurow の分類 ………… 38、39、42、166

M
Maynard の歯肉退縮分類 …………………… 175
midline ………………………………………… 132

Miller の歯肉退縮分類 ………………………… 177
Minimal Intervention (MI) ……………… 12、22

N
nasolabial angle ………………………………… 68

O
occlusal plane ……………………………… 132、136
O'Leary のプラークコントロールレコード …… 63

P
PCR ……………………………………………… 63
pocket depth (PD) ……………………………… 63

S
smile line …………………………………… 71、138
Structure …………………………………… 16、22

あ
アクアライザー ………………………………… 78
アンテリアガイダンス ………………………… 42
アンテリアカップリング ……………………… 74

お
オクルーザルスプリント ……………………… 78

か
顔貌写真 ……………………………………… 125
顔面角 ………………………………………… 129
顔面の不調和 ………………………………… 130

き
技術 …………………………………………… 32

け
原因除去療法 ………………………………… 28
犬歯ガイド …………………………………… 146
犬歯関係 ……………………………………… 146
　― I 級 ……………………………………… 146

181

Index

―Ⅱ級 …… 146
―Ⅲ級 …… 146

こ
口腔内写真 …… 131
咬合高径 …… 67
咬合再構成 …… 167
咬合治療 …… 167
咬合の生理的ステージ …… 164
咬合平面 …… 108、132、136、150
咬合崩壊 …… 167
咬耗 …… 143
骨吸収 …… 104
骨質 …… 104
骨隆起 …… 142
骨量 …… 104
根分岐部病変 …… 63

し
歯科的既往歴 …… 100
歯周組織検査 …… 62
歯周病関連細菌検査 …… 82
歯肉レベル …… 132、137
主訴 …… 100
上下顎犬歯関係の分類 …… 169
上下顎咬合平面がつくる空隙幅 …… 108
上下顎歯列の正中 …… 110、132
資料採得 …… 46
歯列弓（アーチ）形態 …… 140
診断 …… 32
診断用ワックスアップ …… 80

す
垂直的比率 …… 125、127
水平線 …… 125、126
スタディモデル …… 64
スマイルライン …… 138、139

せ
正中線 …… 125、126
生物学的幅径 …… 173
生理的咬耗 …… 143

切縁 …… 132、135
セットアップモデル …… 81
セファロエックス線写真 …… 76、158
全身的既往歴 …… 100
前方ガイダンス …… 73

そ
側方ガイダンス …… 73

た
対症療法 …… 28

ち
中心位 …… 77
治療計画 …… 32
治療ゴール …… 32

て
ディスクルージョン …… 146
デンタルエックス線写真 …… 61

は
バーティカルストップ …… 42
パノラマエックス線写真 …… 60、103

ひ
鼻唇角 …… 128
病的咬耗 …… 143
付着歯肉 …… 63

ふ
プラークコントロールレコード …… 62

み
宮地の咬合三角 …… 171

も
問診 …… 53、100

り
リップライン …… 71

Authors

監修および執筆者紹介

【監修および執筆】

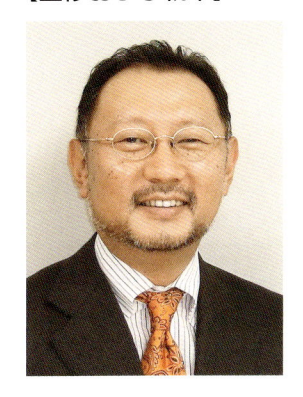

木原 敏裕（きはら としひろ）
奈良県生駒市開業
1981年　大阪歯科大学卒業
1982年　南カリフォルニア大学在籍
1984年　奈良県生駒市にて開業
SJCD インターナショナル常任理事
大阪 SJCD 顧問
大阪 SJCD 研修会代表

【執筆】

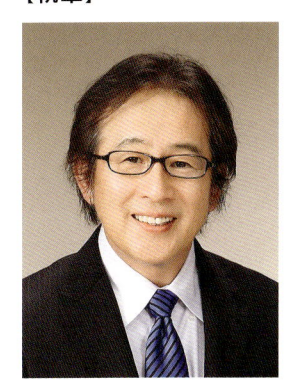

中野 稔也（なかの としや）
三重県伊勢市開業
1983年　愛知学院大学 歯学部卒業、同大学 第一口腔外科入局
　　　　市立伊勢総合病院 歯科口腔外科勤務
1989年　市立伊勢総合病院 歯科口腔外科退職
　　　　三重県伊勢市にて開業
2003年　日本口腔インプラント学会 口腔インプラント専門医取得
2006年　日本臨床歯周病学会 認定医取得
2010年　日本顎咬合学会 咬み合わせ認定医取得
2011年　日本歯周病学会 歯周病専門医取得
日本口腔外科学会会員
AAP（アメリカ歯周病学会）会員

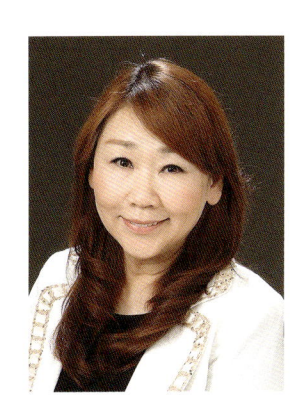

山崎 正子（やまざき まさこ）
三重県桑名市開業
1983年　愛知学院大学 歯学部卒
1985年　愛知学院大学 歯学部第一口腔外科退局
1986年　三重県桑名市にて開業
1993年　日本口腔インプラント学会 口腔インプラント専門医取得
2005年　日本臨床歯周病学会 認定医取得
2009年　日本顎咬合学会 咬み合わせ認定医取得

プロフェッショナルデンティストリー
患者から信頼される歯科医療とは
STEP 1 Data Gathering
──患者の状態を確実に把握するために必要なエッセンス──

2013年9月10日　第1版第1刷発行
2014年5月15日　第1版第2刷発行

監　　修　木原　敏裕
　　　　　　（きはら　としひろ）

著　　者　木原　敏裕／中野　稔也／山崎　正子
　　　　　（きはら としひろ）（なかの としや）（やまざき まさこ）

発 行 人　佐々木　一高

発 行 所　クインテッセンス出版株式会社
　　　　　東京都文京区本郷3丁目2番6号　〒113-0033
　　　　　クイントハウスビル　電話（03）5842-2270（代表）
　　　　　　　　　　　　　　　（03）5842-2272（営業部）
　　　　　　　　　　　　　　　（03）5842-2279（書籍編集部）
　　　　　web page address　http://www.quint-j.co.jp/

印刷・製本　サン美術印刷株式会社

Ⓒ2013　クインテッセンス出版株式会社　　　　禁無断転載・複写
Printed in Japan　　　　　落丁本・乱丁本はお取り替えします
　　　　　　　　　　　　　ISBN978-4-7812-0331-7　C3047

定価はカバーに表示してあります

クインテッセンス出版の書籍・雑誌は、歯学書専用
通販サイト『歯学書.COM』にてご購入いただけます。

PCからのアクセスは…

歯学書　検索

携帯電話からのアクセスは…
QRコードからモバイルサイトへ